Springer-Lehrbuch

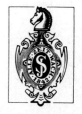

K. Zilles   G. Rehkämper

Funktionelle Neuroanatomie

Lehrbuch und Atlas

Zweite, korrigierte Auflage

Mit 157 überwiegend farbigen Abbildungen
und 27 Tabellen

Springer-Verlag
Berlin Heidelberg New York
London Paris Tokyo
Hong Kong Barcelona
Budapest

Prof. Dr. med. Karl Zilles
Prof. Dr. rer. nat. Gerd Rehkämper
C. und O. Vogt Institut für Hirnforschung
Universität Düsseldorf, Universitätsstraße 1
40225 Düsseldorf

ISBN 3-540-57855-2 Springer-Verlag Berlin Heidelberg New York

ISBN 3-540-54690-1 1. Auflage Springer-Verlag Berlin Heidelberg New York

Die Deutsche Bibliothek – CIP-Einheitsaufnahme
Zilles, Karl:
Funktionelle Neuroanatomie : Lehrbuch und Atlas ; mit 27 Tabellen / K. Zilles ;
G. Rehkämper. – 2., korr. Aufl. – Berlin ; Heidelberg ; New York ; London ; Paris ;
Tokyo ; Hong Kong ; Barcelona ; Budapest : Springer, 1994
  (Springer-Lehrbuch)
  ISBN 3-540-57855-2
NE: Rehkämper, Gerd

Datenkonvertierung: Mitterweger Werksatz GmbH, Plankstadt
SPIN: 10467440   15/3130-5 4 3 2 1 0 – Gedruckt auf säurefreiem Papier

Vorwort

Der Schwerpunkt der Neuroanatomie liegt heute nicht mehr in einer *deskriptiven* Darstellung möglichst vieler struktureller Details, sondern in einer *funktionsrelevanten* Analyse neuronaler Systeme. Damit gehören physiologische, pharmakologische, biochemische und molekularbiologische Aspekte zu einer sinnvollen Darstellung der Neuroanatomie. Das Fach definiert sich nicht mehr durch die Beschränkung auf das „klassische" anatomische Methodeninventar.

Verliert das Fach dadurch seine Identität? Wir glauben dies nicht, da die genuine Aufgabe der Anatomie von Anfang an die Erforschung der morphologischen Grundlagen der Funktion war. Dies hat z.B. Leonardo da Vinci zu seinen anatomischen Studien veranlaßt und dies ist in den Arbeiten Ramon y Cajals, dem Begründer der neuzeitlichen Neuroanatomie, nicht zu übersehen.

Die Verlagerung der Schwerpunkte in der Neuroanatomie müssen sich auch in Veränderungen des neuroanatomischen Unterrichts an den Universitäten widerspiegeln. Dabei geht es weniger darum, neue Hypothesen zu präsentieren, die in wenigen Jahren vielleicht zu alten Irrtümern geworden sind. So würde der Student nur überlastet werden, der ja fast immer nicht Neuroanatom, sondern Arzt, Tierarzt oder Biologe werden will. Es geht vielmehr darum, die vorhandene Faktenfülle unter einem funktionell und klinisch sinnvollen Konzept darzustellen. Dies muß sich auch in den Lehrbüchern widerspiegeln.

Ein Lehrbuchautor muß gleichzeitig die Gegebenheiten berücksichtigen, mit denen ein Student heute konfrontiert ist. Hier sind z.B. Zeitdruck während des vor-

klinischen Medizinstudiums und die Vielzahl anderer
Fächer in diesem Abschnitt zu nennen. Die Konzeption
des vorliegenden Buches ist in diesem Spannungsfeld
zu sehen. Es kann und will nicht umfassende Darstel-
lungen der Neuroanatomie ersetzen, sondern es ist ein
kurzes Lehrbuch, das an bestimmten Nahtstellen immer wieder Kenntnisse aus Vorlesungen, Praktika und
dem Studium von umfangreicheren Lehrbüchern der
Anatomie, Embryologie, Physiologie und Biochemie
voraussetzen muß. Wir haben uns deshalb entschlos-
sen, die pure Deskription von Strukturen bis auf ein
unbedingt notwendiges Minimum zu reduzieren und
stattdessen durch einen Atlasteil die heute im Zeitalter
der modernen bildgebenden Verfahren unerläßliche
Vorstellung von der Lage und den Nachbarschaftsbe-
ziehungen zu fördern. Notwendige systematische Zusammenhänge werden oft in Tabellen dargestellt. Der
Schwerpunkt des vorliegenden Buches ist die *Darstellung der Neuroanatomie gegliedert nach funktionellen
Systemen.* Dies hat den Vorteil, daß die traditionelle
Deskription von hintereinandergelagerten Hirnteilen
und Scheibchen verlassen wird und die Fülle der Fakten
in einem funktionell und klinisch relevanten Zusammenhang dargestellt werden kann. Erfahrungen aus
Vorlesungen und Kursen haben uns gezeigt, daß dies
von den Studenten auch gewünscht wird, um eine Synthese des Wissens über das Zentralnervensystem zu erreichen. Es erschien uns auch notwendig, die Zusammenhänge zwischen den anatomischen Strukturen und
den heute besonders schnell expandierenden Bereichen
der Neurowissenschaft, der Transmitter- und Rezeptor-
forschung, in den Grundlagen darzustellen. Schließlich
ist ein Verständnis des Aufbaus des adulten Nervensystems nicht ohne Wissen seiner Entstehung möglich.
Deshalb ist ein Kapitel über die Ontogenese eingefügt,
in dem versucht wurde, die großen Gliederungen des
Zentralnervensystems als Folgen von Entwicklungspro-
zessen verständlich zu machen. Durch Merksätze und
klinische Hinweise werden didaktische Aspekte und die

Bedeutung der Neuroanatomie für die Klinik betont. Der „Atlasteil" vermittelt in schematischen Zeichnungen die Topographie von Gehirn und Rückenmark. Gleichzeitig erspart uns dieser Teil langatmige Beschreibungen der Systematik. Für eine sinnvolle Benutzung des Buches ist es unbedingt notwendig sich immer wieder die im Text genannten Strukturen in ihrer Lage mit Hilfe des Atlasteils vor Augen zu führen. Gesonderte Querverweise auf Atlasabbildungen werden im Text nicht gegeben.

Unser besonderer Dank gilt Frau Christine Opfermann-Rüngeler, die nicht nur unsere Vorlagen mit großem technischem Geschick in Reinzeichnungen umgesetzt hat, sondern durch ihre Erfahrung in der Darstellung anatomischer Zusammenhänge wesentlich zur graphischen Darstellung eines komplexen Organsystems beigetragen hat.

Wir hoffen durch dieses Buch das Verständnis des bei Studenten oft als schwierig geltenden Faches Neuroanatomie durch eine Darstellung der funktionellen Zusammenhänge zu erleichtern.

Düsseldorf, Januar 1993   *Karl Zilles*
                                                          Gerd Rehkämper

Vorwort zur 2. Auflage

Die positive Aufnahme unseres Buches hat in kurzer Zeit eine zweite Auflage nötig gemacht. Es konnten dabei Fehler ausgemerzt werden, und wir möchten allen danken, die unsere Arbeit durch konstruktive Kritik unterstützt haben.

Düsseldorf, im April 1994   *Karl Zilles*
                                                          Gerd Rehkämper

Inhaltsverzeichnis

Teil V: Molekulare Grundlagen der Funktion

Teil I

Entwicklung
und
Grundlagen

1 Einführung

Erregungsleitende und informationsverarbeitende Zellen und Organe sind typisch für alle tierischen Organismen. Der Differenzierungsgrad dieser Strukturen ist allerdings sehr verschieden. Man ist versucht, eine „phylogenetische" Reihung mit einer Sequenz vom Einfachen bis zum Hochentwickelten aufzustellen. Auf jeder Stufe finden sich aber alle Differenzierungsgrade nebeneinander – man wird an die Ausführungen von Professor Kuckuck erinnert: „Wie es sich aber verhalte in der übrigen Natur, so auch in der Menschenwelt: auch hier sei immer alles versammelt, alle Zustände der Kultur und Moral, alles, vom frühesten zum Spätesten, vom Dümmsten bis zum Gescheitesten, vom Urtümlichsten, Dumpfesten, Wildesten bis zum Höchst- und Feinstentwickelten bestehe allezeit nebeneinander in dieser Welt, ..." (Thomas Mann, *Die Bekenntnisse des Hochstaplers Felix Krull*, Frankfurter Ausgabe, S. 298).

Die Reihung allein nach dem Differenzierungsgrad beginnt mit einfachen *Nervenzellnetzen*. Dies findet man vielleicht bei Schwämmen, auf jeden Fall aber bei Hohltieren, zu denen auch unsere heimischen Quallen gehören. Die nächste Stufe besteht darin, innerhalb der Nervenzellnetze „Straßen" auszubilden, in denen Nervenfasern konzentriert werden. Oft sind Nervenzellkörper über die ganze Länge dieser *Markstränge* verteilt. Bei vielen Organismen werden die Nervenzellkörper aber stellenweise in hoher Dichte konzentriert und bilden dann sog. *Ganglien*. Vom Ganglion ist der Weg nicht weit zu einem gut entwickelten, besonders großen Ganglion, wie wir es als Ober- und Unterschlundganglion bzw. Zerebralganglion oder Gehirn bei Insekten oder bei Weichtieren wie den Tintenfischen in beachtlicher Komplexität vorfinden (Zerebralisation). Diese sind immer kopfständig und innervieren die Kopfregion; der Rumpf wird über ein besonders differenziertes Bauchmark versorgt. Solch ein *Zentralnervensystem (ZNS)* ist in besonderem Maße kennzeichnend für die Wirbeltiere. Auch hier haben wir es mit einer Gliederung des ZNS in *Gehirn* und (anstelle eines ventralen Bauchmarks) *Rückenmark* zu tun.

Mit der Herausbildung eines ZNS ergibt sich die Notwendigkeit, Wegstrecken von Gehirn und Rückenmark zur Peripherie des Kopfes bzw. des Körpers aufzubauen. Es entsteht ein *peripheres Nervensystem (PNS)*. Am Kopf übernehmen die Hirnnerven, *Nn. cerebrales*, diese Aufgabe. Der Rumpf und die Extremitäten werden über segmentale *Nn. spinales* mit dem ZNS verbunden.

Unter funktionellen Gesichtspunkten ist die dargestellte Reihe als strukturelles Korrelat einer Differenzierung zu sehen. Zentralnervensysteme sind dabei in einem besonderen Maße durch ihre integrative Kapazität ausgewiesen. Diese erlaubt komplexe Reaktionen, die das Niveau reflektorischer Reaktionen deutlich übertrifft. Die gewaltige Anzahl von Nervenzellen, besonders in Gehirnen, ist die Grundlage einer kaum vorstellbaren Anzahl von Verschaltungsmöglichkeiten und damit die Basis für große Flexibilität, Lernen und Gedächtnisbildung. Geeignete morphometrische Methoden können zeigen, daß innerhalb der Vögel und der Säugetiere die Gehirne der Arten besonders groß sind, bei denen besonders umfangreiche integrative Leistungen Grundlage für den biologischen Erfolg sind, der sich in Artenreichtum und Individuenanzahl erfassen läßt. Bei den Säugetieren steht hier die Gruppe der Affenartigen (Primates) in erster Reihe, und innerhalb dieser großen Gruppe nimmt der Mensch eine Spitzenstellung ein. Sein Gehirn ist, bezogen auf die Körpergröße, am größten. Zudem ist es in seinem inneren Bau als Ausdruck des Prinzips der Arbeitsteilung stark differenziert.

Die für die verschiedenen Funktionen notwendigen Nervenzellen *(Neurone)* konzentrieren ihre Zellkörper oft in *Kerngebieten (Nuclei)*. In einigen Fällen stehen die Nuclei wie in einem Netz miteinander in Kontakt *(Formatio reticularis)*. Regelmäßig werden die Fortsätze der Neurone aber auch zu Faserbahnen konzentriert und formen *Tractus, Fasciculi* oder *Lemnisci*. Im peripheren Nervensystem heißen diese Strukturen Nervi (Nn.). Ist einmal eine solche Bahn entstanden, so kann sie von verschiedenen funktionellen Systemen benutzt und muß als allgemeiner Verkehrsweg verstanden werden. Das bedeutet nicht, daß es zu einem Verlust an funktioneller Spezifität kommt; eine zentrale Faserbahn kann als gemeinsame Wegstrecke für funktionell unterschiedliche Systeme dienen.

... ...etrisch angelegt. Jedoch ar...

...gig voneinander. *Kommis-*

...ttelinie hinweg. *Homoto-*

... identische, *heterotope*

... Gebiete der beiden

...on Bahnen durch eine

...hnet. Die Ursachen

...l *Decussationes* sind

...der aufgegeben wer-

de... ...s sind verschiedene

Fu... ...rdnet: *Lateralisation*.

Re... ...ninanz der linken He-

mis... ...n Bedeutung.

...n Hirnstamm, Cerebel-

lum... ...Tectum, die zusammen

das... ...en, wird das menschliche

Gehi... ...ren oft übertroffen. So hat die For-

matio ...ularis des Hirnstamms vieler Fische mit den *Mauthner-Zellen* einen einzigartigen Neuronentyp hervorgebracht. Der Besitz elektrischer Organe macht extrem differenzierte Kerngebiete im Hirnstamm notwendig („elektrische Fische"); die Dominanz des somatosensorischen Trigeminussystems aquatiler Säuger führt zu einem Ausbau der entsprechenden Kerne, der die Situation beim Menschen qualitativ und quantitativ übertrifft. Das Kleinhirn tropischer Fische aus der Gruppe der Mormyriden wird größer als das ganze Großhirn und ist viel feiner gestaltet als beim Menschen. Schließlich ist der menschliche Colliculus cranialis verglichen mit dem Colliculus cranialis der Sauropsiden (Reptilien, Vögel) wenig differenziert.

Ein ganz anderes Bild zeigt dagegen das Prosencephalon (Vorderhirn) mit seinen beiden Anteilen **Telencephalon** (Endhirn) und **Diencephalon** (Zwischenhirn): Bei keinem Tier sind diese Hirnabschnitte im allometrischen Vergleich so groß wie beim Menschen. Es sind diese Hirnteile, die wesentlich die gesamte Hirngröße des Menschen bestimmen. Eine führende Position nimmt dabei das Telencephalon mit seinem Pallium (Hirnmantel) ein. Es macht 82 % des gesamten Hirns aus. Sein histologischer Bau ist stark differenziert und bildet eine Hirnrinde **(Cortex cerebri)**, d. h. eine unmittelbar an die Hirnoberfläche angrenzende Konzentration funktionell und strukturell verschiedener Nervenzellen (Kortikalisation). Der Cortex bildet zusammen mit seiner darunter liegenden weißen Substanz, die aus den zum Cortex hinführenden (afferenten) und vom Cortex wegführenden (efferenten) Faserbahnen besteht, das Pallium.

Telenzephalen Cortex gibt es nicht nur beim Menschen und allen anderen Säugetieren. Amphibien, Reptilien und auch Vögel zeigen diese Organisationsform. Die Unterschiede liegen hier wieder im quantitativen Bereich: Kein anderer Wirbeltierorganismus hat einen so großen telenzephalen Cortex wie der Mensch. Das geht vor allem auf einen der drei Abschnitte des Cortex zurück, den *Neocortex*. Er bildet den *Isocortex* und liegt zwischen den beiden Anteilen des *Allocortex*, dem *Palaeocortex* und dem *Archicortex*. Die Begriffe Archi-, Palaeo- und Neocortex stammen aus der vergleichenden Anatomie und beschreiben ursprünglich eine zeitliche, phylogenetische Sequenz. Danach ist der Neocortex eine Neubildung, die eigentlich erst die Säugetiere kennzeichnen soll. Man weiß heute, daß neokortexähnliche Strukturen offenbar doch sehr alt sind und bei allen tetrapoden Wirbeltieren gefunden werden.

Die Bezeichnungen *Allo-* und *Isocortex* beziehen sich dagegen auf die histologische Struktur: Der Isocortex ist im allgemeinen durch einen sechsschichtigen Aufbau gekennzeichnet, in den verschiedenen allokortikalen Regionen dagegen kommt es zur Ausbildung von weniger oder mehr Schichten.

Bei den Säugetieren und hier vor allem bei den Primaten wird der Neocortex zum quantitativ dominierenden Hirnteil *(Neokortikalisation)*. Allometrische Messungen zeigen, daß der Mensch unter den Primaten den größten Neocortex hat. Innerhalb des Neocortex finden sich Repräsentationsgebiete für fast alle Sinnessysteme, und hier liegen auch Ursprungsgebiete motorischer Bahnen *(Primärgebiete)*. Der Neocortex ist daher eine übergeordnete Station. Seine Größe geht allerdings in besonderem Maße auf die Ausdehnung solcher Gebiete zurück, die zwischen den Primärgebieten liegen. Diese Regionen sind mit der Analyse spezieller Aspekte einer bestimmten Modalität befaßt, die diese Hirnregionen als *Sekundär-* und *Tertiärgebiete* eines Sinnessystems funktionell kennzeichnen. In den *Assoziationsgebieten*, in denen dann verschiede-

Tabelle 1.1. Gliederung des menschlichen Nervensystems

I. Peripheres Nervensystem (PNS):
Alle Anteile des Nervengewebes, die außerhalb von Gehirn und Rückenmark liegen

II. Zentrales Nervensystem (ZNS):
   A. Rückenmark
   B. Gehirn
      1. Rhombencephalon
         a. Myelencephalon (Medulla oblongata)
         b. Metencephalon mit Cerebellum
         c. Mesencephalon mit Tectum
      2. Prosencephalon
         a. Diencephalon
           – Hypothalamus mit Hypophyse
           – Subthalamus
           – Thalamus (dorsalis) mit Metathalamus
           – Epithalamus mit Epiphyse
         b. Telencephalon
           – Corpus striatum und Globus pallidus
           – Pallium

nen Modalitäten zusammengeführt werden, ist die Grundlage für komplexes und flexibles Verhalten zu sehen.

Unter deskriptiven Gesichtspunkten wird das Nervensystem des Menschen wie in Tabelle 1.1 dargestellt.

Das Nervensystem kann auch nach seinen Zielorganen und Funktionsaspekten in ein *animales* und ein *vegetatives* Nervensystem gegliedert werden. Diese Anteile finden sich sowohl im peripheren wie im zentralen Nervensystem.

2 Ontogenese des Nervensystems

2.1 Organogenese von Rückenmark und Gehirn

Die Bildung des Neuroektoderms
wird vom Chordafortsatz induziert

In der Phase der Gastrulation senken sich proliferierende Zellen von der Primitivgrube aus in die Tiefe ab und schieben sich als stab-förmiger **Chordafortsatz** nach rostral auf die *Prächordalplatte* zu (Abb. 2.1). Unter dem induzierenden Einfluß des auswachsenden Chordafortsatzes beginnen sich auch die Zellen des darüberliegen-den Ektoderms zu teilen. Es entsteht so ein schmaler Streifen, der als *Neuroektoderm* die *Neuralplatte* bildet, aus der das gesamte ZNS hervorgehen wird. Zum Rand hin bildet sich zwischen Neuro-ektoderm und übrigem Ektoderm eine schmale Übergangszone. Die Proliferation des Neuroektoderms führt zu einer Einsenkung des Gewebes, der *Neuralrinne*. Die Ränder der Rinne verschmel-zen schließlich in der Mittellinie miteinander; das **Neuralrohr** ist entstanden. Auch das übrige Ektoderm verschmilzt in der Mittel-linie über dem Neuralrohr. Zwischen Neuralrohr und Ektoderm bleibt das Material der Übergangszone zunächst als *Neuralleiste* lie-gen. Später gehen aus der Neuralleiste die ersten afferenten Neuro-ne hervor, welche die sensorischen Spinal- und Hirnnervenganglien bilden. Weiter entstammen die Zellen der sympathischen Ganglien (Grenzstrang), die Schwann-Zellen, die chromaffinen Zellen des Nebennierenmarks, die Melanozyten und das Mesektoderm dem Neuralleistenmaterial.

> **!** Neuroektoderm und angrenzendes Gewebe bilden das Aus-gangsmaterial für die Entwicklung des gesamten Nerven-systems.

Der Verschluß des Neuralrohrs setzt ungefähr in der Mitte seiner Längsausdehnung ein. Er ist das Ergebnis eines Wechselspiels zwi-schen dem Einfluß des wachsenden Chordafortsatzes und zytologi-schen Besonderheiten der Neuralrohrzellen (Abb. 2.2 a–d). Letz-tere haben apikal (gegen das aufzubauende Lumen hin) durch zahl-reiche Desmosomen einen engen Kontakt untereinander. Gleich-zeitig treten im apikalen Zellbereich kontraktile Filamente auf,

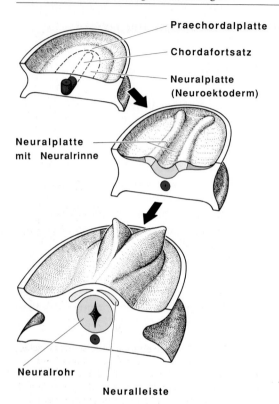

Abb. 2.1. Schematische Darstellung der rostralen Hälfte der Embryonalanlage (*oben* Amnionhöhle, *unten* Dottersack, jeweils abgetragen). Der Chordafortsatz induziert die Entstehung des Neuroektoderms, das zu Neuralrohr und Neuralleiste umgestaltet wird

während sie basal fehlen. Durch Kontraktion dieser Filamente wird der Querschnitt des apikalen Zellpols kleiner, die Zellbasis bleibt jedoch breit. Als Folge kommt es jetzt zur Bildung der Neuralrinne, deren Ränder so immer weiter aufgeworfen werden. Auf diese Rinne wird gleichzeitig ein Schub ausgeübt, der auf den darunterliegenden auswachsenden Chordafortsatz zurückzuführen ist. Computersimulationen zeigen, daß beides zusammen – Einschnürung der Zellen am apikalen Pol und Schub durch Chordafortsatz – zu

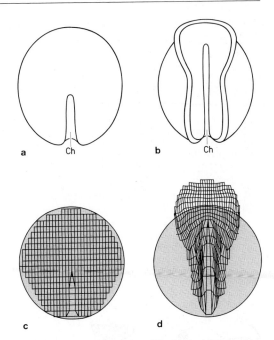

Abb. 2.2 a–d. Verschluß des Neuralrohrs als Folge eines Wechselspiels zwischen vorwachsendem Chordafortsatz und apikaler Konstriktion der Neuroektodermzellen (am Beispiel des Amphibienkeims). **a** Aufsicht auf das Neuroektoderm des Keims zu Beginn der Entwicklung der Neuralplatte. **b** Keim in einem fortgeschrittenen Stadium mit ausgeformter Neuralplatte. **c** Gitternetzmodell der Neuralplatte zu Beginn ihrer Entwicklung. **d** Formänderung des Gitternetzmodells in einer Computersimulation, wenn apikale Schrumpfung und mechanischer Vorschub durch den Chordafortsatz einwirken; es ergibt sich eine Form des Gitternetzes, die dem fortgeschrittenen Stadium der Neuralplatte in **b** entspricht. *Ch* unter dem Neuroektoderm liegender Chordafortsatz. (Nach Jacobson)

einer pantoffelähnlichen Konfiguration der Neuralplatte mit einer Einschnürung in der Mitte führt. An dieser Schmalstelle wird der Verschluß der Neuralrinne zum Neuralrohr beginnen.

Auch der fortschreitende Verschluß der Neuralrinne zum Neuralrohr läßt rostral und kaudal noch lange eine offene Verbindung mit der Amnionhöhle bestehen: *Neuroporus anterior* und *posterior*.

Am 24./25. Entwicklungstag schließt sich der Neuroporus anterior; 1–2 Tage später der Neuroporus posterior. Das Lumen des Rohres ist die Anlage von *Zentralkanal* und *Ventrikelsystem*.

Klinik

Verschlußdefekte der Neuropori stören die normale Entwicklung des Nervengewebes und die Ausbildung der Schutzhüllen aus dem angrenzenden Mesoderm. Ein persistierender Neuroporus anterior verhindert die Endhirnbildung und die Ausbildung eines Schädeldaches *(Anencephalus)*. Ein Anencephalus ist nicht lebensfähig. Ein persistierender Neuroporus posterior führt zu einem offenen Rücken *(Spina bifida)*. Die Bandbreite der Spina bifida reicht von kaum erkennbaren äußeren Zeichen *(Spina bifida occulta)* bis zu schweren Defekten, bei denen lange Bereiche des Rückenmarks offen liegen *(Rachischisis)*.

Die Hirnanlage unterscheidet sich früh vom präsumptiven Rückenmark und gliedert sich in Prosencephalon und Rhombencephalon

Zu Beginn der 4. Woche verdickt sich die rostrale Spitze des Neuralrohrs und bildet die Hirnanlage, während das restliche Neuralrohr die Anlage des Rückenmark ist. Die frühe Hirnanlage läßt bald eine Gliederung in zwei Abschnitte erkennen: Der hintere Teil geht kontinuierlich in das Rückenmark über und baut das *Rhombencephalon* auf. Der verbleibende, zunächst etwas kleinere Teil ist das *Prosencephalon* (Abb. 2.3).

In der vierten Woche bilden sich auch die Kiemenbögen heraus. Das **Rhombencephalon** hat eine enge Beziehung zu diesen Strukturen (Abb. 2.4). Seine Aufgabe liegt darin, die Kiemenbögen über entsprechende Nerven zu versorgen. So entstehen frühzeitig die *Kiemenbogen- oder Branchialnerven: Nn. trigeminus, facialis, glossopharyngeus* und *vagus*. Diese Branchialnerven sind als Wegstrecken zu verstehen, die von afferenten (sensorischen) und efferenten (motorischen) Fasern benutzt werden. Die efferenten Fasern des N. vagus separieren sich früh und bilden einen eigenen *N. accessorius*. Außer diesen Branchialnerven haben noch weitere Hirnnerven enge topographische Beziehungen zum Rhombencephalon. Die in den Kiemenbogenbereich einwachsende Zungenmuskulatur stammt aus dem postkranialen Bereich der Somiten und hat eine eigene nervöse Versorgung, die als *N. hypoglossus* in das Rhomb-

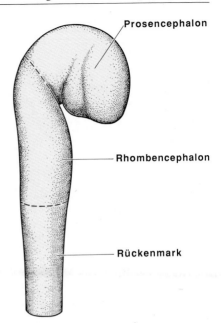

Abb. 2.3. Differenzierung des Neuralrohrs in Hirnanlage (mit Pros- und Rhombencephalon) und Rückenmark in Seitenansicht. (Nach Starck)

encephalon integriert wird. Etwas später als die genannten Strukturen entsteht die Anlage des Ohres. Von hier aus sprossen sensorische Nervenfasern in das Rhombencephalon ein, *N. statoacusticus*. Schließlich bilden sich 3 motorische Nerven, deren Ziel die Augenmuskulatur ist *(Nn. oculomotorius, trochlearis* und *abducens)*. Damit liegen 10 Hirnnervenpaare vor, die die gesamte Anatomie des Rhombencephalons prägen.

Das Rhombencephalon hat eine enge Beziehung zu den Kiemenbögen und ihren Derivaten, die es über Kiemenbogennerven (Branchialnerven) versorgt.

Die Ausbildung der Hirnnerven und des Hirnstamms entsteht im Wechselspiel mit dem Aufbau des Viscerocraniums und damit der Ausgestaltung der Schädelbasis. In der Folge kommt es über die Hirnnerven zu einer Fixierung des Rhombencephalons an der Schädelbasis (Abb. 2.5). Weil Hirnanlage und Schädel weiter wach-

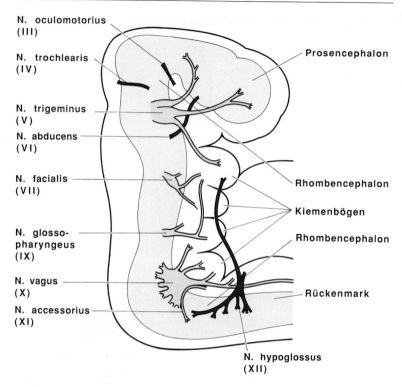

Abb. 2.4. Rhombencephalon mit Kiemenbogennerven (gelb) und anderen, motorischen Hirnnerven (rot) in der 5. Entwicklungswoche; man beachte die enge Anbindung des Rhombencephalons an die ventrolateral gelegenen Kiemenbögen. (Nach Moore)

sen, die Verschieblichkeit des Hirnstamms jetzt aber eingeschränkt ist, wird die Hirnanlage verformt. So entsteht die *Brückenbeuge*. Der Hirnstamm ist hier fixiert, aber rostral und kaudal wölbt sich das Hirnrohr auf. Demgegenüber knickt das Prosencephalon nach ventral ab. So kommt es zur Bildung der *Scheitelbeuge* an der Stelle, an der sich das Tectum entwickelt. Auch der Übergang zum Rückenmark liegt in einer Biegung, der *Nackenbeuge*.

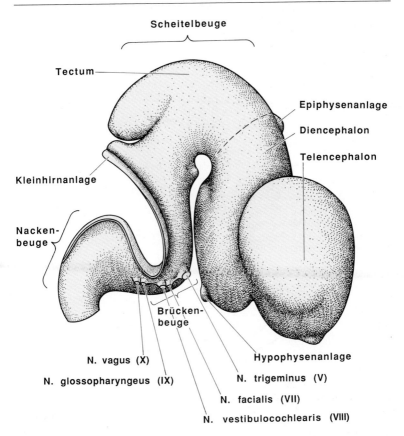

Abb. 2.5. Die Aufbiegung der Hirnanlage in der Längsachse mit der Bildung von Scheitel-, Brücken- und Nackenbeuge. Man beachte die Lage des Hirnstamms, dessen Hirnnerven durch die Schädelbasis ziehen. (Nach Hochstetter)

Auf der Dorsalseite des Rhombencephalons werden Cerebellum und Tectum herausgebildet

Durch die Brückenbeuge wird das Rhombencephalon U-förmig aufgebogen. An der Dorsalseite des rostralen Schenkels entsteht das *Cerebellum* (Abb. 2.5). Die Anlage besteht aus zwei Wülsten (*obere* und *untere Kleinhirnlippe*), die aus einer Verschmelzung la-

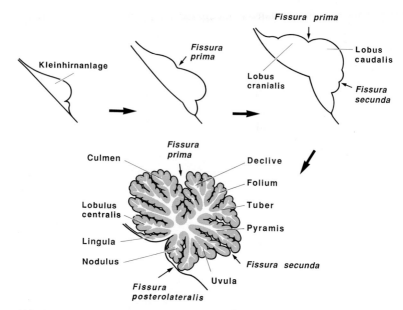

Abb. 2.6. Ontogenese des Cerebellums in mediosagittalen Schnitten durch den Vermis. Entstehung der Fissurae prima, secunda und posterolateralis sowie des Arbor vitae

teral gelegener Proliferationszonen hervorgehen. Die weitere Entwicklung des Cerebellums ist durch starke Expansion zusammen mit Rindenbildung gekennzeichnet. Spätere Furchenbildung und unterschiedliches Wachstum führen zu einer sehr differenzierten Gliederung des adulten Cerebellums.

In der Mediosagittalebene ist der Wurm *(Vermis)* entstanden, und nach links und rechts dehnen sich die *Hemisphären* aus. Eine besonders früh auftretende und tiefe, quer verlaufende Furche trennt als *Fissura prima* den *Lobus cranialis* ab (Abb. 2.6). Durch eine ähnliche Einschnürung, die *Fissura secunda*, wird der *Lobus caudalis* von der Uvula abgegrenzt. Schließlich trennt die *Fissura posterolateralis* die *Uvula* vom *Lobus flocculonodularis*. Der gesamte Wurm zeigt im sagittalen Schnitt das Bild des **Arbor vitae**. Darunter wird die Gliederung in *Lingula, Lobulus centralis, Culmen, Declive, Folium, Tuber, Pyramis, Uvula* und *Nodulus* verstanden. Die Schwierigkeit dieser Gliederung der topographischen Verhältnisse liegt darin, daß sie nur unvollständig mit einer funktionellen Gliederung in Beziehung gebracht werden kann.

Fissurae prima und secunda begrenzen jeweils rostral bzw. kaudal gelegene Abschnitte des Cerebellums, die weitgehend dem proriozeptiven System und dem Gleichgewichtssystem zugeordnet sind (s. Kapitel 9 und 10). Hier ist die makroskopische Grenzlinie zugleich Markierung einer Funktionseinheit. Im übrigen Cerebellum ist es aber unter funktionellen Gesichtspunkten sinnvoller, zwischen dem mittelständigen *Vermis* (mit dem Arbor vitae), einer sich lateral anschließenden *Pars intermedia* und schließlich den *Hemisphären* zu unterscheiden. Die Übergänge zwischen diesen drei Abschnitten sind fließend und nicht durch topographisch erkennbare Grenzen festgelegt.

Fissura prima, Fissura secunda, Vermis, Pars intermedia und Hemisphären markieren funktionelle Struktureinheiten des Cerebellums.

An den Hirnstamm ist das Cerebellum über mächtige ***Pedunculi cerebellares*** angeschlossen. Sie sind jeweils in einen *Pedunculus cerebellaris cranialis, caudalis* und *medius* unterteilt. Über den *Pedunculus cerebellaris caudalis* erreichen Bahnen aus dem Rückenmark und dem Hirnstamm das Cerebellum. Der *Pedunculus cerebellaris cranialis* dient vornehmlich Bahnen, die aus dem Cerebellum herausziehen. Im *Pedunculus cerebellaris medius*, dem mächtigsten Pedunculus, verlaufen die Fasern aus der Brücke *(Pons)*. Die Brücke ist eine mächtige Faserplatte mit eingestreuten Nuclei an der Ventralseite des Hirnstamms, in der u. a. Axone von einer zur anderen Seite kreuzen und die in enger Verbindung mit dem Neocortex steht und von dort kommende Bahnen umschaltet.

Rostral vor dem Cerebellum ist das Rhombencephalon dorsal des Ventrikelsystems – ***Aquaeductus cerebri*** an dieser Stelle – links und rechts halbkugelig vorgewölbt. Aus den Zellen der Ventralseite schiebt sich dann im Laufe der Ontogenese ein zweites Halbkugelpaar hoch und kommt hinter den beiden vorhandenen Vorwölbungen zu liegen. So ist das ***Tectum*** mit der *Lamina quadrigemina* entstanden. Die vier Hügel bilden später die *Colliculi craniales* und *caudales*.

Die ventrale Seite des Rhombencephalons differenziert sich zu Hirnstamm, Pyramidenbahn und Pons

Unterhalb des Aquaeductus cerebri und des vierten Ventrikels bildet das Rhombencephalon einen kompakten Gewebeblock, der nach rostral an das Prosencephalon grenzt und kaudal in das Rükkenmark übergeht. Dies ist die Anlage des Hirnstamms. Um den Ventrikelkanal herum bleibt die graue Substanz wie im Bereich des Rückenmarks liegen. Sie bildet in ihrer Gesamtheit das *Tegmentum* und stellt zunächst die Kerngebiete für die Hirnnerven bereit (Abb. 2.7). Der *Sulcus limitans* teilt die graue Substanz in eine laterodorsale *Flügelplatte* und eine ventrolaterale *Grundplatte*. Dorsal verbindet die *Deckplatte* die Flügelplatten beider Seiten, ventral tritt an diese Stelle die *Bodenplatte*. In der Flügelplatte sind Perikarya und Kerngebiete lokalisiert, die afferenten (sensorischen)

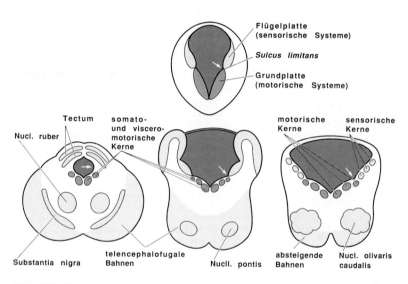

Abb. 2.7. Ontogenese des Hirnstamms auf Querschnitten. Ausgangsschema *(oben)* und innere Ausgestaltung in Höhe des Tectums *(links)*, des Cerebellums *(Mitte)* und der Olive *(rechts)*. Man beachte die funktionelle Längszonengliederung in die afferente (sensorische) Flügelplatte und die efferente (motorische) Grundplatte. Die Abkömmlinge der Flügelplatte sind gelb, die der Grundplatte rot markiert.

Funktionen der Hirnnerven zugeordnet werden müssen. Die Grundplatte dagegen enthält die Strukturen der efferenten (motorischen) Erregungsleitung. Eine weitere Untergliederung führt schließlich von dorsolateral nach medioventral zu einer Differenzierung in somatosensorische (allgemein und speziell), viszerosensorische, viszeromotorische und somatomotorische Abschnitte. So entstehen *funktionelle Längszonen* (His-Herrick-Längszonen), die sich bis in das Rückenmark fortsetzen. Hinzu kommen direkt um den Ventrikel herum das *Griseum centrale* und die Kerngebiete der *Raphe*. Darunter und seitlich davon gruppieren sich die Neurone der *Formatio reticularis*, die sich durch den gesamten Hirnstamm ausbreiten. An einigen Stellen verdichten sich diese, im übrigen gleichmäßig verteilten Neurone zu Kerngebieten und Funktionseinheiten. Zu den Kerngebieten gehören u. a. der motorische *Nucleus ruber* und die motorische *Substantia nigra*. Der *Locus coeruleus*, direkt unterhalb des Cerebellums gelegen, ist die Quelle noradrenerger Bahnen in das gesamte ZNS. An der Gestaltung der Hirnunterseite nimmt der *Nucleus olivaris caudalis* teil, der sich zigarrenförmig vorwölbt und so zur Bildung der von außen erkennbaren Olive beiträgt.

Der Hirnstamm ist fast überall von Faserbahnen durchzogen, die als Wegstrecken auf- und absteigender Systeme dienen. Die ventrale Oberfläche des Hirnstamms wird in der Ontogenese in zunehmendem Maße von Faserbahnen bedeckt, die aus dem Telencephalon zum Rückenmark hin absteigen. Sie bilden unter anderem die *Pyramidenbahn*. Das mittlere Drittel des Hirnstamms wird schließlich von der Pons bedeckt.

> **!** Das Rhombencephalon besteht aus den dorsal gelegenen Gebieten Tectum und Cerebellum, dem in der Mitte lokalisierten Tegmentum mit seinen Kerngebieten und Faserbahnen, und den basal angelagerten, aus dem Telencephalon absteigenden Faserbahnen.

Aus dem Prosencephalon gehen Diencephalon und Telencephalon hervor

Der Sulcus limitans setzt sich nicht in den Bereich des Prosencephalons fort. Damit wird deutlich, daß die funktionelle Gliederung dieses Hirnabschnittes anderen Prinzipien als im Rückenmark und Rhombencephalon folgt. In der 5. Woche differenziert sich die Prosencephalonanlage angrenzend an den Hirnstamm in das *Diencephalon* und rostral in das *Telencephalon* aus.

Im Bereich des Diencephalons bildet das Ventrikelsystem den III. Ventrikel, der als schmaler Spalt vertikal gestellt ist. Seine Wände werden verdickt und die zunächst ventrikelnahen Perikarya über die gesamte Wandbreite verteilt. An der Dorsalseite bildet sich eine dünnwandige Ausstülpung, Recessus pinealis, die zur *Epiphyse* hinführt. Dem entspricht ventral ein *Recessus infundibuli*, der zur *Neurohypophyse* zieht, die über einen Stiel mit dem übrigen Diencephalon verbunden ist. Vom Mundhöhlendach wächst der Neurohypophyse die *Rathke-Tasche* entgegen, die später die Verbindung zur Mundhöhle völlig verliert. Beide Strukuren zusammen bilden als *Neuro-* und *Adenohypophyse* ein Neurohämalorgan, die *Hypophyse*, das der endokrinen Steuerung dient (s. Kap. 16).

Lateral schiebt sich der ventrale Teil der Wandung des Diencephalons gegen die Kopfoberfläche als *Augenbecher* vor. Das distale Ende dieser Ausstülpung beteiligt sich am Aufbau des Auges (s. Kap. 7). Der proximale Teil dient zunächst als *Augenbecherstiel* und wird später von den retinofugalen Fasern des Auges als Leitstruktur benutzt. So entsteht der *N. opticus*.

Durch die absteigenden Bahnen aus dem Endhirn wird ein hinterer bzw. unterer Teil des Thalamus abgesprengt und gegen den Hirnstamm verlagert, der *Subthalamus*. Ein weiteres Derivat dieser Anlage wird zur Basis des Endhirns hin verlagert und bildet dort als *Globus pallidus* (Abb. 2.8) einen Teil der Basalganglien.

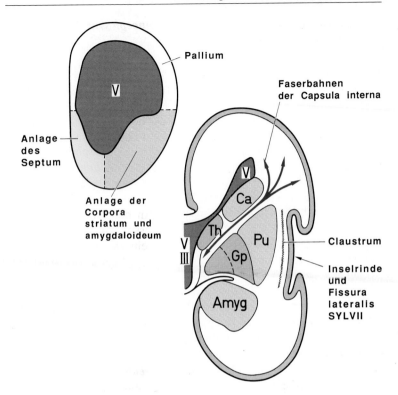

Abb. 2.8. Transversalschnitt durch eine Hemisphäre mit der Grundgliederung in Pallium, aus dem Iso- und Allocortex entsteht
sowie Subpallium, das sich zu Septum, Corpus striatum und Corpus amygdaloideum entwickelt. An das Corpus striatum wird aus dem Diencephalon der Globus pallidus angelagert. Man beachte die Trennung des Striatums in Nucleus caudatus und Putamen durch Faserbahnen des Palliums.

Ca Nucleus caudatus
Gp Globus pallidus
Pu Putamen
Amyg Corpus amygdaloideum
Th Thalamus
V Seitenventrikel
V III III. Ventrikel

Das Telencephalon besteht aus einem unpaaren Teil und den beiden Hemisphären

Die rostrale Wandung des Prosencephalons geht nicht in die Bildung des Zwischenhirns ein, sondern bildet als dünne *Lamina terminalis* den unpaaren Teil des Endhirns, das **Telencephalon impar**. Dorsolateral treten vor dem Diencephalon blasige Wandverdickungen auf, die sich zu den paarigen *Hemisphären* des Endhirns entwickeln. Mit dem Ventrikel des Diencephalons stehen die Hohlräume der beiden Blasen über die *Foramina interventricularia* Monroi in Verbindung. Das Lumen der Blasen bildet die *Seitenventrikel*.

Anfänglich stellen die **Hemisphären** mehr oder weniger kugelige Gebilde dar (Abb. 2.5). Im Querschnitt sind sie in *Pallium* und *Subpallium* zu gliedern. Aus dem dorsal gelegenen Pallium gehen der *Allocortex* mit Hippocampus und Riechhirn sowie der *Isocortex* hervor. Das Subpallium beherbergt die Anlagen von *Corpus striatum, Corpus amygdaloideum* und *Septum* (Abb. 2.8).

Bald beginnt sich die Form der Hemisphären zu ändern. Ausgehend von einem Zentrum relativ geringen Wachstums, der Inselrinde auf der Seitenfläche der Hemisphären, dehnen Wachstumsprozesse die Hirnblasen in frontale, okzipitale und temporale Richtung aus (Abb. 2.9). Es entstehen *Frontallappen*, *Okzipitallappen* und *Temporallappen* sowie der *Parietallappen* als Zone zwischen den drei Regionen. Der Temporallappen wächst bogenförmig nach unten vorne aus und umgreift teilweise die Inselrinde. So entsteht als Grenze zwischen Temporal- und Frontallappen die *Fissura lateralis* Sylvii.

> **!** Die Grundgliederung des Telencephalons umfaßt Pallium mit Allo- und Isocortex und Subpallium mit Septum, Corpus amygdaloideum und Corpus striatum.

Die Hemisphären dehnen sich nicht nur in der Sagittalebene, sondern auch nach lateral aus. Davon ausgenommen ist nur das oben erwähnte Zentrum auf der Seitenfläche, das in der Folge bei zunehmender Tiefe der Fissura lateralis Sylvii sowohl vom Temporal- als auch von Parietal- und Frontallappen überdeckt wird (*Operkula-*

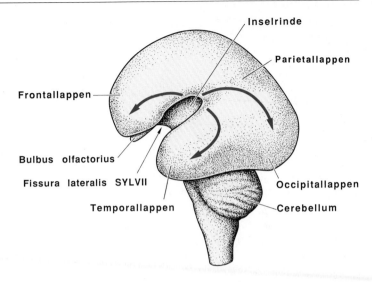

Abb. 2.9. Wachstumsrichtungen der Hemisphäre. Es entstehen dabei Frontal-, Parietal-, Okzipital- und Temporallappen sowie die Inselrinde.

risation). So entsteht in der Tiefe die *Inselrinde*, überdeckt von den operkularen Anteilen der großen Nachbarregionen.

Nachdem die *Fissura lateralis Sylvii* entstanden ist, wird die Oberfläche der Hemisphären durch die Bildung von Sulci ausgedehnt und gegliedert (Abb. 2.10), und zwar zunächst vor allem dort, wo die Reifung von Primärgebieten der übrigen Entwicklung voraneilt. Auf der lateralen Fläche ist in der 24. Woche der *Sulcus centralis* zu erkennen. Damit treten auch ein *Gyrus precentralis* und ein *Gyrus postcentralis* auf. Dabei handelt es sich um Gebiete, in denen motorische bzw. somatosensorische Primärgebiete gelegen sind. Auf der medialen Hirnseite werden *Sulcus parietooccipitalis* und *Sulcus calcarinus* erkennbar. Auch hier liegt ein Primärgebiet, das Sehzentrum. Nach 28 Wochen sind auf der Oberseite des Temporallappens, dem *Planum temporale*, quer verlaufende Sulci und Gyri erkennbar. Diese *Gyri transversi Heschl* markieren die Lage der primären Hörrinde.

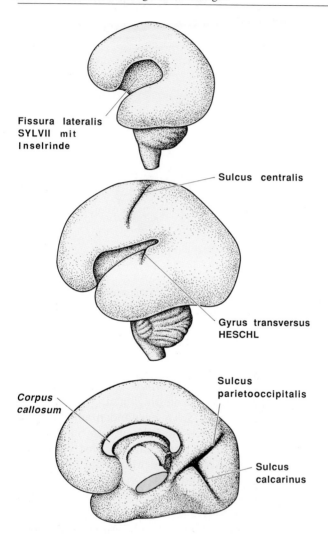

Abb. 2.10. Bildung der ersten Sulci auf der lateralen *(oben* und *Mitte)* und medialen Oberfläche des Endhirns *(unten).* Nach der Entstehung der Fissura lateralis Sylvii (21. Woche) treten Sulcus centralis mit den Gyri pre- und postcentralis sowie Sulcus calcarinus auf (24. Woche). Dann deuten sich auf dem Temporallappen die Gyri transversi Heschl an (28. Woche). Damit wird der den übrigen kortikalen Regionen voraneilenden Oberflächenvergrößerung der Primärgebiete Rechnung getragen.

> **!** Die Gyrifizierung beginnt dort, wo die Primärgebiete des Cortex cerebri sich entwickeln.

Ursprünglich an der dorsomedialen Seite der Hemisphäre gelegen, erfährt der allokortikale *Hippocampus* eine bemerkenswerte Umlagerung (Abb. 2.11): Mit dem Auswachsen des Temporallappens wird er von diesem bogenförmig nach ventral und vorne mitgenommen. Er gelangt so auf die Medianseite des Temporallappens und bildet hier den *Hippocampus retrocommissuralis*. An die ursprüngliche Position errinnert nur eine dünne Zellreihe, *Taenia tecta*, die als *Hippocampus supracommissuralis* mit dem hinteren Teil in kontinuierlicher Verbindung bleibt. Nach rostral schließt sich ein ebenso unauffälliger *Hippocampus precommissuralis* an. Die Hippocampusanlage erfährt eine weitere Veränderung dadurch, daß der expandierende, lateral angrenzende Isocortex den Hippocampus nach medial hin schiebt. Hier bildet sich dann eine Furche, der *Sulcus hippocampalis*, der später den *Gyrus dentatus* mit der *Fascia dentata* vom *Cornus ammonis* im *Gyrus parahippocampalis* trennt.

Die Ausdehnung der Hemisphären, insbesondere der pallialen Teile, führt in der transversalen Ebene zu einer immer stärkeren Einwärtsverlagerung des Subpalliums, bis schließlich die gesamte Endhirnbasis von Pallium bedeckt ist. Die Anlage des *Corpus striatum* wölbt sich als *Colliculus ganglionaris* gegen den Ventrikel vor. Aus einer hier lateral gelegenen Zellpopulation gliedert sich dann das Material für das *Corpus amygdaloideum* ab. Während das Corpus striatum mit seinem größten Teil mehr dorsal liegen bleibt, gelangt das Corpus amygdaloideum in den Temporallappen, um schließlich kurz vor der rostralen Spitze des Unterhorns des Seitenventrikels (s. Kap. 5) seine endgültige Position zu finden. Dabei behält ein Teil die ursprünglich oberflächliche Lage bei und bildet eine *Formatio amygdaloidea corticobasolateralis*, während sich in der Tiefe eine *Formatio amygdaloidea centromedialis* ausdifferenziert. Der erste Teil wird in das olfaktorische System eingebunden, der andere steht in enger Beziehung zum limbischen System (s. Kap. 15).

Gleichzeitig haben absteigende Fasern aus dem Pallium, insbesondere dem Isocortex, als *Capsula interna* das Corpus striatum in *Nucleus caudatus* und *Putamen* aufgesprengt. Der Nucleus cauda-

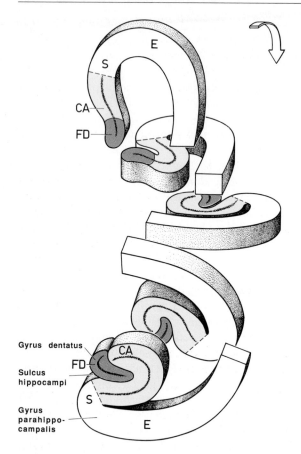

Abb. 2.11. Ontogenese des Hippocampus retrocommissuralis. Die Ausbildung des Sulcus hippocampi ist mit dem Auftreten einer Diskontinuität in der perikaryareichen Schicht verbunden: Es entstehen Fascia dentata und Cornu ammonis. Gleichzeitig wird der Hippocampus aus der dorsomedialen Hemisphärenwand an die Innenfläche des Temporallappens verlagert *(Pfeile)*.

FD   Fascia dentata
CA   Cornu ammonis
S   Subiculum
E   Regio entorhinalis

tus grenzt an den Ventrikel, während das Putamen lateral gelegen ist. Zwischen Putamen und Cortex der Insel findet sich ein schmaler Streifen grauer Substanz, das *Claustrum*. Dadurch wird die weiße Substanz zwischen Inselrinde und Putamen in zwei Abschnitte gegliedert: innen zwischen Claustrum und Putamen die *Capsula externa* (Abb. 2.8), außen zwischen Claustrum und Inselrinde die *Capsula extrema*.

Parallel zu den beschriebenen Wachstumsprozessen der Endhirnrinde dehnt sich auch das Kommissurensystem aus. Im Verlauf der Lamina terminalis (s. S. 10) sind zunächst im oberen und unteren Bereich Querverbindungen zwischen den beiden auswachsenden Hemisphären durch in der Frontalebene verlaufende Axonbündel zu erkennen. Die untere ist die *Commissura rostralis*, die relativ klein bleibt und basale Vorderhirnteile mit der Gegenseite verbindet. Die obere Verbindung ist die Anlage des *Corpus callosum*, das sich im Zuge der Hemisphärenvergrößerung weit nach hinten ausdehnen wird und den größten Teil des Neocortex beider Hemisphären über die Mittellinie hinweg verknüpft.

Seitenventrikel und Nucleus caudatus erhalten ihre typische Form als Folge der drei Hauptwachstumsrichtungen im Telencephalon

Die beschriebenen Gestaltungsvorgänge der Endhirnoberfläche setzen sich im Inneren fort. Die Ausdehnung der Rindenanteile nicht nur nach vorn, hinten und temporal, sondern auch nach medial und lateral führt zu einer stärkeren Verlagerung der subpallialen, zunächst ventral gelegenen Teile in das Innere des Gehirns. Hier ist dann angrenzend an den Seitenventrikel der Nucleus caudatus zu erkennen. Wenn sich die Hemisphären nach rostral, okzipital und temporal ausdehnen, folgen Ventrikelsystem und Nucleus caudatus dieser Tendenz. Es werden ein *Vorderhorn*, ein *Hinterhorn* und ein *Unterhorn* des Seitenventrikels erkennbar. Der Nucleus caudatus hält an seiner Beziehung zum Seitenventrikel fest und wird ebenfalls nach okzipital und temporal gezogen (Abb. 2.12). Er wird dabei in Kopfteil *(Caput)*, Rumpfteil *(Corpus)* und Schwanzteil *(Cauda)* gegliedert.

Vorder- und Unterhorn des Seitenventrikels dehnen sich bogenförmig aus und werden von Caput, Corpus und Cauda des Nucleus caudatus begleitet.

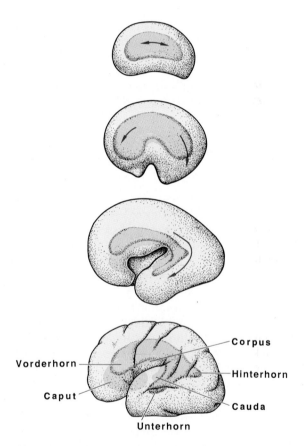

Abb. 2.12. Ontogenese von Corpus striatum *(blau)* und Seitenventrikel (Vorderhorn, Hinterhorn, Unterhorn) als Spiegel der Wachstumsrichtungen (Pfeile) des Endhirns

2.2 Histogenese von Rückenmark und Gehirn

Die Histogenese des ZNS ist gekennzeichnet durch eine Reihe verschiedener, zeitlich sich überlappender Prozesse wie Neuronenproliferation und -migration, Synaptogenese, histogenetischer Zelltod und Gliazellentwicklung. Diese Vorgänge führen u. a. zur Bildung von Hirnrinde, weißer Substanz und Kerngebieten mit ihren Leitungsbahnen. Im zellulären und subzellulären Bereich gehören zur Histogenese u. a. die Differenzierung der verschiedenen neuronalen und glialen Zelltypen, Myelinisierung, Synapsenbildung und Expression von Transmittern und Rezeptoren.

Die Wand des Neuralrohrs besteht anfänglich aus einer einzigen Schicht teilungsfähiger Neuroepithelzellen

Basale Schritte der Entwicklung lassen sich an allen Stellen des Gehirns und Rückenmarks in gleicher Weise erkennen. Dazu gehört die Histogenese in der Neuralrinne sowie der Neuralrohr- und Hemisphärenblasenwand bis zur 5.–6. Woche. In diesem frühen Stadium besteht das Neuralrohr aus einer einzigen Schicht hochprismatischer *Neuroepithelzellen*, die mit ihren zentralen Ausläufern zur ventrikulären und mit ihren peripheren Ausläufern zur äußeren (pialen) Oberfläche reichen. Dort sind sie untereinander durch Zellkontakte verbunden und bilden zusammen mit der Basalmembran eine äußere Grenzmembran, die *Membrana limitans externa*. An der ventrikulären Oberfläche entsteht die *Membrana limitans interna*.

Der Zellkern einer Zelle macht während eines Zellteilungszyklus eine intermitotische Wanderung innerhalb des Zytoplasmas zur äußeren und zurück zur ventrikulären Oberfläche durch. Da die Mitosen der verschiedenen Zellen nicht synchron ablaufen, befinden sich die Zellkerne zu demselben Zeitpunkt in unterschiedlichen Entfernungen von der ventrikulären Oberfläche. Im histologischen Präparat entsteht der Eindruck eines mehrreihigen Epithels (Abb. 2.13). Während der S-Phase liegen die Zellkerne nahe der äußeren, während der Anaphase nahe der inneren Oberfläche. Die Mitosespindel ist in dieser Phase immer parallel zur Oberfläche ausgerichtet. Dabei entstehen weitere, nebeneinanderliegende

Meninx primitiva
Membrana limitans
externa

Neuralrohrwand

Membrana limitans
interna

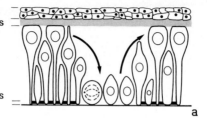

a

Meninx primitiva
Membrana limitans
externa

Neuralrohrwand

Membrana limitans
interna

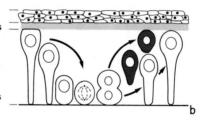

b

Abb. 2.13 a, b. In der Wand des Neuralrohrs zeigen die Zellkerne der Neuroepithelzellen eine intrazelluläre Wanderung in Abhängigkeit vom Mitosestadium. In einer frühen Phase (**a**) liegen die Mitosespindeln immer parallel zur ventrikulären Oberfläche, später (**b**) treten zunehmend mehr Mitosespindeln in einer vertikalen Position auf. Aus diesen vertikal orientierten Mitosen entstehen je eine Neuroepithelzelle und ein Proneuron *(rot)*, das seinen Kontakt mit der ventrikulären Oberfläche verloren hat

teilungsfähige Neuroepithelzellen. Dadurch wird die Oberfläche des Neuralrohrs vergrößert. Mit dem Schluß des Neuralrohrs treten aber auch erstmals und mit der Zeit zunehmend Mitosespindeln auf, die senkrecht zur Oberfläche angeordnet sind. Aus solchen Zellteilungen gehen eine teilungsfähige Neuroepithelzelle hervor, die ihren Kontakt mit der ventrikulären Oberfläche behält, und ein nicht mehr teilungsfähiges, unreifes Neuron, *Proneuron*, das den Kontakt mit dieser Oberfläche verloren hat (Abb. 2.13). Dadurch kommt das Dickenwachstum der Neuralrohrwand zustande.

Schon während dieser frühen Entwicklungsphase lassen sich die Neuroepithelzellen in zwei Typen gliedern: Ein Typ repräsentiert den teilungsfähigen Vorläufer von Nervenzellen, den *Neuroblasten*; der andere den teilungsfähigen Vorläufer von Gliazellen, den *Glio-* oder *Spongioblasten*.

Neuroepithelzellen sind die teilungsfähigen Stammzellen, aus denen sich Neurone und Gliazellen entwickeln.

Das Rückenmark zeigt schon während der Embryonalzeit eine Gliederung in motorische und sensorische Längszonen

Nach der 3. Woche verdicken sich die seitlichen Wände des Neuralrohrs im Bereich des späteren Rückenmarks (Abb. 2.14). Zwischen dorsalen und ventralen Abschnitten der Seitenwand wird vom Zentralkanal her eine längsverlaufende Furche, *Sulcus limitans*, ausgebildet, die die oben erwähnten Bereiche *Flügelplatte* und *Grundplatte* gegeneinander abgrenzt. Gleichzeitig kommt es durch Proliferation und Migration von Zellen zur Differenzierung der einheitlichen Neuralrohrwand in eine periventrikulär gelegene, zelldichte *Ventrikulärzone*, eine sie umgebende perikaryaärmere *Intermediär-* oder *Mantelzone* und eine äußere, perikaryafreie *Marginalzone*. Der Sulcus limitans, der auch im Rhombencephalon auftritt, ist gleichzeitig auch hier eine funktionelle Grenze, da die dorsal gelegenen Anteile des Neuralrohrs sich zu somato- und viszero*sensorischen* Kerngebieten und Faserbahnen, die ventral gelegenen Anteile zu viszero- und somato*motorischen* Gebieten *(His-Herrick-Längszonen)* differenzieren.

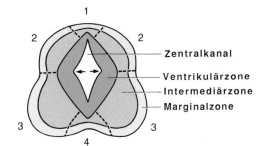

1 Deckplatte
2 Flügelplatte
3 Grundplatte
4 Bodenplatte

Abb. 2.14. Histogenese des Rückenmarks. Die Wand des präsumptiven Rückenmarks differenziert sich während des ersten Embryonalmonats in Ventrikulär-, Intermediär- und Marginalzone. Durch den Sulcus limitans (Pfeile) entsteht eine Längszonengliederung, die sensorische und motorische Gebiete trennt.

Die Migration der Proneurone aus der Ventrikulärzone in die Intermediärzone erfolgt entlang den streng radiär ausgerichteten **Radiärfaserglia**fortsätzen (s. Histogenese des zerebralen Cortex). In der 5. Woche setzt im Rückenmark die Synaptogenese ein, zuerst in der motorischen und wenig später auch in der sensorischen Zone. Die ersten Synapsen sind alle axodendritisch. Erst in der Fetalzeit treten auch axosomatische Synapsen auf. Gleichzeitig kommt es im heranreifenden Rückenmark zu massiven Untergängen unreifer Nervenzellen („spontaner" Zelltod).

Vom 3. Monat an verdünnt sich die Ventrikulärzone und wird schließlich beim Erwachsenen zum Ependym (s. Kap. 5), das die Wand des Zentralkanals bildet. Die Intermediärzone wandelt sich in die graue, die Marginalzone in die weiße Substanz des adulten Rückenmarks um.

> **!** Das Rückenmark ist der Teil des ZNS, in dem Proliferation und Migration von Neuronen am frühesten beendet sind.

Um die 14.–15. Woche beginnt die Reifung der cholinergen Systeme der Motoneurone und die Myelinisierung der Faserbahnen. Als letzte Faserbahn wächst die Pyramidenbahn, der **Tractus corticospinalis**, nach kaudal. Dies ist auch das System, das die späteste Myelinisierung zeigt und als letztes synaptische Kontakte mit den motorischen Vorderhornzellen ausbildet. Die Reifung der Pyramidenbahn ist erst im 1.–2. Lebensjahr abgeschlossen.

Klinik Beim Neugeborenen und Säugling ist der Babinski-Reflex (s. Kap. 19) positiv. Dieser Reflex verschwindet spätestens mit dem 2. Lebensjahr. Beim Erwachsenen ist er immer positiv, wenn eine Schädigung der Pyramidenbahn vorliegt. Der positive Babinski-Reflex des Neugeborenen und sein langsames Verschwinden während der ersten beiden Lebensjahre ist damit ein Zeichen für die normalerweise vorliegende Unreife der Pyramidenbahn des Neugeborenen bzw. die postnatale Reifung dieses motorischen Systems.

Die Histogenese der Medulla oblongata läuft in vergleichbarer Weise ab. Durch die Form des IV. Ventrikels wird allerdings eine Umlagerung der His-Herrick-Längszonen bedingt. Sie liegen nicht wie im Rückenmark in einer dorsoventralen (sensorisch-motorisch), sondern in einer lateromedialen Abfolge.

Das Cerebellum beendet als letzter Hirnteil sein Wachstum

Im 2. Monat bildet sich durch Einwanderung von Neuroepithelzellen im rostralen Bereich des IV. Ventrikels die *Kleinhirnlippe*. Diese Zellansammlung läßt wieder eine Differenzierung in *Ventrikulär-, Intermediär-* und *Marginalzonen* erkennen. Am Rand der Intermediärzone der Kleinhirnlippe kommt es zu einer Zellverdichtung, der frühesten Anlage der Kleinhirnrinde. Aus dieser präsumptiven Kleinhirnrinde wandern Neuroepithelzellen an den äußeren Rand der Marginalzone und bilden dort ein eigenes, zweites Proliferationszentrum, das *Stratum granulosum externum*. In der 12.–13. Woche wandern schließlich die zukünftigen Purkinje-Zellen und die Zellen für die Kleinhirnkerne aus der Ventrikulärzone nach außen. Als erster Zelltyp der Kleinhirnrinde erreichen die *Purkinje-Zellen* ihre endgültige Anzahl. Danach erst wandern aus dem Stratum granulosum externum die zukünftigen Körnerzellen durch die Purkinje-Zellschicht, das *Stratum ganglionare*, nach innen und bilden zwischen Kleinhirnkernanlage und Stratum ganglionare die Körnerschicht, das *Stratum granulosum (internum)*, der adulten Kleinhirnrinde. Die Migration erfolgt entlang den zwischen Ventrikulärzone und Membrana limitans externa ausgespannten Radiärfasergliazellen des Cerebellums, der *Bergmann-Glia*. Außer den Körnerzellen stammen auch alle anderen Zelltypen der Kleinhirnrinde für *Stratum moleculare* und *Stratum granulosum* aus der äußeren Körnerschicht, die erst gegen Ende des 2. Lebensjahres aufgebraucht ist und verschwindet. Einige Körnerzellen werden als einzige Nervenzellen des ZNS noch in der Postnatalzeit gebildet.

> **!** Die Zellen der Kleinhirnrinde entstammen zwei verschiedenen Proliferationszonen, der Ventrikulärzone (Purkinje-Zellen) und dem Stratum granulosum externum (alle anderen Neurone).

Die Histogenese des Cortex cerebri erstreckt sich über die gesamte pränatale Periode

Zwischen der 4. und der 7. Embryonalwoche bildet sich in der Wand der Hemisphärenblasen die generelle Gliederung in *Ventrikulär-*, *Intermediär-* und *Marginalzonen* heraus, wie sie auch in anderen Abschnitten des Neuralrohrs gefunden wird. Von der Ventri-

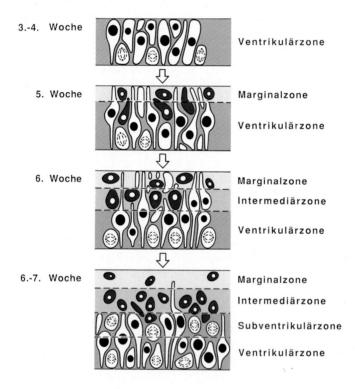

Abb. 2.15. Histogenese der Hirnrinde während der embryonalen Periode. In der 3.–4. Woche besteht die Hemisphärenwand nur aus einer einschichtigen Ventrikulärzone mit teilungsfähigen Neuroepithelzellen *(weiß)*. In der 5. Woche bildet sich die Marginalzone mit postmitotischen Zellen *(rot)*. In der 6. Woche kommt die Intermediärzone dazu, die überwiegend postmitotische Zellen enthält. Unmittelbar danach wird auch die Subventrikulärzone erkennbar, in der ebenso wie in der Ventrikulärzone zahlreiche Mitosen ablaufen

kulärzone kann ein äußerer, etwas weniger zelldichter Teil, die *Sub-ventrikulärzone*, abgegrenzt werden (Abb. 2.15). In den folgenden 2 Monaten kommt es dann zum Auftreten von Strukturen, die für die Entstehung des Isocortex spezifisch sind. Im 3. Monat bildet sich durch einwandernde Proneurone zwischen Marginal- und Intermediärzone die *kortikale Platte*. Zwei Wochen später entsteht zwischen kortikaler Platte und Intermediärzone eine sekundäre Rindenzone, die „Subplate zone". Bis zur Geburt kommt es dann durch Migrations- und Differenzierungsvorgänge zur Transformation der fetalen Rindenstruktur (Abb. 2.16) in den adulten, sechs-

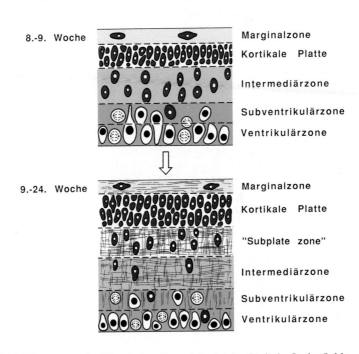

Abb. 2.16. Histogenese der Hirnrinde während der fetalen Periode. In der 8. bis 9. Woche wird zum ersten Mal die aus postmitotischen *(rot)*, aus der Ventrikulär- und Subventrikulärzone eingewanderten Zellen bestehende kortikale Platte erkennbar. Bis zum 6. Fetalmonat formt sich dann das Vollbild der fetalen Schichtung aus. Die aus postmitotischen Zellen und einwachsenden thalamokortikalen Fasern bestehende „Subplate zone" wird als sekundäre Rindenzone unter der kortikalen Platte (primäre Rindenzone) sichtbar

schichtigen *Isocortex.* Die Ventrikulär- und Subventrikulärzonen verschwinden, da die Neuronenproliferation bis zur Geburt abgeschlossen und alle Zellen aus diesen Zonen zur Oberfläche gewandert sind. Von der Ventrikulärzone bleibt nur eine einschichtige Zellage übrig, welche die Ependymschicht der Ventrikelwand bildet. Die Intermediärzone enthält durch den Abschluß der Migration ebenfalls keine Neurone mehr; dagegen sind in diese Zone zahlreiche Fasersysteme eingewachsen, die z. T. noch vor, zum größeren Teil aber erst nach der Geburt mit Markscheiden ausgestattet werden: *Myelinisierung*. Dadurch wandelt sich die Intermediärzone in die *weiße Substanz* um. In die Subplate zone wachsen von der 9.–12. Woche an thalamokortikale Axone ein und bilden an den dort liegenden Zellen axodendritische Synapsen. Diese Zellen sind entweder Projektions- (z. B. sind absteigende Axone in den Thalamus und aufsteigende Axone in die kortikale Platte nachgewiesen) oder Interneurone. Sie exprimieren den Rezeptor für den Nervenwachstumsfaktor (s. unten) in dieser Zeit. Zwischen der 16. und der 24. Woche ist die Subplate-Zone 4mal dicker als die kortikale Platte und damit die stärkste Rindenschicht. In dieser Zeit gelangen auch die ersten afferenten Axone, nachdem sie einige Wochen in der Subplate-Zone gewartet und dann ihre synaptischen Plätze durch Degeneration von ca. 80% der Subplate-Neurone verloren haben, in die kortikale Platte. Synapsen bilden sich jetzt in der Marginalzone und kortikalen Platte. Am Ende dieser Periode ist auch eine weitere Differenzierung der Neurone durch Expression von Transmittern und Rezeptoren erkennbar.

> **!** Die Neurone der „Subplate zone" sind die Zielzellen, an denen thalamokortikale Afferenzen vorübergehend Synapsen bilden, bevor sie ihre endgültigen Projektionen im Cortex etablieren.

Der Wanderungsprozeß *(Migration)* der Proneurone von der Ventrikulärzone in die kortikale Platte erfolgt entlang radiär orientierter Zellfortsätze spezieller Gliazellen, der *Radiärfaserglia*, die zwischen Ventrikulärzone und pialer Oberfläche ausgespannt ist. Mehrere Proneurone „klettern" an jeweils einer Gliazelle hintereinander hoch und bilden so in der kortikalen Platte eine vertikal orien-

tierte Zellsäule, die sich über die späteren Schichten II–VI des Isocortex erstreckt. Da diese von der Radiärfaserglia geleitete Migration eine beliebige seitliche Verteilung von Proneuronen verhindert, wird die Position der Neurone im Cortex und damit auch die
Lage zukünftiger kortikaler Areale schon durch ihren Entstehungs-
ort in der Ventrikulärzone definiert, die damit eine primäre Karte
des kortikalen Arealmusters („protomap"), enthält.

> **!** Die Hirnrinde wird aus vertikal orientierten Zellsäulen auf-
> gebaut, deren räumliche Konfiguration durch die Radiärfa-
> serglia vorgegeben wird.

Eine weitere Besonderheit des Migrationsprozesses ist das *inside-
outside layering*, d. h. die am frühesten gebildeten Neurone sind in
den tiefsten Schichten, die zuletzt in der Embryonalzeit generier-
ten Neurone in den oberflächlichen Schichten der adulten Hirnrinde zu finden. Nur die Nervenzellen der späteren Lamina I, die in
der Marginalzone liegen, passen als am frühesten gebildete Neurone nicht in dieses Schema. „Inside-outside layering" bedeutet auch,
daß die später in der kortikalen Platte ankommenden Neurone die
schon vorher dort in einer oder mehreren Schichten gelagerten
Neurone passieren müssen, um in die oberflächlichste Position zu
gelangen.

Noch vor der Geburt werden kortikale Synapsen gebildet, da
die Hirnrinde Erregungen aus den subkortikalen Gebieten schon
zu diesem Zeitpunkt aufnehmen kann.

> **Klinik** Der früher wegen der sehr frühen Reifung des Hirnstamms und Rük-
> kenmarks postulierte Begriff des Neugeborenen als eines „Hirn-
> stammwesens" ist damit nicht mehr haltbar, auch wenn wesentliche
> Schritte der Myelinisierung in der Hirnrinde erst postnatal stattfinden.

Trophische Faktoren steuern Überleben und Differenzierung von Neuronen

Während der Ontogenese geht ein großer Teil unreifer Neurone
wieder zugrunde *(„spontaner Zelltod")*. Offensichtlich steuern die

Zielorgane (Neurone, Muskulatur) dieser Neurone die Größe der Population der überlebenden Nervenzellen. Es ist gelungen, eine Anzahl verschiedener trophisch wirksamer Makromoleküle zu isolieren, die das Wachstum und das Überleben spezifischer Neuronengruppen beeinflussen. Der Nervenwachstumsfaktor NGF („nerve growth factor") wurde als erster Vertreter dieser Substanzgruppe charakterisiert. Er wird in vielen Organen, z.B. Speicheldrüsen, gebildet und wirkt auf Neurone des sympathischen Nervensystems und Spinalganglienzellen. Diese Neurone nehmen den Faktor durch Pinozytose an ihren Nervenenden auf, nachdem er vom Zielorgan sezerniert und an entsprechende Rezeptoren der Axonmembran gebunden wurde. Durch axonalen Transport gelangt der Faktor dann in das Perikaryon der Nervenzelle, wo er seine wachstumsstimulierende Wirkung entfaltet. Antikörper gegen NGF führen zur Atrophie des Grenzstrangs und der Spinalganglien. Experimentell zugeführter NGF bewirkt Hypertrophie dieser Neurone. Inzwischen sind weitere, trophisch wirksame Faktoren isoliert und teilweise auch in ihrer Wirkung charakterisiert worden (Tabelle 2.1).

Tabelle 2.1 Neurotrophe Faktoren und ihre Zielneurone

Faktor	Zielneurone
Nervenwachstumsfaktor NGF (= Nerve growth factor)	cholinerge Neurone des Septums, Sympathicusneurone, Spinalganglienzellen
Brain derived neurotrophic factor BDNF	embryonale dopaminerge Neurone des Mesencephalon, embryonale Ganglienzellen der Retina, embryonale Neurone des Ganglion nodosum
Basic fibroblast growth factor bFGF	embryonale dopaminerge Neurone des Mesencephalon
Neurotrophin 3 NT3	embryonale Neurone des Ganglion nodosum
Epidermal growth factor EGF	embryonale dopaminerge Neurone des Mesencephalon
Ciliary neurotrophic factor CNTF	embryonale Neurone des Ganglion ciliare, Neurone des Nucl. n. facialis

3 Feinbau des Nervensystems

Übersicht

▶ Das Nervengewebe wird von zwei Zelltypen aufgebaut: Nerven- (Neurone) und Gliazellen

▶ Die Ultrastruktur des Perikaryons weist auf eine hohe Stoffwechselaktivität hin

▶ Die Fortsätze des Perikaryon übernehmen als „Kabel" die Informationsweiterleitung über teilweise lange Strecken

▶ Interneurone und Projektionsneurone stellen zwei Gruppen von Neuronen mit unterschiedlichen Aufgaben dar

▶ An Dendriten und Axonen finden Erregungsaufnahme und Erregungsleitung statt

▶ Axonaler Transport ermöglicht den Stoffaustausch zwischen Perikaryon und Zellausläufern

▶ Synapsen übernehmen die Übertragung der Erregung von einem Neuron auf das nächste

▶ Die Glia ist neben den Neuronen die zweite große Zellgruppe des Nervengewebes

▶ Bestimmte Gliazellen können Myelinscheiden bilden, die eine deutliche Steigerung der Leitungsgeschwindigkeit durch saltatorische Erregungsleitung möglich machen

▶ Endoneurium, Perineurium und Epineurium umgeben die Nervenzellfortsätze

Das Nervengewebe wird von zwei Zelltypen aufgebaut: Nerven- (Neurone) und Gliazellen

Die Aufgabe der Neurone ist die *Erregungsleitung* und *-verarbeitung*, und ihre gesamte Struktur ist auf diesem Hintergrund zu sehen. Gliazellen übernehmen stützende, schützende und ernährende Aufgaben. Sie sind darüber hinaus in den Prozeß der Erregungsleitung eingebunden, z. B. durch die Regulation der extrazellulären Transmitterkonzentration. Das Neuron ist die strukturelle und funktionelle Einheit des Nervensystems und bildet bei Wirbeltieren kein Syncytium mit anderen Neuronen *(Neuronentheorie)*. Aus sei-

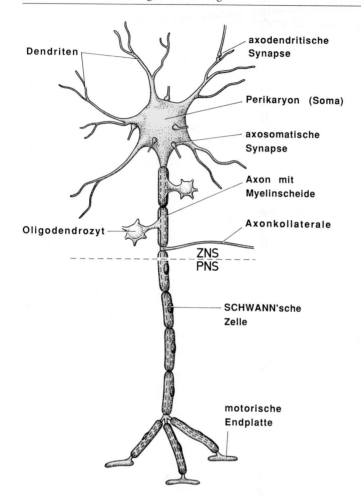

Abb. 3.1. Schema eines motorischen Neurons aus dem Vorderhorn des Rückenmarks. Die gestrichelte Linie markiert die Grenze zwischen peripherem und zentralem Nervensystem (PNS/ZNS).

ner Aufgabe, Erregungen über unter Umständen lange Strecken zu vermitteln, erklärt sich die Form eines Neurons (Abb. 3.1): Es bildet Fortsätze, einen *Neuriten (Axon)* und meist mehrere *Dendriten*, die vom Zelleib, dem *Perikaryon (Soma)*, ausgehen.

Die Ultrastruktur des Perikaryons
weist auf eine hohe Stoffwechselaktivität hin

Perikarya von Neuronen haben einen Durchmesser von 3 bis zu 120 μm. In ihnen liegen der Zellkern und die meisten Zellorganellen (Abb. 3.2). Ihre äußere Gestalt wird stark von den abgehenden Fortsätzen beeinflußt. Sie ist bei kleinen Perikarya oft rund, kann aber auch spindelförmig, sternförmig oder pyramidal sein. Eine Klassifizierung der Nervenzellen ist meist nur möglich, wenn die Zelle in ihrer Gesamtheit sichtbar ist. Das Perikaryon ist in der Regel von Gliazellen umgeben. Durch die Gliazellhülle treten axonale Ausläufer anderer Neurone an das Perikaryon heran und bilden synaptische Kontakte aus (*axosomatische Synapsen*, s. unten).

Der relativ große Zellkern liegt zumeist im Zentrum des Perikaryons, verschiebt sich allerdings in die Peripherie, wenn die Stoffwechselaktivität des Neurons stark ansteigt. Sein *Chromatin* ist über den gesamten Kernbereich fein verteilt. Der Zellkern enthält meist einen, manchmal auch mehrere große *Nucleoli*. Das Chromatin setzt sich aus 10 nm dicken Fibrillen zusammen, die den lang ausgezogenen Chromosomen des Interphasekerns entsprechen. Da eine adulte Nervenzelle sich nicht mehr teilt, befindet sie sich permanent im Interphasestadium, das auch als Arbeitsstadium bezeichnet wird. Die „Arbeit" besteht in der Steuerung der *Proteinsynthese* (Abb. 3.3). Aufgelockerte Chromosomenfäden und ein großer Nucleolus sind die strukturellen Korrelate einer intensiven Proteinsynthese.

Die Hülle des Nucleus besteht aus zwei Elementarmembranen. *Kernporen* stellen eine Verbindung zum Zytoplasma her. Das äußere Blatt der Kernmembran – und damit der perinukleäre Raum zwischen den Membranblättern – steht in kontinuierlicher Verbindung mit dem *endoplasmatischen Retikulum (ER)* im Zytoplasma. Es ist reich mit Ribosomen besetzt *(rauhes oder granuläres ER, rER)* und in zahlreichen, konzentrischen Stapeln *(Nissl-Schollen)* organisiert. Auch diese Zellstruktur spiegelt die hohe Syntheseaktivität wider. Durch die Kernporen kommt mRNA in das Zytoplasma und bildet dort durch die Anlagerung an Ribosomen *Polysomen*. Diese Organellen können dann an die Membran des ER gebunden werden, dadurch entsteht das rER. An den Ribosomen wird jetzt die mRNA vom 5'- zum 3'-Ende transskribiert, und Pep-

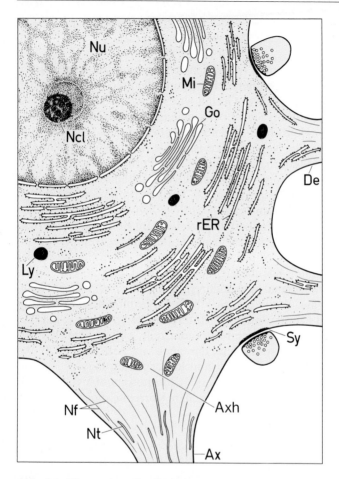

Abb. 3.2. Ultrastruktureller Bau eines neuronalen Perikaryons mit Abgängen zu Dendriten umd dem Axon. Man beachte das ausgedehnte rER, das als Nissl-Schollen (Tigroid-Substanz) in klassischen Färbungen hervortritt.

Ax	Axon	*Nf*	Neurofilament
Axh	Axonhügel	*Nt*	Neurotubulus
De	Dendrit	*Nu*	Nucleus
Go	Golgi-Apparat	*Nucl*	Nucleolus
Ly	Lysosomen	*rER*	rauhes endoplasmatisches Retikulum
Mi	Mitochondrium	*Sy*	Synapse

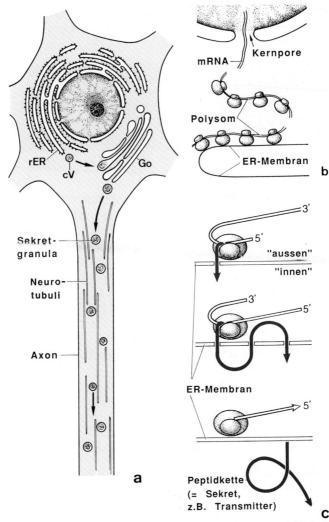

Abb. 3.3. Schema der Synthesevorgänge und des axonalen Transports (Pfeile in a) im Neuron. Man beachte die Rolle des reichhaltigen rauhen endoplasmatischen Retikulums. (Nach Kandel und Schwartz.)

3′, 5′	3′-, 5′-Ende der mRNA	*mRNA*	Messenger-RNA
cV	„coated vesicles"	*rER*	rauhes endoplasmatisches
Go	Golgi-Apparat		Retikulum

tidketten werden synthetisiert. Letztere gelangen dann in das Innere des ER-Schlauchs, und die gesamte Kette kann hier weiter transportiert werden.

Das rER läßt sich mit klassischen Färbetechniken der Neurohistologie darstellen und liefert das typische Bild der „Nissl-Schollen", die nach dem Neurohistologen Franz Nissl bezeichnet sind. Bei einer krankheitsbedingten Degeneration von Neuronen kann es als Frühzeichen zu einer Auflösung der Nissl-Schollen kommen.

Das rER fehlt im Zytoplasma des Perikaryons nur an der Abgangsstelle des Axons, dem *Axonhügel*.

In funktionellem Zusammenhang mit dem rER steht der *Golgi-Apparat*. Es ist für Nervenzellen kennzeichnend, daß sie meist viele Golgi-Apparate enthalten. Über seine cis-Seite (dem rER zugewandt) werden ihm die Syntheseprodukte des rER als „coated vesicles" zugeführt. Die Membranen der Vesikel und der bananenförmigen, aufgestapelten Schläuche im Inneren des Golgi-Apparates verschmelzen miteinander. An der gegenüberliegenden trans-Seite des Golgi-Apparates schnüren sich dann ständig *membranbegrenzte Vakuolen* ab, die das Sekret enthalten. Letzteres wird so in eine transportfähige Struktur verpackt.

Mitochondrien liegen in großer Anzahl im Perikaryon und sichern den Energiebedarf.

Melanin, Lipofuszin und eisenhaltige Pigmente sind für bestimmte Regionen des ZNS als Einschlüsse im Perikaryon typisch (Substantia nigra, Locus coeruleus, Nucleus ruber). Ihre funktionelle Bedeutung ist unklar. Lipofuscin tritt vermehrt im Alter auf und wird als Produkt der lysosomalen Aktivität interpretiert.

Beim Morbus Alzheimer sind die Nervenzellen von filamentösen (10 nm) Einschlüssen, „Neurofibrillen", durchsetzt, die mit dem funktionellen Zusammenbruch der Neurone in Zusammenhang gebracht werden.

Das aufgelockerte Karyoplasma und der große Nucleolus spiegeln zusammen mit dem reichhaltigen rER und vielen Golgi-Apparaten und Vakuolen im Zytoplasma die intensive Proteinsynthese im Perikaryon wider.

Die Fortsätze des Perikaryon übernehmen als „Kabel" die Informationsweiterleitung über teilweise lange Strecken

Das Perikaryon bildet mehr oder weniger lange und dünne Fortsätze aus, die je nach Struktur und Funktion *Dendrit* oder *Axon* heißen. Über die Dendriten wird die Erregung in der Regel zum Perikaryon hin *(afferent)* geleitet, im Axon vom Perikaryon weg *(efferent)*. Während Dendriten in unterschiedlicher Anzahl ausgebildet sein können, gibt es immer nur ein Axon. Als Sonderfall haben die amakrinen Zellen der Retina (s. Kap. 7) und einige Neurone des Bulbus olfactorius (s. Kap. 12) keine typischen Axone *(anaxonische Zellen)*. Je nach Anzahl der Fortsätze spricht man von *uni-, bi-* oder *multipolaren* (Abb. 3.1) *Neuronen*. Ein Sonderfall ist das *pseudounipolare* Neuron, dessen Perikaryon in den sensorischen Ganglien (Spinalganglien, Ganglien der Hirnnerven) gelegen ist. In diesem Fall haben Dendrit und Axon über eine relativ kurze Strecke einen gemeinsamen Abgang vom Perikaryon. So ist das Soma „ausgelagert" und wird in den Prozeß der Erregungsleitung nicht mit eingebunden. Der Dendrit dieser Zellen verhält sich in vielen Aspekten wie ein Axon (Myelinscheiden, Aktionspotentialbildung) und wird deshalb auch als dendritisches Axon bezeichnet.

Uni-, bi-, multipolare und pseudounipolare Neurone stellen verschiedene Nervenzelltypen dar, die durch ihre Fortsätze definiert werden.

Interneurone und Projektionsneurone stellen zwei Gruppen von Neuronen mit unterschiedlichen Aufgaben dar

Bei *Interneuronen*, die der Erregungsleitung über nur kurze Strecken dienen, sind die Axone kurz, bei *Projektionsneuronen* und Spinalganglienzellen unter Umständen länger als ein Meter. *Interneurone* haben einen Bestand von Fortsätzen, der auf einen kleinen Raum begrenzt bleibt („local circuit neurons"). Sie sind oft inhibitorisch, d. h. sie erhöhen das Membranpotential der nachgeschalteten Neurone. GABA und Glyzin spielen als Transmitter (Kap. 20) eine große Rolle. Im Isocortex werden zahlreiche Typen von Interneuronen gefunden (*Korbzellen, Sternzellen, Kandelaberzellen, neuroglioforme Zellen* u. a.), ebenso im zerebellären Cortex (*Sternzellen, Golgi-Zellen, Korbzellen*).

Projektionsneurone haben immer ein sehr langes Axon. Ihre Aufgabe ist es, Information aus einem begrenzten Gebiet heraus zu weit entfernt liegenden Arealen zu übertragen. Sie sind oft exzitatorisch und verwenden häufig Glutamat oder Azetylcholin als Transmitter.

An Dendriten und Axonen finden Erregungsaufnahme und Erregungsleitung statt

Das Zytoplasma der **Dendriten** unterscheidet sich kaum vom Zytoplasma des Perikaryons. Sie verzweigen sich oft, immer dünner werdend, zu ausgedehnten Dendritenbäumen (Abb. 3.1). Sie können zahlreiche Dornen („spines") tragen, die als Vorsprossungen postsynaptischer Strukturen zu verstehen sind (Abb. 3.4).

Das **Axon** (Achsenzylinder) beginnt mit einem Axonhügel (Abb. 3.2) am Perikaryon, gibt unter Umständen Abzweigungen (Kollateralen) ab und zweigt sich am Ende als *Telodendron* auf. Die Enden *(Axonterminale)*, bilden dann Auftreibungen („boutons"), die die präsynaptische Komponente der Synapse darstellen (Abb. 3.4). Der Durchmesser des Axons kann bis zu 20 μm betragen und bleibt über die gesamte Verlaufsstrecke gleich. Die Axonmembran, das *Neuro- bzw. Axolemm*, ist von feinsten *Kanälen* durchbrochen, die der Ionenverteilung zwischen dem Inneren des Axons und seiner extrazellulären Umgebung dienen.

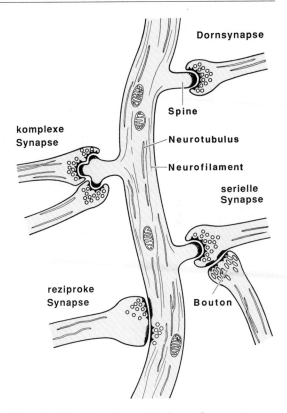

Abb. 3.4. Dendrit mit verschiedenen Synapsentypen. (Nach Schiebler und Schmidt)

Das *Membranpotential* (Abb. 3.5) der Nervenzelle liegt etwa bei −60mV (Ruhepotential). Man spricht von einem *elektrochemischen Gleichgewicht*, weil sich osmotische Kraft und elektrische Kraft – bedingt durch die Ionenverteilung innerhalb und außerhalb der Zelle – die Waage halten. Im Falle von Erregungsbildung und -leitung kommt es zu einer plötzlichen Änderung der Membranspannung mit einer Umkehr der Ladungsverteilung an der Membran: ein *Aktionspotential* (AP) wird gebildet. Der Axonhügel ist der Bildungsort eines Aktionspotentials, das eine aktive, d. h. energieverbrauchende Leistung der Zelle ist. Aktionspotentiale haben die Ei-

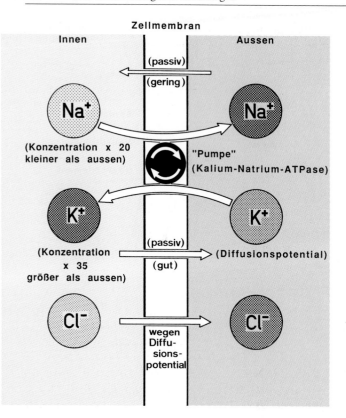

Abb. 3.5. Ladungsverteilung an der neuronalen Zellmembran. Durch aktiven Transport (Kalium-Natrium-Pumpe) werden Na$^+$-Ionen aus dem Zellinneren heraus und K$^+$-Ionen in das Zellinnere hinein gebracht. Der passive Na$^+$-Transport in das Zellinnere hinein ist nur gering, weil die Zellmembran für Na$^+$-Ionen nur wenig durchlässig ist. Im Unterschied dazu ist die Permeabilität der Zellmembran für K$^+$-Ionen hoch, und der passive Kaliumausstrom führt zu einer Ladungsverzerrung (Diffusionspotential). In der Folge wird dann Cl$^-$, dessen Permeabilität gut ist, durch die Membran nach außen gebracht. Dabei stellt sich dann ein Ruhepotential von ca. −60 mV ein.

genschaft, sich allseitig auszubreiten. Allerdings muß nach einem Aktionspotential die Membran erst wieder annähernd den Ruhezustand erreicht haben, bevor an gleicher Stelle ein neues Aktionspotential aufgebaut werden kann. Diese *Refraktärzeit* sowie die unter normalen Bedingungen von der dendritischen Seite her ankommende Erregung führen zusammen im Axon zu einer Erregungsleitung in nur einer Richtung (somatofugal).

Nur am Axonhügel kann ein Aktionspotential entstehen, das sich somatofugal ausbreitet.

Axonaler Transport ermöglicht den Stoffaustausch zwischen Perikaryon und Zellausläufern

Im Inneren des Axons findet sich das *Axoplasma*. Es steht in kontinuierlicher Verbindung mit dem Zytoplasma des Perikaryons, unterscheidet sich aber vor allem durch seinen Bestand an Organellen. Es fehlen das rER, der Golgi-Apparat und Pigmente. Charakteristisch ist der reiche Bestand an zumeist längsorientierten Anteilen des Zytoskeletts, den *Neurofilamenten (10 nm)* und *Neurotubuli (20 nm)* (Abb. 3.4). Die Neurotubuli sind die strukturelle Grundlage des *axonalen Transports*, über den z.B. im Perikaryon synthetisierte Substanzen in die axonalen Endigungen gebracht und dort in das Neuron aufgenommene Moleküle zum Perikaryon hin transportiert werden. Tabelle 3.1 gibt einen Überblick über die verschiedenen Transportmechanismen und die zu transportierenden Materialien.

Mit radioaktiv markierten Substanzen (z.B. Aminosäuren) oder Enzymen (z.B. Meerrettichperoxidase), fluoreszierenden Molekülen und Lektinen, die von Perikaryon oder den Axonterminalen durch Pinozytose aufgenommen werden, ist es möglich, den axonalen Transports nachzuweisen. Solche Substanzen, sog. *Tracer*, erlauben es, genauer und spezifischer als mit den schon lange bekannten Degenerationsmethoden die Verbindungen zwischen den verschiedenen Regionen des Nervensystems zu analysieren. Diese Experimente haben verschiedene Komponenten des axonalen Transports aufgezeigt (s. Tabelle 3.1).

Tabelle 3.1: Komponenten des axonalen Transports und ihre Eigenschaften

Komponente	Geschwindigkeit	Komponente
Schneller axonaler Transport		membrangebundene Organellen
– anterograd	200–400mm/Tag	synaptische Vesikel, membrangebundene Proteine, Neurotransmitter und -peptide, Enzyme
– mitochondrial	50–100mm/Tag	Mitochondrien und assoziierte Enzyme und Lipide
– retrograd	100–200mm/Tag	Lysosomen, Wachstumsfaktoren
Langsamer axonaler Transport		Cytoskelett und cytoplasmatische Elemente
– Komponente a	2–6mm/Tag	Actin, Clathrin, Spectrin, Calmodulin, glykolytische Enzyme
– Komponente b	0,1–1,0mm/Tag	Neurofilamente, Mikrotubuli

> **Klinik**
> Das Gift der Herbstzeitlose, Kolchizin, blockiert den axonalen Transport durch Beschädigung der Struktur der Neuro-(Mikro-)tubuli.

Die molekularen Motore des axonalen Transports sind *Adenosintriphosphatasen* (ATPasen) wie Myosin, das in die Dyneinklasse gehörige *m*ikrotubulus*a*ssoziierte *P*rotein MAP 1 C und Kinesin. Myosin ist mit Neurofilamenten, die anderen Moleküle sind mit Neurotubuli verbunden. Myosin ist für die Bewegung der Wachstumskegel bei reifenden Neuronen, für den langsamen axonalen Transport und für die Freisetzung von synaptischen Vesikeln, Kinesin für den schnellen anterograden (vom Perikaryon weg, in die Peripherie gerichtet; somatofugal) und MAP 1 C für den retrograden (somatopetal) Transport notwendig.

Die Neurotubuli sind ein Transportsystem, über das z.B. Transmitter aus dem Perikaryon in die Boutons gebracht werden.

Die Transportvorgänge im Inneren des Neurons machen die trophische Einheit von Perikaryon und Axon deutlich. Wird ein Axon durchschnitten, so geht es innerhalb kurzer Zeit zugrunde, weil es ohne ständigen Nachschub von Zellorganellen und zahlreichen Substanzen, die im Perikaryon hergestellt werden, nicht überleben kann (*anterograde* oder **Waller-Degeneration**). Im Fall der myelinisierten Axone führt die Waller-Degeneration auch zum Zerfall der Markscheiden (s. unten). Sie kann sogar als *transneuronale Degeneration* auf das nächste Neuron übergreifen.

Umgekehrt ist aber auch das Perikaryon auf das Axon angewiesen, da nach einer Durchtrennung des Axons Reaktionen im Perikaryon ausgelöst werden (*retrograde Reaktion*), die bis zum Absterben des Zellkörpers führen können. Die retrograde Reaktion ist durch eine Schwellung von Zellkern und Nucleolus mit Verlagerung des Zellkerns in eine exzentrische Position im Perikaryon sowie vor allem mit einem Zerfall des rER (Nissl-Schollen) und dem Auftreten feiner Granula im Perikaryon verbunden.

Je weiter peripher die Schädigung des Axons gelegen ist, desto weniger ist das Perikaryon betroffen. Überlebt es, so kann eine Regeneration des peripheren Fortsatzes einsetzen: Zuerst proliferiert das Gliagewebe (Schwann-Zellen, s. unten) und überbrückt die Läsion. Dieses Zellband, das Hanken-Büngner-Band, dient dem nun von proximaler Seite her auswachsenden Axonstumpf als Leitstruktur. Mit einer Wachstumsgeschwindigkeit von 1–2 mm pro Tag wird so erneut eine Verbindung zur Peripherie aufgebaut.

Klinik

Bei der Regeneration kommt es nicht zu einem Zusammenwachsen der getrennten Axonteile, sondern zu einem Neuauswachsen des Axons. Eine Nervennaht verfolgt deshalb auch nur das Ziel, den neu auswachsenden Axonen eine Leitstruktur zur Peripherie zu erhalten, ihr Auffinden zu erleichtern und die Regeneration der richtigen Verbindung sicherzustellen.

Synapsen übernehmen die Übertragung der Erregung von einem Neuron auf das nächste

Da das Neuron eine strukturelle und funktionelle Einheit ist, muß die Erregung von einem Neuron zum nächsten im allgemeinen über einen Interzellularspalt weitergeleitet werden. Dies geschieht an spezialisierten Kontaktstellen, den *Synapsen*, meist von einem Axon zu Dendriten, Perikarya oder dem Axon der folgenden, nachgeschalteten Zelle.

Synapsen haben einen unterschiedlichen Aufbau. So können die Zellmembranen zweier aneinandergrenzender Nervenzellen über „*gap junctions*" (Nexus) miteinander verknüpft sein (Abb. 3.6). Hier ist der Interzellularspalt sehr schmal, und *Tunnelproteine* (Connexine) ermöglichen eine zytoplasmatische Verbindung zwischen den beiden Zellen. Eine Erregung kann über eine solche *elektrische Synapse* direkt auf die angrenzende Zellmembran übergehen. Elektrische Synapsen ermöglichen eine Erregungsweiterleitung ohne Zeitverlust (elektrotonische Kopplung der Membranen) und finden sich z.B. zwischen den Haarzellen des Innenohrs (Maculae) oder zwischen den Rezeptorzellen der Retina.

Elektrische Synapsen sind allerdings im Nervensystem des Menschen eher selten. Der typische Kontakt ist die **chemische Synapse**: Das Axon eines Neurons bildet an seinen Endverzeigungen kolbige Auftreibungen *(Boutons)* aus. Sie sind der nachgeschalteten Zellmembran eng angelagert, wodurch ein 20–30 nm breiter *synaptischer Spalt* entsteht. Die Boutons als präsynaptische Struktur enthalten neben zahlreichen Mitochondrien vor allem Vesikel, die in der Regel über den axonalen Transport hierhin gebracht wurden. Die Vesikel bergen Botenstoffe *(Transmitter)* (Kap. 20), die in der Regel im Perikaryon gebildet werden. Das Erscheinungsbild der Vesikel ist unterschiedlich und erlaubt bis zu einem gewissen Grad Rückschlüsse auf die Funktion. Ovale bis polymorphe Vesikel treten in inhibitorischen, runde und helle Vesikel in exzitatorischen Synapsen auf. Azetylcholin ist oft in hellen und runden Vesikeln gebunden. Vesikel mit einem dunklen Zentrum *(Dense-core-Vesikel)* enthalten oft Katecholamine (Noradrenalin, Adrenalin, Dopamin) oder Indolamine (Serotonin). Die präsynaptische Membran und ihr postsynaptisches Pendant in der nachgeschalteten Zelle erscheinen im Elektronenmikroskop im Bereich des Kontaktes verdickt,

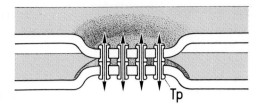

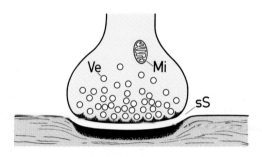

Mi Mitochondrium
Ss synaptischer Spalt
Tp Tunnelproteine
Ve Vesikel

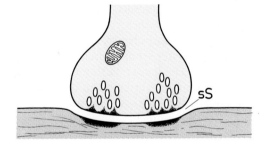

Abb. 3.6. Elektrische Synapse (Nexus) mit Tunnelproteinen *(oben)*, Gray-I- *(Mitte)* und Gray-II-Synapsen *(unten)*.

da intrazellulär verschiedene Moleküle, die der Erregungsübertragung dienen, an ihnen angelagert sind.

Nach Art der Vesikel und der Form der Membranverdickungen kann man zwei Synapsentypen, Gray I und II, voneinander unterscheiden (s. Abb. 3.6). ***Gray-I-Synapsen*** haben helle, runde Vesikel, einen 30 nm breiten Spalt, und die postsynaptische Membran ist stärker verdickt als die präsynaptische *(asymmetrische Synapsen)*. *Gray-II-Synapsen* haben einen 20 nm breiten Spalt, ovale bis polymorphe und Dense-core-Vesikel. Gleich dicke, prä- und postsynaptische Membranen begrenzen hier den synaptischen Spalt *(symmetrische Synapsen)*. Gray-I-Synapsen werden als exzitatorische, Gray-II-Synapsen als inhibitorische Verbindungen interpretiert.

> Eine Synapse besteht aus dem synaptischen Spalt
> und den prä- und postsynaptischen Membranen.

Im Falle einer Erregung der Synapse kommt es zum Einstrom von Ca^{++}-Ionen, und die Membran der Vesikel verschmilzt mit der präsynaptischen Membran. Dabei wird ihr Transmitterinhalt in den synaptischen Spalt zwischen den beiden Neuronen ausgeschüttet. An der postsynaptischen Membran, z. B. eines Dendriten, wird der Transmitter an Rezeptoren gebunden. Diese nicht-kovalente Bindung führt zu einer Veränderung des Membranpotentials (*postsynaptische Potentiale [PSP]*), d. h. entweder zu einer Erniedrigung des Membranpotentials im Sinne einer Depolarisation (*exzitatorisches postsynaptisches Potential [EPSP]*) oder zu einer Hyperpolarisation (*inhibitorisches postsynaptisches Potential [IPSP]*).

Diese Art der synaptischen Erregungsleitung ist mit einem Zeitverlust von ca. 1 msec verbunden. Dieser Nachteil wiegt aber offenbar gering im Vergleich zu den Modulationsmöglichkeiten, die mit chemischen Synapsen verbunden sind. Sie sind die Grundlage der wichtigsten Leistung des Nervensystems, der *Informationsverarbeitung* bzw. -integration. Während Aktionspotentiale immer die gleiche Höhe erreichen (Alles-oder-Nichts-Prinzip), werden EPSPs und IPSPs von ihrer Bildungsstelle an Dendriten und Soma sich beständig abschwächend, d. h. mit *Dekrement*, weitergeleitet. Ob nun am Axonhügel oder der entsprechenden Stelle an pseudounipolaren Neuronen ein Aktionspotential gebildet wird oder nicht, hängt davon ab, in welcher *Stärke* und *raum-zeitlichen Ordnung* EPSPs und IPSPs vorliegen. Ein EPSP reicht zumeist nicht aus, ein Aktionspotential zu evozieren; es müssen mehrere EPSPs gleichzeitig am Bildungort eintreffen, um dann durch eine *Summation* die notwendige Veränderung der Membranspannung zur Auslösung eines Aktionspotentials zu bewirken. Hier ist ein variabler Mechanismus der Informationsverarbeitung gegeben. Bei EPSPs nahe am Bildungsort des Aktionspotentials ist das Dekrement geringer und die Chance größer, ein Aktionspotential auszulösen. Weit entfernt entstehende EPSPs können dann zu einem Erfolg führen, wenn sie zwar schwach sind, aber nahezu gleichzeitig am Bildungsort des Aktionspotentials eintreffen. Schließlich spielt auch das Zusammenspiel von IPSPs und EPSPs eine große Rolle. Daraus ergeben sich zahlreiche Möglichkeiten der Modifikation, da die Oberfläche z. B. eines Dendriten oder eines Perikaryons mit einer Vielzahl von Synapsen verschiedener Herkunft und Funktion besetzt ist. Man rechnet z. B. mit bis zu 10000 Synapsen pro Pyramidenzelle im Cortex.

Inhibitorisch wirksame Synapsen kommen besonders häufig am Zellkörper vor. Die Perikarya von Pyramidenzellen des Cortex und der somanahe Anfangsteil jedes Axons, das *Axoninitialsegment*, sind ausschließlich von inhibitorischen Synapsen besetzt. Da dort auch das Aktionspotential entsteht, nehmen inhibitorische Synapsen durch ihre Lage strategisch besonders günstige Positionen in der Verschaltungsstruktur des Nervensystems ein.

Während für die Bildung von EPSPs und IPSPs Transmitter notwendig sind, erfolgt die Fortleitung der Spannungsänderung elektrotonisch. Ebenso setzt sich das Aktionspotential, wenn es einmal initiiert ist, transmitterunabhängig fort.

Synapsen können verschiedene Regionen zweier Nervenzellen miteinander verbinden: *axodendritische* (Abb. 3.4), *axosomatische* (Abb. 3.1), *axoaxonale Synapsen* (Abb. 3.4). Außerdem können synaptische Kontakte zwischen Dendriten, *dendrodendritische Synapsen*, vorkommen. Es ist ausnahmsweise möglich, daß eine Synapse in beide Richtungen Erregung übertragen kann *(reziproke Synapse*, Abb. 3.4). Als *Kontakte „en passant"* werden Synapsen auch im Verlauf der Fortsätze gefunden, wobei die präsynaptischen Regionen oft als axonale Anschwellungen, sog. *Varikositäten*, erkennbar sind. Erregungsübertragung ist auch über größere Entfernungen durch *Synapsen „en distant"* möglich.

> **!** Chemische Synapsen sind transmitterüberbrückte Schalt-
> stellen zwischen zwei Neuronen. EPSPs oder IPSPs werden
> auf der postsynaptischen Seite evoziert, mit Dekrement
> weitergeleitet und können am Axonhügel zur Bildung eines
> Aktionspotentials führen, das transmitterunabhängig und
> ohne Abschwächung weitergeleitet wird.

Eine besondere Form des synaptischen Kontaktes ist die *motorische Endplatte*. Hier wird die Muskelfaser der quergestreiften Skelett-muskulatur über efferente Neurone aktiviert (multipolare Nerven-zellen der motorischen Hirnnervenkerne und α-Motoneurone im Vorderhorn des Rückenmarks) (Abb. 3.7). Motorische Endplatten liegen der Muskelfaser an und haben einen Durchmesser von 40–60 µm. Das axonale Endästchen ist frei von Markscheiden und liegt in einer Vertiefung der Muskelfasermembran. Dieser Komplex

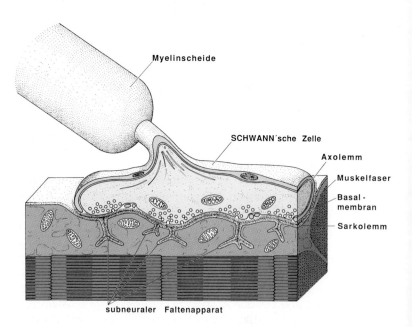

Abb. 3.7. Motorische Endplatte. (Nach Akert und Peper)

wird deckelartig durch eine Schwann-Zelle von der Umgebung isoliert. Der synaptische Spalt zwischen Axolemm und Sarkolemm ist eng und mit amorphem Material angefüllt, das am Rand der Endplatte in kontinuierlicher Verbindung mit den Basalmembranen sowohl der Muskelfaser als auch der Schwann-Zelle steht. Das Sarkolemm unter dem synaptischen Spalt erfährt eine beträchtliche Vergrößerung der Oberfläche durch Einfaltungen *(subneuraler Faltenapparat)*. Die axonale Endverzweigung ist reich an klaren, azetylcholinhaltigen Vesikeln.

! Die motorische Endplatte ist eine spezialisierte, besonders große chemische Synapse, die letztes efferentes Neuron und Muskelfaser miteinander verbindet.

Glatte Muskelzellen werden nicht über motorische Endplatten aktiviert. Hier ziehen feinste Nervenendigungen in die Räume zwischen den Muskelzellen und geben Transmitter ab, die via Diffusion ihr Zielorgan erreichen: Synapse „en distance".

Die Glia ist neben den Neuronen die zweite große Zellgruppe des Nervengewebes

Unter dem Begriff der *(Neuro-)Glia* werden eine Reihe morphologisch und funktionell unterschiedlicher Zelltypen zusammengefaßt (Abb. 3.8 a–d). In Gehirn und Rückenmark kommen etwa 10mal mehr Glia- als Nervenzellen vor. Ihnen allen ist gemeinsam, daß sie nicht direkt an der Erregungsleitung beteiligt sind und keine Aktionspotentiale und Synapsen ausbilden. Im ZNS kommen *Astroglia- (Makroglia-), Oligodendroglia-* und *Ependymzellen* (Kap. 5) vor. Sie entstehen aus teilungsfähigen **Glioblasten**, die sich aus den Neuroepithelzellen der ventrikulären Zone entwickeln (Kap. 2). Dieser Gruppe von Zellen, die sich letztlich aus dem Ektoderm ableiten, werden die **Mikrogliazellen** gegenübergestellt, die aus dem Mesenchym stammen und aus den Blutgefäßen in das Nervensystem auswandern können. Die Mikro- oder *Hortega-Glia* wird deshalb auch als *Mesoglia* bezeichnet. Gegenwärtig ist unklar, ob die Mikroglia

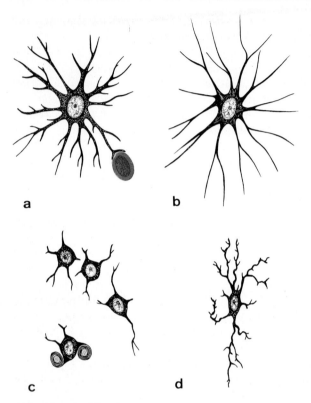

Abb. 3.8 a–d. Gliazelltypen. **a** Protoplasmatischer Astrozyt (man beachte die Beziehung zu einem Gefäß (rot)). **b** Fibrillärer Astrozyt. **d** Oligodendroglia (man beachte die Markscheidenumhüllung mehrerer Axone (gelb) durch einen Oligodendrocyt). **d** Mikroglia

in eine ursprüngliche, im ZNS konstant vorhandene Population („ruhende Mikroglia") und in eine aus den Monozyten des Blutes stammende Population eingeteilt werden muß oder ob alle Mikrogliazellen sich aus Monozyten ableiten.

Im peripheren Nervensystem sind die *Schwann-Zellen*, die *Mantelzellen (=Satellitenzellen)* in den Ganglien und die *Lemnozyten* einiger sensorischer Rezeptororgane Vertreter der Glia.

Der Vielfalt der morphologischen Gliazelltypen entspricht eine funktionelle Vielfalt. *Astrozyten* sind an der Versorgung der Nervenzellen beteiligt, da sie den Neuronen über den Interzellularraum Stoffe zuführen und von ihnen Metabolite aufnehmen können. Sie können Transmitter und Transmitterabbauprodukte weiter abbauen und den Neuronen wieder zur Verfügung stellen.

Sie spielen auch eine Rolle bei der Steuerung der Ionenkonzentration im Interzellularraum, der in der Hirnrinde etwa 20 % des Gesamtvolumens einnimmt, indem sie Ionen (z. B. Kalium) inkorporieren und über Gap junctions an andere Gliazellen weiterleiten. Daher werden sie für die Aufrechterhaltung eines konstanten Ionenmilieus im Hirngewebe jenseits der Blut-Liquor- bzw. Blut-Hirn-Schranken verantwortlich gemacht.

Wie Nervenzellen verfügen auch Astrozyten in ihrer Zellmembran über transmitterspezifische Rezeptorproteine. Zusammen mit ihrer transmitteraufnehmenden und -abbauenden Fähigkeit weist dies auf regulatorische Funktionen bei der Erregungsübertragung hin.

Astrozyten sind weiter am Aufbau der Blut-Hirn-Schranke (Kap. 6), an degenerativen und regenerativen Vorgängen und an der Narbenbildung im ZNS beteiligt. Zudem entstehen die meisten Tumoren im Gehirn aus Gliazellen.

Schließlich bilden Frühformen der Astroglia *(Radiärfaserglia, Bergmann-Glia)* in der Ontogenese die **Radiärfasern** aus, an denen entlang sich die Migration stattfindet (Kap. 2).

Oligodendrozyten bilden im ZNS, *Schwann-Zellen* im peripheren Nervensystem die Myelinscheiden. *Mantelzellen* und *Lemnozyten* tragen ebenfalls zur Isolierung neuronaler Elemente bei, da sie Perikarya in Ganglien und afferente Zellfortsätze in der Haut umhüllen.

Besondere Formen der Ependymzellen sind *Tanyzyten* und *Ependymzellen des Plexus choroideus* (Kap. 6).

Mikroglia ist zur Phagozytose von Zellen und Zellbruchstücken fähig, eine Funktion, die während der normalen Entwicklung des Nervensystems und bei pathologischen Ereignissen eine Rolle spielt. Von besonderem Interesse ist ihre Reaktion bei Läsionen peripherer Nerven und zentraler Faserbahnen, da sie prä- und postsynaptische Strukturen voneinander separieren.

Die Glia ist zur Phagozytose fähig und trägt zur Kompartimentierung des Nervengewebes sowie zur Regulation des Milieus im Interzellularraum bei.

Bestimmte Gliazellen können Myelinscheiden bilden, die eine deutliche Steigerung der Leitungsgeschwindigkeit durch saltatorische Erregungsleitung möglich machen

Neben den bisher beschriebenen Aufgaben kommt bestimmten Gliazellen eine wichtige Funktion bei der Erregungsleitung zu. Da die Erregungsleitung auf elektrischen Phänomenen an der Zellmembran beruht, ist es notwendig, die neuronalen Fortsätze gegeneinander zu isolieren. Dies ist Sache von *Oligodendrozyten* und *Schwann-Zellen*. Im einfachsten Fall senkt sich das Axon in die Gliazelle ein. Über der Absenkungsstelle stoßen die Zellmembranen der Gliazelle wieder aneinander und bilden so ein *Mesaxon*. Jetzt ist der Fortsatz von allen Seiten durch die Gliazelle umhüllt. Dieses Verhältnis von Nervenzellfortsatz zu Gliazelle ist die Basis zum Verständnis der Ausbildung von **Myelinscheiden** (Abb. 3.9). Dabei wird der Nervenzellfortsatz durch eine u. U. sehr dicke Gliascheide eingefaßt. Sie kommt dadurch zustande, daß das Mesaxon sehr lang wird und sich im Laufe seiner Entstehung ganz eng um das Axon wickelt. Die Umwicklung ist sehr straff; nahezu das gesamte Zytoplasma wird aus den Gliazellamellen herausgedrängt: *Myelin-* oder *Markscheide*. Im elektronenmikroskopischen Bild ist erkennbar, daß die Gliazellmembranen dann eng aneinander liegen und die „Hauptlinien" bilden, die den ehemaligen Intrazellularraum einschließen. Die beiden „Zwischenlinien" entsprechen den Außenseiten der Zellmembranen und schließen den spaltförmigen Extrazellularraum zwischen sich ein.

Abb. 3.9. Entstehung der Myelinscheide. Das Mesaxon legt sich um das Axon herum. Das gesamte Zytoplasma der Schwann-Zelle wird dabei aus den entstehenden Lamellen verdrängt. Im Bereich des Ranvier-Schnürrings lassen die Myelinscheiden zweier benachbarter Schwann-Zellen einen schmalen Sektor

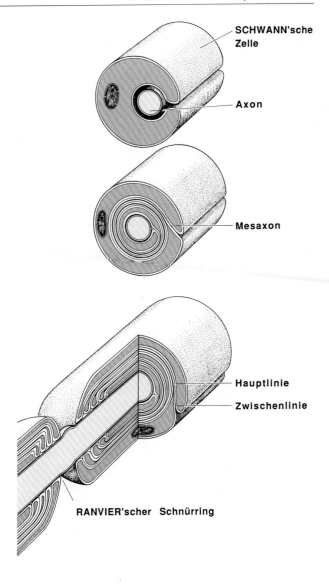

des Axons unbedeckt. Die Membran des Axons hat hier unmittelbaren Kontakt mit dem Interzellularraum. Rot: Zytoplasma der Schwann-Zelle, gelb: Zytoplasma des Axons.

Die chemische Zusammensetzung der Markscheiden unterstreicht ihre Sonderstellung, die sie von anderen Membranen deutlich unterscheidet. Während „normale" Zellmembranen aus etwa 60 % Proteinen und 40 % Lipiden bestehen, ist das *Myelin* aus 70 % *Lipiden* und nur 30 % Proteinen zusammengesetzt. Innerhalb der Lipide dominieren *Phospholipide* (40 %). Daneben kommen in der Lipidfraktion *Cholesterin* und *Glykolipide* zu je 30 % vor. Das Glykolipid *Cerebrosid* ist ein für Myelin typischer Baustein. Etwa zwei Drittel der Proteine werden von *basischem Myelinprotein* und *Lipoproteinen* gebildet. Diese chemische Zusammensetzung ermöglicht eine effektive Isolationsfunktion des Myelins.

> **Klinik**
>
> Die *multiple Sklerose* (Encephalomyelitis disseminata) ist eine häufige neurologische Erkrankung, bei der es schubweise und progredient zu lokalen Degenerationen von Markscheiden in Hirn und Rückenmark kommt. Die Folge sind schwerste motorische und sensorische Störungen.

Nervenfasern, die nur in eine Gliazelle eingesenkt sind, werden *marklos* genannt, solche mit einer Myelinscheide hingegen *markhaltig*. Im ZNS wird die Myelinscheide von Oligodendrozyten, im PNS von Schwann-Zellen gebildet. Ein Oligodendrocyt kann mehrere Axone mit Markscheiden umhüllen (Abb. 3.8c), eine Schwann-Zelle immer nur ein Axon (Abb. 3.9).

Myelin- oder Markscheiden können ganz unterschiedlich dick sein. Eine Gliazelle bedeckt ca. 1 mm der Nervenfaserlänge, dann übernimmt eine folgende Zelle diese Aufgabe. Zwischen den beiden Gliazellmänteln bleibt ein schmaler Spaltraum, in dem die Nervenzellmembran frei liegt. Das ist die Zone des ***Ranvier-Schnürrings*** (Abb. 3.9). Die funktionelle Bedeutung dieser Zone liegt darin, daß allein hier das Membranpotential bei der Erregungsleitung verändert wird. Im Ranvier-Schnürring ist die Dichte der Ionenkanäle besonders hoch. Während bei einem Neuron ohne Myelinscheide die Erregung kontinuierlich über die gesamte Membranstrecke weitergeleitet wird, springt sie im Fall der myelinisierten Fasern von Schnürring zu Schnürring (***saltatorische Erregungsleitung***; Abb. 3.10). Dadurch wird die Erregungsleitungsgeschwindigkeit um ein Vielfaches erhöht. Stark myelinisierte Fasern leiten bis zu 100mal schneller als Fasern gleichen Durchmessers ohne Mye-

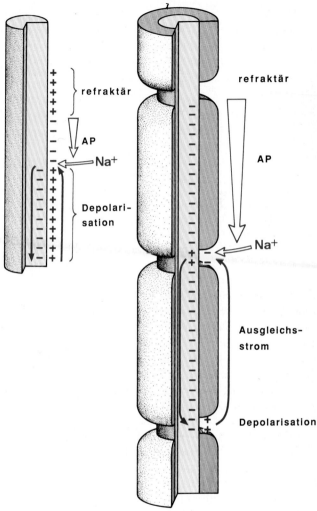

Abb. 3.10. Kontinuierliche *(links)* und saltatorische Erregungsleitung *(rechts)*. Ein Aktionspotential *(AP)* ist mit einem erhöhten Na^+-Einstrom verbunden, was zu einer Depolarisation führt. Nach einer Refraktärphase kann dann erneut ein AP gebildet werden. Bei einem nicht myelinisierten Axon läuft dieser Prozeß kontinuierlich an der Membran des Axons entlang. Bei einem myelinisierten Axon bleiben die Bildung des AP und die Depolarisation auf die Zonen der Ranvier-Schnürringe beschränkt und springen von Schnürring zu Schnürring über. Dadurch kommt es zu einer erheblichen Beschleunigung der Erregungsleitung

linscheide. Dementsprechend findet man eine Myelinisierung vor allem dort, wo es auf hohe Leitungsgeschwindigkeiten ankommt (z.B. Tractus corticospinalis, Axone der α-Motoneurone, Dendriten des ersten afferenten Neurons der Somatosensorik).

 Myelinscheiden isolieren axonale Fortsätze abschnittsweise und bilden so die Basis für eine schnelle, saltatorische Weiterleitung der Erregung, die jetzt von einem Ranvier-Schnürring zum nächsten übergreift.

Endoneurium, Perineurium und Epineurium umgeben die Nervenzellfortsätze

Die einzelnen Nervenfasern und ihre gliösen Hüllen sind von bindegewebigen Strukturen umgeben. Alle zusammen bilden einen peripheren Nerven (Abb. 3.11). Die Gesamtheit der Fortsätze im Inneren eines Nerven sind in lockeres Bindegewebe, das *Endoneurium*, eingebettet, wobei jede einzelne Faser selbst durch eine *Endoneuralscheide* bedeckt ist. Diese ist eine Bildung der Basalmembran der Gliazelle und kollagener Bindegewebefibrillen. Das Endoneurium sichert einen lockeren Zusammenhalt und gibt Raum für die Gefäßversorgung.

Die einzelnen Nervenfasern sind durch das *Perineurium* zu Bündeln innerhalb eines Nerven zusammengefaßt. Das Perineurium besteht aus einem mehrschichtigen, epithelialen Zellverband mit längsausgerichteten Kollagenfibrillen im Interzellularraum. Die Zellen sind durch *Zonulae occludentes* (Tight junctions) miteinander verbunden und innen wie außen durch Basalmembranen begrenzt. Das Perineurium wird damit zu einer Hülle, das die *Blut-Nerven-Schranke* aufbaut. An der Grenze zum ZNS hin geht das Perineurium in das subdurale Neurothel der weichen Hirnhäute (Kap. 5) über.

Über das *Epineurium* ist der gesamte periphere Nerv mit dem umgebenden Gewebe verbunden. Es hat Bindegewebecharakter und entspricht der Adventitia anderer Organe.

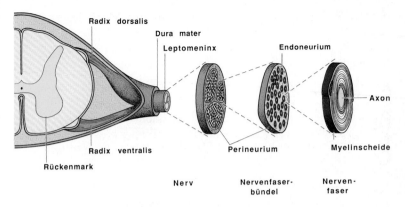

Abb. 3.11. Übergang der Hirn- und Rückenmarkshäute auf das periphere Nervensystem mit Endo-, Peri- und Epineurium

4 Periphere Nerven

Übersicht

▶ Zwölf Hirnnerven bilden das periphere Nervensystem des Kopfes
▶ Das vegetative Nervensystem benutzt Hirnnerven als Wegstrecke
▶ Die Nervi spinales bilden das periphere Nervensystem des Rumpfes und der Extremitäten
▶ Die Nervi spinales C_1–C_4 und der Plexus cervicalis versorgen die Halsregion
▶ Die Nervi spinales C_5–Th_1 und der Plexus brachialis versorgen die obere Extremität
▶ Die Nervi spinales Th_2–Th_{12} ziehen in die Rumpfwand
▶ Die Nervi spinales L_1–L_4 und der Plexus lumbalis versorgen Teile der unteren Extremität
▶ Die Nervi spinales und der Plexus sacralis (L_4) L_5, S_1–S_3 (S_4) versorgen Oberschenkel, Unterschenkel und Fuß
▶ Plexus pudendus und Plexus coccygeus versorgen die Anogenitalregion

Periphere Nerven enthalten im allgemeinen sowohl afferente (sensorische) Nervenfasern, die dem ZNS Informationen aus der Um- und Innenwelt zuleiten, als auch efferente (motorische) Nervenfasern, deren periphere Zielgebiete Drüsen und die Muskulatur sind. Im Kopfbereich wird das periphere Nervensystem durch die *Hirnnerven* aufgebaut, im Rumpf- und Extremitätenbereich wird es durch die *Spinalnerven* und die peripheren Anteile des vegetativen Nervensystems gebildet.

Zwölf Hirnnerven bilden das periphere Nervensystem des Kopfes

Eine Zusammenstellung der Hirnnerven, ihrer Aufzweigungen und Innervationsgebiete gibt Tabelle 4.1.

Tabelle 4.1: Hirnnerven und ihre Peripherie.

I.	N. olfactorius	Regio olfactoria
II.	N. opticus	Retina
III.	N. oculomotorius	
	R. superior	Mm. levator palpebrae superioris, rectus bulbi superior
	R. inferior	Mm. recti bulbi medialis, inferior, obliquus bulbi inferior
IV.	N. trochlearis	M. obliquus bulbi superior
V.	N. trigeminus	
	R. tentorii	Dura sinus petrosus sup., transversus, rectus
	N. ophthalmicus	
	N. lacrimalis	Tränendrüse, Conjunctiva, Haut lateraler Augenwinkel, Oberlid
	N. frontalis	
	N. supraorbitalis	
	Rr. mediales et laterales	Haut Stirn, Oberlid, Conjunctiva Stirnhöhlenschleimhaut
	N. supratrochlearis	Oberlid, Nasenwurzel, Stirnhaut
	N. nasociliaris	
	N. ethmoidalis posterior	Schleimhaut Keilbeinhöhle, hintere Siebbeinzellen
	N. ethmoidalis anterior	
	R. nasalis externus	Haut Nasenrücken und Nasenspitze
	R. nasalis internus	Nasenschleimhaut vor den Conchae, vorderes Septum
	Rr. nasales laterales	seitliche Nasenwand
	Rr. nasales mediales	vorderer, mittlerer Septumbereich
	N. infratrochlearis	
	R. palpebralis superior	Oberlid
	R. palpebralis inferior	Tränensack, Caruncula lacrimalis, medialer Augenwinkel

Tabelle 4.1: Fortsetzung

N. maxillaris	
R. meningeus	Dura um vorderen Ast der A. meningea media
Nn. pterygopalatini (Rr. ganglionares)	
Rr. orbitales	Schleimhaut hintere Siebbeinzellen, Keilbeinhöhle
Rr. nasales posteriores superiores laterales	obere, mittlere Nasenmuschel, Schleimhaut hintere Siebbeinzellen
Rr. nasales posteriores superiores mediales	Schleimhaut oberes Septum
N. nasopalatinus	vordere Gaumenschleimhaut, Gingiva hinter oberen Incisiven
R. pharyngeus	Schleimhaut Tonsilla palatina, Pars nasalis Rachen
N. palatinus major	Schleimhaut harter Gaumen, Gingiva
Rr. nasales posteriores inferiores	Schleimhaut untere Muschel, unterer Nasengang
Nn. palatini minores	Schleimhaut weicher Gaumen
N. zygomaticus	
N. zygomaticofacialis	vordere Schläfenhaut
N. zygomaticotemporalis	Wangenhaut
N. infraorbitalis	
Rr. alveolares superiores	Zähne Oberkiefer, Kieferhöhle, Gingiva Wangenschleimhaut
Rr. alveolares superiores posteriores	Schleimhaut hintere Kieferhöhle, Gingiva Molaren
R. alveolaris superior medius	seitliche Kieferhöhle, Prämolaren
Rr. alveolares superiores anteriores	Incisivi, Canini
Plexus dentalis superior aus	
Rr. alveolares superiores	
Rr. dentales superiores	Zahnwurzeln
Rr. gingivales superiores	Gingiva
Rr. palpebrales inferiores	Unterlid
Rr. nasales externi	äußere Haut Nasenflügel
Rr. nasales interni	Haut Nasenvorhof

Tabelle 4.1: Fortsetzung

Rr. labiales superiores	Haut, Schleimhaut Oberlippe
N. mandibularis	
R. meningeus	Dura mittlere Schädelgrube
N. masticatorius	
N. massetericus	M. masseter, Kapsel Kiefergelenk
Nn. temporales profundi	M. temporalis, Kapsel Kiefergelenk
N. pterygoideus lateralis	M. pterygoideus lateralis
N. pterygoideus medialis	Mm. tensor tympani, tensor veli palatini, pterygoideus medialis
N. buccalis	Haut Schleimhaut Wange, Zahnfleisch
N. auriculotemporalis	
N. meatus acustici externi	Haut äußerer Gehörgang
Rr. membranae tympani	Trommelfell
Nn. auriculares anteriores	Haut Vorderseite Ohrmuschel
Rr. temporales superficiales	Haut hintere Schläfengegend vor und über Ohr
N. lingualis	
Rr. isthmi faucium	Schleimhaut Schlundenge, Gaumentonsille
N. sublingualis	Schleimhaut Mundboden, Gingiva vordere Zähne
N. alveolaris inferior	
N. mylohyoideus	Mm. mylohyoideus, digastricus (venter anterius)
Plexus dentalis inferior	
Rr. gingivales inferiores	Gingiva (nicht um 1. Molar)
Rr. dentales inferiores	Zähne
N. mentalis	
Rr. labiales	Haut, Schleimhaut Unterlippe
Rr. mentales	Haut Kinn
VI. N. abducens	M. rectus bulbi lateralis

Tabelle 4.1: Fortsetzung

VII.	N. facialis	
	N. stapedius	M. stapedius
	N. auricularis posterior	
	R. occipitalis	Venter occipitale M. occipitofrontalis
	R. auricularis	Mm. auriculares
	R. digastricus	M. digastricus (venter posterius)
	R. stylohyoideus	M. stylohyoideus
	Plexus parotideus	
	Rr. temporales	Mimische Muskeln
	Rr. zygomatici	Mimische Muskeln
	Rr. buccales	Mimische Muskeln
	R. marginalis mandibulae	Mimische Muskeln
	R. colli	Platysma, Ansa cervicalis superficialis
	N. intermedius	Geschmacksfasern
VIII.	N. vestibulocochlearis	
	N. cochlearis	Cortisches Organ
	N. vestibularis	Labyrinthorgan
IX.	N. glossopharyngeus	
	N. tympanicus	Schleimhaut Pauken- höhle
	Plexus tympanicus aus Nn. tympanicus, facialis und caroticotympanici	Mittelohrschleimhaut
	R. tubarius	
	Rr. pharyngei	Plexus pharyngeus (siehe N. vagus)
	Rr. musculi stylopharyngei	Mm. stylopharyngeus, constrictor pharyngis superior
	R. sinus carotici	Sinus caroticus, Glomus caroticum
	Rr. tonsillares	Schleimhaut Tonsilla palatina u. Umgebung
	Rr. linguales	sensorische Fasern aus Papillae vallatae, hinteres Zungendrittel
X.	N. vagus	
	R. meningeus	Dura hintere Schädel- grube

Tabelle 4.1: Fortsetzung

R. auricularis	Hinterseite Ohrmuschel, hintere untere Wand Gehörgang
Rr. pharyngei	
Plexus pharyngeus	Mm. uvulae, levator veli palatini, levator pharyngis, Mm. constrictor pharyngis, Schlundhaut
Rr. cardiaci cervicales superiores	Plexus cardiacus
N. laryngeus superior	
R. externus	Mm. cricothyreoideus, constrictor pharyngis inferior
R. internus	Schleimhaut Epiglottis, Kehlkopfschleimhaut bis über Stimmfalte hinaus
R. cardiaci cervicales inferiores	Plexus cardiacus
N. laryngeus recurrens (inferior)	Mm. cricoarytaenoideus posterior, cricoarytaenoideus lateralis, arytaenoideus transversus und obliquus, aryepiglotticus, thyroarytaenoideus, pars lateralis, vocalis, thyroepiglotticus
Rr. tracheales	Trachea, Schilddrüse, Epithelkörperchen
Rr. oesophageales	Oesophagus, Pharynx
XI. N. accessorius	
R. internus	zum N. vagus
R. externus	Mm. sternocleidomastoideus, trapezius
XII. N. hypoglossus	
Rr. linguales	Mm. longitudinalis superior und inferior, transversus linguae, verticalis linguae, genioglossus, hyoglossus, chondroglossus, styloglossus
zusammen mit Plexus cervicalis Ansa cervicalis profunda	

Nervus olfactorius (I)

Als I. Hirnnerv, *N. olfactorius*, werden die Axone (Fila olfactoria) der bipolaren Riechepithelzellen (1. Neuron der Riechbahn) identifiziert, die durch die Lamina cribrosa des Os ethmoidale in das Schädelinnere ziehen. Sie erreichen dort den Bulbus olfactorius und dienen ausschließlich der afferenten Erregungsleitung. Der Bulbus olfactorius ist ein in die Peripherie vorgelagerter Hirnteil, der die Perikarya der zweiten und weiterer Neurone der Riechbahn enthält.

Nervus opticus (II)

Der II. Hirnnerv, *N. opticus*, ist bereits eine zentralnervöse Bahn (s. Kap. 7), die durch die periphere Verlagerung der Retina, eines Derivats des Diencephalons, entstanden ist. Auch dieser Hirnnerv ist vornehmlich afferent, jedoch laufen hier auch wenige efferente Fasern als Teil eines retinopetalen Systems zur Retina. Außerdem wird der N. opticus als Wegstrecke von sympathischen Fasern benutzt, die zu den Mm. orbitales, tarsales superior et inferior und dilatator pupillae ziehen. Nach einem kurzen Verlauf vom Bulbus oculi durch die Orbita tritt der N. opticus durch den *Canalis opticus* in das Schädelinnere. Von der Fissura orbitalis superior ist der Kanal nur durch einen dünnen Knochensteg getrennt, der auch fehlen kann. Rostral vor der Sella turcica kreuzen die Fasern des N. opticus partiell auf die Gegenseite und bilden so das *Chiasma opticum*. Als zentrale Fortsetzung entsteht dann der Tractus opticus, der an der Basis des Diencephalons dem Metathalamus mit dem Corpus geniculatum laterale sowie dem Colliculus cranialis des Tectums zustrebt.

Nervus oculomotorius (III)

Der III. Hirnnerv, *N. oculomotorius*, ist ein überwiegend somatomotorischer Nerv, dessen Ziel die Mm. recti medialis, superior und inferior bulbi sowie der M. obliquus inferior bulbi und der M. levator palpebrae superioris sind. Er tritt auf der Ventralseite des Hirns in der Fossa interpeduncularis vor der Pons aus, zieht durch den Sinus cavernosus und erreicht die Orbita über die *Fissura orbitalis superior*. Zum vegetativen viszeromotorischen Anteil s. Kap. 7 und 18 und nächster Abschnitt dieses Kapitels.

Nervus trochlearis (IV)

Der IV. Hirnnerv, *N. trochlearis*, ist ebenfalls somatomotorisch und zieht als sehr dünner Nerv zum M. obliquus superior bulbi. Als einziger Hirnnerv verläßt er den Hirnstamm auf der Dorsalseite zwischen dem Colliculus caudalis und dem Velum medullare anterius des Cerebellums. Er verläuft dann intradural am Hirnstamm vorbei nach vorne, tritt in Höhe des Tentoriums in die Dura ein, passiert den Sinus cavernosus und tritt gleichfalls über die *Fissura orbitalis superior* in die Orbita ein. Dort legt sich ihm ein R. superior des N. oculomotorius an, der die Mm. levator palpebrae superioris und rectus bulbi superior innerviert.

Nervus trigeminus (V)

Der V. Hirnnerv, *N. trigeminus*, ist in der Ontogenese dem *ersten Kiemenbogen (Mandibularbogen)* zugeordnet. Dementsprechend sind die Strukturen, die sich davon ableiten, sein Zielgebiet. Er enthält afferente und efferente Fasern mit einen deutlichen Schwergewicht auf der *afferenten* Seite. Sein Austritt aus dem Hirnstamm liegt in Höhe der Pons, er durchstößt vorher die mächtigen Faserbündel des Pedunculus cerebellaris medius. Dann findet er eine Öffnung in der Dura, durch die er zusammen mit begleitendem Subarachnoidalraum in das Cavum Meckeli (= Cavum epiptericum Gaupp) eintritt. Die Durchtrittsöffnung ist bindegewebig verstärkt („Trigeminusbrücke") und kann auch verknöchern. Seine afferenten Fasern konzentrieren ihre pseudounipolaren Perikarya als Ganglion trigeminale Gasseri (= Ganglion semilunare, wegen des halbmondförmigen Aussehens). Es liegt im Cavum Meckeli, das zwischen der Duraaußenwand und dem Periost der Impressio trigemini der Pars petrosa ossis temporalis gefunden wird. Jenseits des Ganglions teilt sich der Nerv in drei („*tri*geminus") Äste auf (Abb. 4.1).

Der *N. ophthalmicus* ist der am weitesten rostral gelegene, erste Ast des N. trigeminus. Er zieht zur *Fissura orbitalis superior*, gibt allerdings vorher einen R. tentorii ab, der zum Tentorium cerebelli zieht und sich darin bis zum Sinus transversus ausbreitet. Vor dem Durchtritt durch die Fissura orbitalis superior teilt sich der N. ophthalmicus in die Nn. lacrimalis, frontalis und nasociliaris, die insgesamt die Gesichtsregion oberhalb der Lidspalten sensorisch versor-

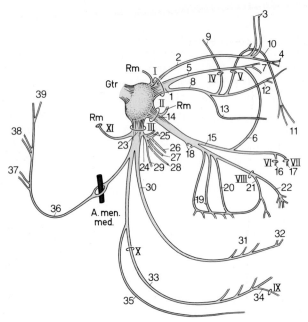

Abb. 4.1. Aufzweigung des N. trigeminus (nach Rauber/Kopsch).

I	Fissura orbitalis superior
II	Foramen rotundum
III	Foramen ovale
IV	Foramen ethmoidale posterius
V	Foramen ethmoidale anterius
VI	Foramen zygomaticotemporale
VII	Foramen zygomaticofaciale
VIII	Foramen infraorbitale
IX	Foramen mentale
X	Foramen mandibulare
XI	Foramen spinosum
1	N. ophthalmicus
2	N. frontalis
3	Rami des N. supraorbitalis
4	N. supratrochlearis
5	N. lacrimalis
6	R. communicans mit N. zygomaticus *(15)*
7	Rr. sensorii des N. lacrimalis
8	N. nasociliaris
9	N. ethmoidalis posterior
10	N. ethmoidalis anterior

11	Rr. nasales
12	N. infratrochlearis
13	R. communicans und Nn. ciliares longi
14	N. maxillaris
15	N. zygomaticus
16	R. zygomaticotemporalis des N. zygomaticus
17	R. zygomaticofacialis des N. zygomaticus
18	Nn. pterygopalatini
19	Rr. alveolares superiores posteriores
20	R. alveolaris superior medius
21	Rr. alveolares superiores anteriores
22	N. infraorbitalis
23	N. mandibularis
24	N. masticatorius
25	Nn. temporales profundi
26	N. buccalis
27	N. massetericus
28	N. pterygoideus lateralis
29	N. pterygoideus medialis
30	N. lingualis
31	Rr. linguales
32	N. sublingualis
33	N. alveolaris inferior
34	N. mentalis
35	N. mylohyoideus
36	N. auriculotemporalis
37	N. meatus acustici externi und Rr. membranae tympani
38	Nn. auriculares anteriores
39	Rr. temporales superficiales
A. men. med.	A. meningea media
Gtr	Ganglion trigeminale
Rm	Ramus meningeus (tentorius)

gen (Abb. 4.2). Der *N. lacrimalis* zieht vom lateralen Orbitarand zur Tränendrüse. Der *N. frontalis* zweigt sich einmal in den *N. supraorbitalis* auf, dessen R. lateralis durch die *Incisura supraorbitalis* auf die Oberfläche des Kopfes in der Stirnregion zieht. Sein R. medialis verläßt das Schädelinnere über die *Incisura frontalis* und innerviert die Gesichtsregion über dem Auge (s. Abb. 4.2). Der *N. supratrochlearis* ist ebenfalls eine Abspaltung des N. frontalis und hat das obere Augenlid, die Haut der Nasenwurzel und angrenzende Stirnhaut zum Zielgebiet. Der *N. nasociliaris* verläuft durch den Annulus tendineus und gibt die *Nn. ethmoidales anterior*

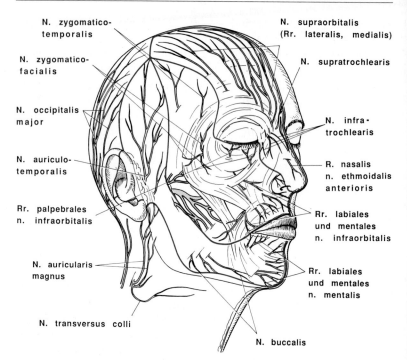

Abb. 4.2. Die drei Territorien (rote Konturlinien) der Hautäste des N. trigeminus; *grau unterlegt* der in der Tiefe gelegene Anteil des N. buccalis. (Nach Braus und Elze)

und *posterior* ab, die durch das Foramen ethmoidale anterius und Foramen ethmoidale posterius verlaufen. Nach der Passage durch den Kanal teilt sich der N. ethmoidalis anterior in den R. nasalis externus und den R. nasalis internus mit einem medialen und lateralen Ast, die durch die Lamina cribrosa ziehen. Der N. ethmoidalis posterior erreicht die Keilbeinhöhle und die hinteren Siebbeinzellen. Ein weiterer Ast ist der *N. infratrochlearis* mit den Rr. palpebrales superior und inferior.

Der *N. maxillaris* ist der zweite Ast des N. trigeminus. Nachdem er einen R. meningeus medialis abgegeben hat, passiert er das *Foramen rotundum* ossis sphenoidalis, um sich dann in den N. pterygopalatinus, den kleinen N. zygomaticus und den N. infraorbitalis aufzuteilen. Der *N. pterygopalatinus* zieht, nachdem die feinen

Rr. orbitales abgezweigt sind, mit den Rr. nasales posteriores superiores lateralis und medialis durch das Foramen pterygopalatinum. Der letztere Ast bildet in seinem Canalis incisivus den *N. nasopalatinus*. Die Nn. palatini und ihre Aufzweigungen ziehen vom N. pterygopalatinus weg durch den Canalis pterygopalatinus zur Nasen- (Rr. nasales posteriores inferiores) und Gaumenschleimhaut (*Nn. palatini major* und *minor*). Der *N. zygomaticus* spaltet sich in den *N. zygomaticofacialis*, der durch den gleichnamigen Kanal zieht, und den *N. zygomaticotemporalis* auf, für den ebenfalls ein entsprechender Kanal den Durchtritt zur Oberfläche des Gesichts möglich macht. Aus dem Schädelinneren tritt der N. zygomaticus zusammen mit dem N. infraorbitalis durch die Fissura orbitalis inferior heraus. Der *N. infraorbitalis* bildet mit den Rr. alveolares superiores posterior, medialis und anterior den Plexus dentalis superior über den Zähnen und in der Gingiva, die so sensorisch versorgt werden. Nach der Passage durch den Canalis infraorbitalis und das Foramen infraorbitale trennen sich die Rr. palpebrales inferiores, nasales externi und interni und labiales superiores, um in die entsprechenden Gesichtspartien zu ziehen.

Der *N. mandibularis* ist der dritte Ast des N. trigeminus. Er gelangt durch das *Foramen ovale* ossis sphenoidalis an die Schädelbasis. Nach dem Durchtritt zieht ein R. meningeus durch das *Foramen spinosum* ossis sphenoidalis zurück zu den Hirnhäuten. Die größeren Abzweigungen des N. mandibularis sind die *Nn. masticatorius, auriculotemporalis, lingualis* und *alveolaris inferior*. Das größere Kontingent der motorischen Fasern des N. trigeminus ist im *N. masticatorius* enthalten, dessen Ziel vor allem die Kaumuskulatur ist. Als *N. massetericus* erreichen diese Fasern nach Passage der Incisura mandibulae den M. masseter. Als *Nn. temporales profundi* innervieren sie den M. temporalis. Die Mm. pterygoidei medialis und lateralis werden über die gleichnamigen Äste erreicht, wobei durch den medialen Nerv auch der M. tensor veli palatini inerviert wird. Der *N. pterygoideus medialis* zieht durch den Canalis musculotubarius, um im Inneren der Paukenhöhle den M. tensor tympani zu innervieren. Der N. buccalis innerviert als Abzweigung aus dem N. massetericus sensorisch Haut und Schleimhaut der Wange sowie das Zahnfleisch um den ersten Molaren. Der *N. auriculotemporalis* erreicht die mittlere Hälfte des Gesichts mit den Rr. temporales superficiales und den *Nn. auriculares anteriores*. Als

N. meatus acustici externi beteiligen sich seine Fasern an der Versorgung des Meatus acusticus externus.

Der *N. lingualis* zieht in Richtung auf die Schlundenge und versorgt diese über Rr. isthmi faucium und die Schleimhaut des Mundbodens mit der Gingiva im Bereich der vorderen Zähne durch den *N. sublingualis*. Der *N. alveolaris inferior* zieht durch das *Foramen mandibulare* in den Canalis mandibularis, nachdem er vorher den motorischen *N. mylohyoideus* für den gleichnamigen Muskel abgegeben hat und bildet den *Plexus dentalis* zur Versorgung des Zahnfleischs und der Zähne (Rr. gingivales inferiores und dentalis inferior). Über das *Foramen mentale* gelangt der Nerv wieder an die Oberfläche des Gesichts und spaltet sich hier in Rr. labiales mandibulae und Rr. mentales auf.

Nervus abducens (VI)

Der VI. Hirnnerv, *N. abducens*, tritt hinter der Pons aus dem Hirnstamm aus und durchbohrt auf halber Höhe des Clivus die Dura mater. Es schließt sich dann ein sehr langer extraduraler, aber intrakranialer Verlauf über den Clivus durch den Sinus cavernosus bis in die *Fissura orbitalis superior* an. Dort zieht er in die Orbita und gelangt durch den Annulus tendineus, der allen Augenmuskeln als Ursprung dient, zum M. rectus bulbi lateralis.

> **Klinik**
>
> Der lange extradurale Verlauf macht diesen Nerven bei Frakturen der Schädelbasis extrem verletzlich. Aufgrund der Parese seines Zielorgans (M. rectus bulbi lateralis) ist diese Läsion leicht zu erkennen, da das Auge in diesem Fall eine Schielstellung nach medial zeigt.

Nervus facialis (VII)

Der VII. Hirnnerv, *N. facialis*, ist ebenfalls ein Kiemenbogennerv, dem zweiten Kiemenbogen (Hyoidbogen) zugeordnet, der motorische und sensorische Fasern enthält. Im Unterschied zum N. trigeminus liegt sein Schwergewicht auf der motorischen Seite. Im Hirnstamm beschreiben die Fasern einen Bogen, das *Genu nervi facialis*, um den Nucleus nervi abducentis herum und wölben dabei den Boden der Rautengrube als *Colliculus facialis* vor. Der N. facialis tritt im Kleinhirnbrückenwinkel aus dem Rhombencephalon aus, nach Durchtritt durch die Dura gelangt er in den *Porus acusticus internus* der Pars petrosa ossis temporalis in die Pyramide. Im Bereich des *Ganglion geniculi* biegt er um und verläuft durch den *Canalis facialis* und das *Foramen stylomastoideum* zur Schädelbasis. Innerhalb des Kanals verlassen motorische Fasern als *N. stapedius* zum gleichnamigen Muskel den Nerv. Der *N. auricularis posterior* zweigt erst nach Durchtritt durch die Schädelbasis ab und entsendet motorische und sensorische Fasern in die Ohrregion. An der Schädelunterseite bildet sich dann unter der Glandula parotidea der gleichnamige Plexus, von dem aus die Rr. temporales, zygomatici, buccales, marginalis mandibulae die mimische Muskulatur einschließlich des Platysmas versorgen. Der *R. colli nervi facialis* beteiligt sich gemeinsam mit dem N. transversus colli aus dem Plexus cervicalis an der Bildung der Ansa cervicalis superficialis. Der R. digastricus innerviert motorisch den hinteren Bauch des M. digastricus sowie den M. stylohyoideus.

Die sensorischen Fasern des N. facialis versorgen die Geschmacksknospen der beiden vorderen Zungendrittel. Aus dieser Peripherie ziehen die Fasern zunächst mit den Rr. linguales des N. lingualis. Von ihm gliedern sie sich dann als **Chorda tympani** ab und kommen durch die Fissura petrotympanica in den Schädel bzw. den Canalis facialis. Dort bilden ihre Perikarya das *Ganglion geniculi*. Als *N. intermedius* ziehen sie dann weiter durch den Porus acusticus internus hirnwärts.

Nervus vestibulocochlearis (statoacusticus, octavus) (VIII)

Der VIII. Hirnnerv, *N. vestibulocochlearis*, führt nahezu ausschließlich sensorische Fasern. Sie stammen aus Labyrinth und Cochlea. Ihre Perikarya bilden dort die *Ganglia vestibulare* und *cochleare* (spirale). Durch den *Porus acusticus internus* gelangen sie schließlich zum Hirnstamm, den sie zusammen mit dem N. facialis im Kleinhirnbrückenwinkel erreichen. Einige efferente Fasern **(Rasmussen-Bündel)** ziehen im N. vestibulocochlearis zum Innenohr. Sie verlaufen zunächst mit dem N. vestibularis, um als *Oort-Anastomose* auf den N. cochlearis überzuwechseln, mit dem sie dann in die Schnecke gelangen.

Nervus glossopharyngeus (IX)

Der IX. Hirnnerv, *N. glossopharyngeus*, ist ebenfalls ein gemischter Kiemenbogennerv mit einer stärkeren sensorischen Komponente. Seine Fasern verlassen den Hirnstamm in Höhe des Nucleus olivaris inferior. Über das *Foramen jugulare* kommen sie bald an die Unterfläche des Schädels. Die Perikarya der afferenten Fasern verteilen sich auf zwei sensorische Ganglien, *Ganglia superius* und *inferius (=Ganglion petrosum)*. Das kleinere Ganglion superius ist im Foramen jugulare gelegen, das größere Ganglion inferius außerhalb des Foramens. Der *N. tympanicus* entspringt aus dem Ganglion inferius und zieht zur Paukenhöhle. Zusammen mit Anteilen des N. facialis bildet er dann einen *Plexus tympanicus,* aus dem ein R. tubarius zur Tuba auditiva zieht. Die Rr. pharyngei beteiligen sich an der Bildung des *Plexus pharyngeus*, in den auch der N. vagus Fasern abgibt. Die Rr. musculi stylopharyngei sind motorische Fasern für den gleichnamigen Muskel. Der R. sinus carotici dient der Pressorezeption. Sensorische Rr. tonsillares und linguales erreichen das hintere Drittel der Zunge mit den Geschmackspapillen und den Rachenraum.

Nervus vagus (X)

Der X. Hirnnerv, *N. vagus*, hat den Namen (vagus = weitschweifend) von seinem extrem großen Einzugsgebiet, das die inneren Organe bis zur Flexura colica sinistra (Cannon-Böhm-Punkt) umfaßt. Präganglionäre, parasympathische und vegetative sensorische Fasern bilden so den größten Teil des N. vagus. Er enthält aber auch motorische und sensorische Fasern, die zu Kiemenbogenderivaten ziehen. Alle Fasern verlassen zusammen mit dem N. glossopharyngeus den Hirnstamm und passieren das *Foramen jugulare*. Ein R. meningeus zieht von dort zurück zu den Hirnhäuten. Jenseits des Foramens spaltet sich der R. auricularis ab, der durch den Canaliculus mastoideus zur Innenwand des Meatus acusticus internus kommt. Im weiteren Verlauf werden Rr. pharyngei zum *Plexus pharyngeus* abgegeben und Rr. cardiaci cervicales superiores zum *Plexus cardiacus*. Ebenso ziehen Anteile zu den Mm. constrictores pharyngis medialis und inferior.

Über den *N. laryngeus superior* mit seinem R. externus wird der M. cricothyreoideus des Larynx innerviert. Der R. internus ist sensorisch und kommt von der Innenfläche des Kehlkopfes durch die Membrana thyrohyoidea. Im Halsbereich steigt ein Teil des N. vagus ab, zieht durch die Apertura thoracis superior und gelangt rückläufig als *N. laryngeus recurrens* auf der rechten Seite zwischen V. brachiocephalica und A. subclavia und auf der linken Seite zwischen V. brachiocephalica und Aortenbogen in den *N. laryngeus inferior*. Von hier aus werden die anderen Kehlkopfmuskeln versorgt. Rr. tracheales und oesophageales erreichen die gleichnamigen Zielgebiete.

Ebenso wie im Fall des N. glossopharyngeus werden auch die Perikarya der afferenten Fasern in einem Ganglion konzentriert, das zweigeteilt ist. Im Foramen jugulare liegt das Ganglion superius (= Ganglion jugulare). Etwas außerhalb findet sich das Ganglion inferius (= Ganglion nodosum).

Nervus accessorius (XI)

Der XI. Hirnnerv, *N. accessorius*, kann als eine rein motorische Abspaltung des N. vagus aufgefaßt werden. Er rekrutiert sich aus vielen Wurzelfasern, die das obere Rückenmark und den unteren Hirnstamm verlassen. Die Radices spinales schließen sich zusammen und steigen als gemeinsames Bündel durch das Foramen magnum auf. Hier legen sich die Radices craniales aus dem Hirnstamm an. Erstere bilden den R. externus, letztere den R. internus des N. accessorius, der über das Foramen jugulare dann das Schädelinnere verläßt. Der R. internus schließt sich bald dem N. vagus an. Der R. externus gelangt in den Halsbereich und innerviert zusammen mit Spinalnervenästen die Mm. sternocleidomastoideus und trapezius.

Nervus hypoglossus (XII)

Der XII. Hirnnerv, *N. hypoglossus*, ist eigentlich ein erster Spinalnerv, dessen sensorische Komponente in der Ontogenese sehr stark
zurückgebildet wurde. Sein Ursprung im Sulcus ventrolateralis des
Hirnstamms macht dies deutlich. Er rekrutiert sich aus Fasern, deren Austrittsstellen in kontinuierlicher Fortsetzung der Austrittsstellen der ventralen Wurzeln der Spinalnerven gelegen sind. Über
den *Canalis hypoglossi* verläßt er das Cavum cranii und zieht mit
den Rr. linguales zur Binnenmuskulatur der Zunge. Einzelne Fasern beteiligen sich direkt oder nach Bildung der *Ansa cervicalis
profunda* (zusammen mit Ästen aus dem Plexus cervicalis) an der
Innervation der infra- und suprahyalen Muskulatur.

Das vegetative Nervensystem benutzt Hirnnerven als Wegstrecke

Parasympathikus

Im Hirnstamm liegen die Kerngebiete des parasympathischen Nervensystems in den Nuclei oculomotorius accessorius, salivatorii superior und inferior und dorsalis nervi vagi.

Die präganglionären Fasern des *Nucleus accessorius oculomotorius Edinger-Westphal* legen sich dem N. oculomotorius an und ziehen mit diesem durch die Fissura orbitalis superior, folgen seinem
R. inferior und erreichen das *Ganglion ciliare*, das in der Orbita
zwischen N. opticus und M. rectus bulbi lateralis im Fettgewebe gelegen ist. Als *Nn. ciliares breves* treten die postganglionären Fasern
in den Bulbus oculi ein und innervieren die Mm. sphincter pupillae
und ciliaris.

Aus dem *Nucleus salivatorius superior* verlaufen die präganglionären Fasern mit dem N. facialis bis zum *Ganglion geniculi*. Dort
teilt sich das Bündel, und eine Portion zieht als *N. petrosus major*
durch den Hiatus canalis facialis unter der Dura an der Vorderkante
des Felsenbeins vorbei, passiert die Fibrocartilago basalis des Foramen lacerum und gelangt durch den Canalis pterygoideus vidii zum
Ganglion pterygopalatinum. Das Ganglion liegt in der Fossa pterygopalatina. Die postganglionären Fasern legen sich 1. dem N. zygomaticus des N. maxillaris und dem N. lacrimalis des N. ophthalmicus an, um die Tränendrüse zu erreichen, 2. den Rr. nasales des

N. maxillaris, um die Glandulae nasales zu innervieren und 3. den Nn. palatini auf dem Weg zu den Glandulae palatinae.

Eine zweite Portion der parasympathischen präganglionären Fasern folgt dem N. facialis in den Canalis facialis und schert von dort mit der Chorda tympani aus, um dann nach Passage des N. lingualis das *Ganglion submandibulare* zu erreichen, das zwischen N. lingualis und Glandula submandibularis gelegen ist. Efferente postganglionäre Fasern erreichen über den N. sublingualis die Glandula sublingualis bzw. direkt aus dem Ganglion die Glandula submandibularis.

Die präganglionären Fasern aus dem *Nucleus salivatorius inferior* ziehen mit dem N. glossopharyngeus bis zum Ganglion inferius (G. petrosum). Ein Teil strebt dann über den Canaliculus tympanicus als *N. petrosus minor* durch die Fissura sphenopetrosa zum *Ganglion oticum*, das zwischen N. mandibularis und M. tensor veli palatini nahe dem N. auriculotemporalis gelegen ist. Von dort erreichen die postganglionären Fasern über den N. auriculotemporalis die Glandula parotis. Ein zweiter Teil folgt weiter dem N. glossopharyngeus und innerviert letztlich das Glomus caroticum.

Aus dem *Nucleus dorsalis nervi vagi* ziehen die Fasern mit dem N. vagus am Ganglion inferius (G. nodosum) vorbei. Rr. cardiaci cervicales superior, medialis und inferior münden in den *Plexus cardiacus* für die Versorgung des Herzens. Eigenständige Rr. pericardiaci innervieren den Herzbeutel. Rr. tracheales und bronchiales ziehen in den *Plexus pulmonalis* für die Lungeninnervation. Rr. oesophagei bauen den *Plexus oesophageus* der Speiseröhre auf. Rr. coeliaci bilden den *Plexus coeliacus*. Schließlich werden die *Plexus gastrici anterior* und *posterior* sowie der *Plexus solaris* von parasympathischen Vagusfasern gebildet.

Der Verlauf parasympathischer Fasern aus dem Rückenmark heraus ist in Kap. 18 dargestellt.

Sympathikus

Sympathische Fasern gelangen als postganglionäre Fortsätze aus dem *Ganglion cervicale superius* über den *Plexus caroticus*, der die A. carotis interna bei ihren Durchtritt durch den Canalis caroticus begleitet, in das Schädelinnere. In ihrem weiteren Verlauf haben sie die Tendenz, den Blutgefäßen zu folgen. Sie können sich aber auch anderen Nerven anlegen. Mit dem N. oculomotorius gelangen sie als *Nn. ciliares longi* über das Ganglion ciliare v.a. zum M. dilatator pupillae. Der N. facialis und das Ganglion pterygopalatinum dienen als Wegstrecke der sympathischen Fasern für die Glandula lacrimalis bzw. am Ganglion submandibulare vorbei zu den Glandulae submandibularis und sublingualis. Mit dem N. glossopharyngeus ziehen sympathische Fasern am Ganglion oticum vorbei und durch dieses hindurch zur Glandula parotidea.

Im Rumpfbereich bilden die präganglionären sympathischen Fasern z. T. große eigene Nerven wie die *Nn. splanchnici* (s. Kap. 18).

Die Nervi spinales bilden das periphere Nervensystem des Rumpfes und der Extremitäten

Während die Hirnnerven die Versorgung der Peripherie im Bereich des Kopfes übernehmen, sind die Nervi spinales für die gleiche Aufgabe im Rumpf- und Extremitätenbereich zuständig. Ein *N. spinalis* bildet sich durch die Vereinigung der *Radices dorsalis* und *ventralis*, die im Foramen intervertebrale erfolgt. Jenseits der Vereinigung teilt sich jeder Spinalnerv sofort in mehrere Äste auf. Ein kleiner *R. meningeus* zieht zurück zu den Rückenmarkshäuten. Die *Rr. communicantes* stellen als Teil des vegetativen Nervensystems die Verbindung zum Truncus sympathicus her (s. Kap. 18). Die Rumpfwand wird über die *Rr. dorsales* und *ventrales* erreicht. Die Rr. dorsales versorgen mit motorischen Fasern die autochthone Rückenmuskulatur. Die sensorischen Fasern führen Informationen aus der darüber liegenden Haut zum Rückenmark. Das weitaus größte Kontingent an Fasern stellen die Rr. ventrales, deren Ziel die übrige Rumpfwand mit den Extremitäten ist. Auf dem Weg zur Peripherie kommt es regelmäßig zu einer starken Durchflechtung der Rr. ventrales der segmentalen N. spinales (Abb. 4.3). Es bilden sich so die Plexus cervicalis, brachialis, lumbalis, sacralis, pudendus und coccygeus.

Periphere oder radikuläre Hautinnervation spiegeln die meist mehrere Segmente umfassende Gliederung der peripheren Nerven oder die segmentale Gliederung der Nn. spinales und Dermatome wider (Abb. 4.4 a, b).

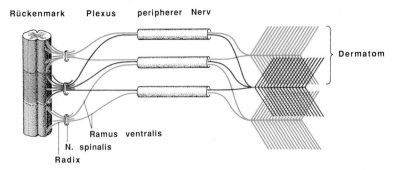

Rückenmark   Plexus   peripherer Nerv

Dermatom

Ramus ventralis

N. spinalis

Radix

Abb. 4.3. Plexusbildung, periphere und radikuläre Innervation. Die dorsalen und ventralen Wurzelfasern eines Rückenmarkssegments werden zu einem Nervus spinalis zusammengefaßt. Die dorsalen Wurzelfasern versorgen ein Dermatom (radikuläre Innervation); ein peripherer Nerv entsteht durch Plexusbildung der Rr. ventrales mehrerer Nn. spinales und enthält daher Fasern mehrerer Rückenmarkssegmente. Er versorgt dementsprechend mehrere Dermatome (periphere Innervation). Man beachte die breite, aber nicht vollständige Überlappung der Dermatome. Ein Rückenmarksegment und die dazugehörigen Nervenfasern sind durch jeweils eine Farbe markiert.

Die Nervi spinales C_1–C_4 und der Plexus cervicalis versorgen die Halsregion

Von den dorsalen Spinalnervenästen der Segmente 1–4 hat der erste als **N. suboccipitalis** eine Sonderstellung, weil er oft nur aus motorischen Fasern besteht. Er innerviert die autochthone Rückenmuskulatur (Mm. recti capitis posterior major und minor; Mm. obliqui capitis superior und inferior). Die Rr. dorsales der Segmente C_2 und C_3 sind als *Nn. occipitales major* und *tertius* Hautnerven für Hinterkopf und Nacken. Der R. dorsalis des Segmentes C_4 entsendet ein mediales und laterales Ästchen für kraniale Anteile des medialen und lateralen Traktes der autochthonen Rückenmuskulatur und der darüber liegenden Haut.

Die Rr. ventrales von C_1 bis C_4 bilden den **Plexus cervicalis**. Aus ihm gehen als sensorische Nerven die *N. occipitalis minor* für die Hinterkopfregion, der *N. auricularis magnus* für die Ohrregion, der *N. transversus colli* mit den Rr. superior und inferior für die Ventralfläche des Halses und die Fasern der *Ansa cervicalis superfi-*

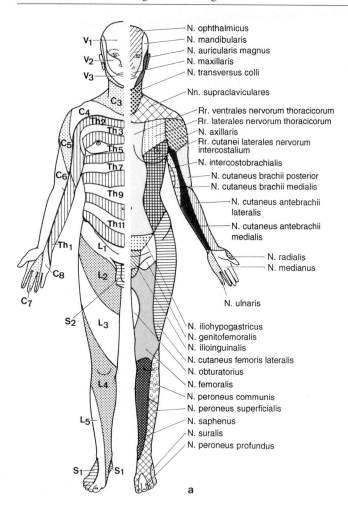

Abb. 4.4. a Radikuläre Innervation (Dermatome links) und periphere Innervation (rechts) der Haut; Ventralansicht.

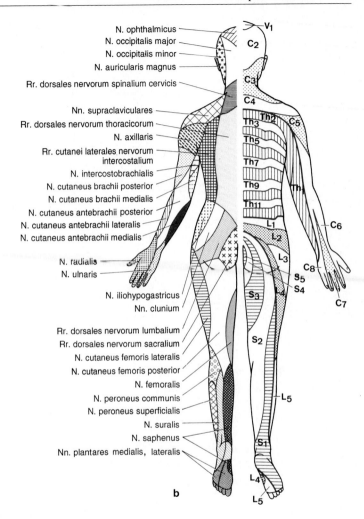

N. ophthalmicus
N. occipitalis major
N. occipitalis minor
N. auricularis magnus
Rr. dorsales nervorum spinalium cervicis

Nn. supraclaviculares
Rr. dorsales nervorum thoracicorum
N. axillaris
Rr. cutanei laterales nervorum intercostalium
N. intercostobrachialis
N. cutaneus brachii posterior
N. cutaneus brachii medialis
N. cutaneus antebrachii posterior
N. cutaneus antebrachii lateralis
N. cutaneus antebrachii medialis

N. radialis
N. ulnaris

N. iliohypogastricus
Nn. clunium

Rr. dorsales nervorum lumbalium
Rr. dorsales nervorum sacralium
N. cutaneus femoris lateralis
N. cutaneus femoris posterior
N. femoralis
N. peroneus communis
N. peroneus superficialis
N. suralis
N. saphenus
Nn. plantares medialis, lateralis

V₁
C₂
C₃
C₄
C₅
Th₂ Th₃ Th₅ Th₇ Th₉ Th₁₁
Th₁
L₁ L₂ L₃ L₄ L₅
C₆
C₈
C₇
S₅ S₄ S₃ S₂ S₁
b

b Radikuläre Innervation (Dermatome *rechts*) und periphere Innervation *(links)* der Haut; Dorsalansicht.

cialis sowie die *Nn. supraclaviculares* hervor, die unter dem Platysma zur Haut über der Clavicula verlaufen. Die motorischen Fasern aus dem Plexus versorgen die Mm. longi colli und capitis, recti capitis anterior und lateralis, intertransversarii anteriores cervicales sowie die Mm. scalenus und levator scapulae. Aus den Segmenten C_2 und C_3 rekrutieren sich die Fasern, die als *Ansa cervicalis profunda* infra- und suprahyale Muskeln innervieren. Schließlich ist der *N. phrenicus* mit Fasern aus C_4 (C_3–C_5) eine motorische Abzweigung des Plexus cervicalis. Er zieht auf dem M. scalenus anterior abwärts, kommt zwischen A. und V. subclavia in den Brustraum, um dann durch das Mediastinum absteigend das Zwerchfell zu erreichen.

> **Klinik**
>
> Das eigenartige Verhalten des N. phrenicus erklärt sich daraus, daß das Diaphragma aus Muskelanlagen stammt, die dem Hals zuzuordnen sind. Im Laufe der Ontogenese steigen sie ab und ziehen ihre nervöse Versorgung mit in die Tiefe. Eine Lähmung des Zwerchfells durch eine Schädigung des N. phrenicus kann zu einer lebensbedrohlichen Behinderung der Atmung führen.

Die Nervi spinales C_5–Th_1 und der Plexus brachialis versorgen die obere Extremität

Die Rr. dorsales dieser Segmente beteiligen sich an der Innervation des M. erector spinae (motorisch) und der darüber liegenden Haut (sensorisch). Die ventralen Äste bilden den Plexus brachialis (Tabelle 4.2, Abb. 4.5). Als kurze Äste entspringen aus dem Plexus in der *Pars supraclavicularis* im Bereich des seitlichen Halsdreiecks die *Nn. dorsalis scapulae, thoracicus longus, subclavius* und *suprascapularis*. Aus der *Pars infraclavicularis* kommen hinzu die *Nn. subscapularis, pectorales medialis* und *lateralis* und *thoracodorsalis*.

Ziel des *N. dorsalis scapulae* (C_3–C_5) sind die Mm. scalenus medius, den er durchbohrt, levator scapulae und rhomboidei major und minor, die er vom medialen Schulterblattrand aus erreicht.

Der *N. thoracicus longus* (C_5–C_8) passiert den M. scalenus medius, zieht über die 1. Rippe und erreicht den M. serratus anterior.

Tabelle 4.2: Plexus brachialis mit seiner Peripherie.

Pars supraclavicularis

N. dorsalis scapulae	Mm. scalenus medius, levator scapulae, rhomboidei
N. thoracicus longus	M. serratus anterior
N. subclavius	M. subclavius
N. suprascapularis	Mm. supra- et infraspinatus

Pars infraclavicularis
Kurze Äste (Schultergürtel)
– ventrale Äste zu den Flexoren

N. pectoralis medialis und lateralis	Mm. pectorales

– dorsale Äste zu den Extensoren

N. subscapularis	Mm. subscapularis, teres major
N. thoracodorsalis	M. latissimus dorsi, (teres major)

Lange Äste (obere Extremität)
– ventrale Äste zum Arm
– – aus Fasciculus lateralis

N. musculocutaneus	
R. coracobrachialis	M. coracobrachialis
R. periostalis humeri	Periost Humerus Vorderfläche
R. diaphysarius	in Humerus
R. muscularis	M. biceps brachii
R. muscularis	M. brachialis
R. articularis cubiti	Ellenbogengelenk
N. cutaneus antebrachii lateralis	Haut Radialseite Unterarm
Radix lateralis nervi mediani	

– – aus Fasciculus medialis

N. cutaneus brachii medialis	Haut Medialseite Oberarm
N. cutaneus antebrachii medialis	Haut Unterarm bis Handwurzel palmar und ulnar
Radix medialis nervi mediani	
N. medianus	
R. collateralis	M. brachialis
R. articularis cubiti	Ellenbogengelenk
R. muscularis proximalis	M. pronator teres (Caput humerale, proximaler Teil)
R. muscularis	Mm. flexor digitorum superficialis, palmaris longus
R. muscularis	M. pronator teres (Caput humerale, distaler Teil, Caput ulnare)
R. muscularis	M. flexor carpi radialis

Tabelle 4.2: Fortsetzung

R. muscularis	M. flexor digitorum superficialis III–V
N. interosseus antebrachii anterior	Mm. flexor digitorum profundus II–III, flexor pollicis longus, pronator quadratus
	Membrana interossea, Markhöhle Ulna und Radius, Handgelenk, Periost Handwurzelknochen
R. muscularis	M. flexor digitorum (I) superficialis
R. palmaris n. mediani	Haut über Handwurzel, Daumenballen, laterale Hohlhand
R. terminalis radialis	
R. muscularis	Mm. abductor pollicis brevis (Caput superficiale), flexor pollicis brevis, opponens
N. digitalis palmaris pollicis radialis	Daumen, palmar, radiale Hälfte
Nn. digitales palmares communes	M. lumbricalis I, II, (III)
Nn. digitales palmares proprii	Haut der 3 1/2 radialen Finger
N. ulnaris	
R. articularis cubiti	Ellenbogengelenk, Periost Humerus Epicondylus ulnaris
R. muscularis	Mm. flexor carpi ulnaris,
R. muscularis	M. flexor digitorum profundus III–V
R. dorsalis n. ulnaris	Haut Handrücken
Nn. digitales dorsalis	Haut 4. und 5. Finger, ulnare Hälfte 3. Finger
R. palmaris n. ulnaris	Haut Unterarm bis Kleinfingerballen
R. superficialis n. ulnaris	M. palmaris brevis
N. digitalis palmaris proprius	Haut des ulnaren Kleinfingers
N. digitalis palmaris communis	
Nn. digitales palmares proprii	Haut 4. und 5. Finger einander zugewendete palmare Seitenflächen, dorsal deren Mittel- und Endphalangen
R. profundus n. ulnaris	Mm. abductor digiti minimi, flexor digiti minimi, opponens digiti minimi, Mm. interossei palmares und dorsales, Mm. lumbricales III et IV, Mm. adductor pollicis, flexor pollicis brevis (Caput profundum)

– dorsale Äste zum Arm
– – aus Fasciculus posterior

Tabelle 4.2: Fortsetzung

N. radialis	
R. articularis humeri	Schultergelenk
N. cutaneus brachii lateralis inferior	Haut dorsolaterale Seite des Oberarms
N. cutaneus brachii posterior	Haut distale Hälfte Oberarm
N. cutaneus antebrachii dorsalis (posterior)	Haut vom lateralen Rand des M. deltoideus bis Mitte Rückseite Unterarms
R. muscularis	M. triceps brachii, Caput longum
R. muscularis	M. triceps brachii, Caput mediale
R. muscularis	Mm. triceps brachii (Caput laterale, radiale Hälfte)
R. collateralis ulnaris n. radialis	M. triceps brachii (Caput laterale, mediale Hälfte), Ästchen zum Ellenbogengelenk
R. muscularis	M. brachialis
R. muscularis	M. brachioradialis Ellenbogengelenk
R. muscularis	M. extensor carpi radialis longus
R. superficialis	
Nn. digitales dorsales	Haut 1., 2., radiale Hälfte 3. Finger bis Grundglied, Daumen auch Endglied
R. profundus	Ellbogengelenk, Periost Radiusköpfchen
R. muscularis	M. anconeus
R. muscularis	M. extensor carpi radialis brevis
R. muscularis	M. supinator
R. muscularis	Mm. extensor digitorum communis, extensor digiti minimi
R. muscularis	M. extensor carpi ulnaris
R. muscularis	Mm. abductor pollicis longus, extensor pollicis brevis
R. muscularis	Mm. extensor pollicis longus, extensor indicis
N. interosseus (antebrachii) posterior	Periost Dorsalseite Ulna und Radius, Handgelenk, radiale Hälfte Handwurzelrücken, Metacarpophalangealgelenke 1–4
N. axillaris (Rr. ventralis und dorsalis)	
R. subscapularis	M. subscapularis (laterale, untere Portion)
R. muscularis	M. teres minor
N. cutaneus brachii lateralis superior	Haut Schulter Oberarm oben außen
Rr. deltoidei	M. deltoideus
R. articularis	Schultergelenkkapsel
R. intertubercularis	Periost proximaler Humerus

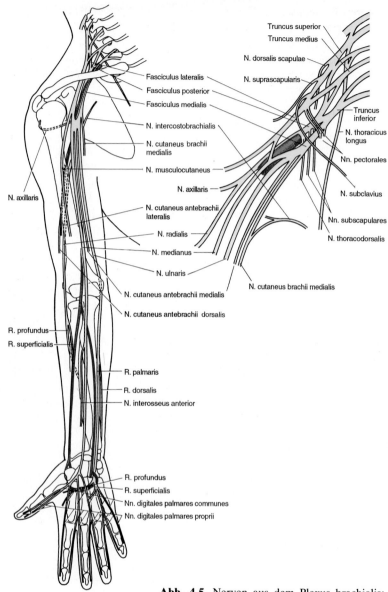

Abb. 4.5. Nerven aus dem Plexus brachialis; (Nach Rauber/Kopsch.)

Der *N. subclavius* (C_5) zieht über den unteren Teil des M. scalenus anterior zum M. subclavius. Regelmäßig besteht eine Verbindung zum N. phrenicus.

Der *N. suprascapularis* (C_5, C_6) zieht zunächst längs des M. omohyoideus, dann durch die Incisura scapulae (unter dem Lig. transversum) auf die Dorsalseite der Scapula und innerviert die beiden Mm. supraspinatus und infraspinatus.

Die *Nn. pectorales* (C_5–C_8) orientieren sich im Verlauf an der A. thoracoacromialis, durchstoßen die Fascia coracocleidopectoralis und gelangen von unten an die gleichnamigen Muskeln.

Der *N. subscapularis* (C_5–C_8) innerviert die Mm. subscapularis und teres major. Vorher spaltet sich der *N. thoracodorsalis* ab, dessen Ziel der M. latissimus dorsi ist.

Alle übrigen Nervenfasern aus dem Plexus brachialis werden in *Truncus* und *Fasciculi* gebündelt, bevor sie weiter in die Peripherie ziehen. Die Segmente C_5 und C_6 bilden den *Truncus superior*, das Segment C_7 den *Truncus medius* und die Segmente C_8 und Th_1 den *Truncus inferior*. Diese drei Stämme liegen in der Lücke zwischen den Mm. scaleni anterior und medius *(Scalenuslücke)*. Aus den Trunci superior und medius geht der *Fasciculus lateralis*, aus allen drei Trunci der *Fasciculus posterior* und aus dem Truncus inferior der *Fasciculus medialis* hervor. Die Bündel liegen in der Achselhöhle, ihre topographische Kennzeichnung bezieht sich auf die Lage um die A. axillaris herum. Die Fasciculi ihrerseits entlassen einzelne Nervenstränge.

Aus dem *Fasciculus posterior* geht zunächst der *N. axillaris* ab, der durch die *laterale Achsellücke* an die Dorsalseite des Oberarms zieht und die Mm. deltoideus und teres minor erreicht. Als *N. cutaneus brachii radialis* (= lateralis superior) spaltet sich ein Hautnerv für das Gebiet über dem M. deltoideus ab.

Der größte Nervenast aus dem Fasciculus posterior ist der *N. radialis*. In der Achselhöhle findet er sich dorsal der A. axillaris und zieht dann an die Dorsalseite des Humerus. Er verläuft schließlich zwischen Caput laterale und Caput mediale des M. triceps brachii armabwärts.

Klinik

Der N. radialis liegt hier direkt auf dem Oberarmknochen. Bei Frakturen des Humerus kann es zu Läsionen des Nerven mit entsprechenden Paresen kommen. Bei Pronation im Unterarm ist ein Anheben der Hand nicht möglich; sie fällt schlaff nach unten (*Fallhand*).

Unter dem M. teres major tritt der Nerv auf die Dorsalseite des Armes, kreuzt auf halber Höhe des Humerus nach lateral und innerviert die Mm. triceps brachii, anconeus, brachioradialis und extensor carpi radialis longus. Dann durchstößt er das Septum intermusculare radiale und liegt jetzt auf der Beugeseite des Arms. Dort folgt er dem Verlauf des M. brachioradialis. Als motorischer Nerv, R. profundus, versorgt er von dort aus alle Extensoren des Unterarms. Daneben gibt der N. radialis drei Hautäste ab. Der *N. cutaneus brachii posterior* innerviert die dorsolaterale Seite des Oberarms. Der *N. cutaneus antebrachii posterior* zieht auf die Dorsalseite des Unterarms. Der R. superficialis reicht mit den *Nn. digitales dorsales* bis auf die Dorsalseite des Daumens, des Zeigefingers und des Mittelfingers.

Der *Fasciculus lateralis* gibt zunächst den **N. musculocutaneus** ab, der den M. coracobrachialis durchbohrt, nachdem Äste zur Innervation dieses Muskels abgegeben wurden. Danach liegt er zwischen M. biceps und M. brachialis, in die hinein er sich weiter aufspaltet. Als *N. cutaneus antebrachii lateralis* innerviert er die Haut auf der radialen Seite des Unterarms.

Der verbleibende, größere Teil des Fasciculus bildet die laterale Wurzel des **N. medianus**. Unterhalb des M. pectoralis minor vereinigt sich die laterale mit der medianen Wurzel, die dem Fasciculus medialis entstammt. Zwischen M. biceps und M. brachialis verläuft der Nerv im Sulcus bicipitalis ulnaris vor dem N. ulnaris. In der Ellenbeuge wird der M. pronator teres durchquert. Zwischen den Mm. flexor digitorum superficialis und profundus verlaufend erreicht der N. medianus die Palmarfläche der Hand. Im Bereich des Unterarms werden die Mm. pronator teres, flexor digitorum profundus II–III, flexor digitorum superficialis, flexor carpi radialis und der M. palmaris longus innerviert. Diese Nervenstraße setzt sich als *N. interosseus (antebrachii) anterior* fort.

Im Bereich der Hand werden die Daumenmuskeln Mm. abductor pollicis brevis, opponens pollicis und flexor pollicis brevis, caput superficiale, erreicht. Weiter werden die Mm. lumbricales I und II durch den N. medianus aktiviert. Sensorische Fasern versorgen die Haut auf der Palmarseite des Daumens und der ersten drei Finger.

> **Klinik**
>
> Bei Ausfall des N. medianus können Daumen, Zeige- und Mittelfinger nicht mehr flektiert werden. Bei dem Versuch, eine Faust zu machen, ergibt sich das Bild der „Schwurhand".

Der verbleibende Teil des Fasciculus medialis bildet im wesentlichen den *N. ulnaris.* Vorher werden allerdings zwei Hautnervenäste abgegeben: Der *N. cutaneus brachii medialis* versorgt die Medialseite des Oberarms und entsendet über den *N. intercostobrachialis* Fasern zum Rumpf, die sich dort mit dem N. intercostalis verbinden. Der *N. cutaneus antebrachii medialis* zieht mit zwei Ästen (Rr. anterior und ulnaris) auf den Unterarm.

Der *N. ulnaris* (C_7–Th_1) verläuft hinter dem Septum intermusculare laterale dorsal des Epicondylus lateralis („Musikantenknochen"). Hier ist er besonders druckempfindlich. Er folgt dann dem Verlauf des M. flexor ulnaris. Auf die Hand gelangt er oberhalb des Karpaltunnels. Im Bereich des Unterarms werden die Mm. flexor carpi ulnaris und flexor digitorum profundus IV und V innerviert. Im Bereich der Hand sind es der M. palmaris brevis und die Mm. abductor digiti minimi, flexor digiti minimi brevis und opponens digiti minimi. Er strahlt dann auch auf die Radialseite der Hand über und versorgt die Mm. flexor pollicis brevis (caput profundum) und adductur pollicis des Daumens. Weiter innerviert er alle Mm. interossei sowie die Mm. lumbricales III und IV.

> **Klinik**
>
> Ein Ulnarislähmung führt zur „Krallenhand": Die Mm. interossei können nicht aktiviert werden, und es unterbleibt die Beugung im Grundgelenk der Finger sowie die Streckung im Endgelenk. Die Antagonisten überwiegen und führen zu dem typischen Bild. Gleichzeitig ist es nicht möglich, Daumen und Kleinfinger auf einanderzuzuführen, da die jeweiligen Adduktoren ausgefallen sind.

Sensorisch versorgt der N. ulnaris die Palmarseite des Ringfingers und des Kleinfingers sowie die Dorsalseite von Mittel-, Ring- und Kleinfinger.

Die Nervi spinales Th$_2$–Th$_{12}$ ziehen in die Rumpfwand

Die *Nn. thoracici* versorgen mit ihren dorsalen Ästen den größten Teil des M. erector spinae und die darüberliegende Haut. Die ventralen Äste gehen keine Plexusbildung ein und zeigen so am klarsten die Metamerie des Rumpfes. Die motorischen Anteile innervieren die Mm. serrati posteriores superior und inferior sowie die Mm. levatores costarum. Hinzu kommen die Mm. intercostales externi und interni und die Mm. subcostales. Als Nn. intercostales dehnen sich die segmentalen Nervenäste bis zur Mittellinie des Rumpfes aus und geben Hautnervenäste ab. Tabelle 4.3 gibt einen Überblick über die segmentale Zuordnung der Interkostalnerven zur Peripherie.

Tabelle 4.3: Spinalnerven der thorakalen Segmente und ihre Peripherie

Muskeln	Thorakale Rückenmarkssegmente											
	1	2	3	4	5	6	7	8	9	10	11	12
M. transversus thoracis		x	x	x	x	x						
Mm. subcostales					x	x	x	x	x	x	x	x
Mm. intercostales int. et ext.	x	x	x	x	x	x	x	x	x	x	x	
Mm. levatores costarum	x	x	x	x	x	x	x	x	x	x	x	
M. serratus posterior superior	x	x	x	x								
M. serratus posterior inferior									x	x	x	
M. transversus abdominis					x	x	x	x	x	x	x	x
M. obliquus abdominis internus								x	x	x	x	x
M. obliquus abdominis externus					x	x	x	x	x	x	x	x
M. rectus abdominis					x	x	x	x	x	x	x	x
(M. pyramidalis)											x	x
M. quadratus lumborum												x

Die Nervi spinales L_1–L_4 und der Plexus lumbalis versorgen Teile der unteren Extremität

Die Rr. dorsales der Segmente L_1–L_4 beteiligen sich an der Innervation des M. erector spinae, wobei die Rr. laterales mit ihren sensorischen Anteilen als Nn. clunium superiores sich über den M. gluteus maximus hinweg ausdehnen. Die Rr. ventrales bilden den Plexus lumbalis (Tabelle 4.4, Abb. 4.6), aus dem in der Rumpfwand die Mm. quadratus lumborum (unter Beteiligung von Fasern aus Th_{12}), intercostales lumbales und iliopsoas direkt innerviert werden. Der *N. iliohypogastricus* (Th_{12}–L_1) durchstößt den M. iliopsoas, und der *N. ilioinguinalis* (Th_{12}, L_1) liegt zwischen Niere und M. quadratus lumborum. Beide beteiligen sich an der Innervation der Bauchmuskeln. Der erstere entsendet darüber hinaus Rr. cutanei laterales und anterior zur Bauchhaut. Der letztere schickt sensorische Fasern durch den Canalis inguinalis, die als Nn. scrotales bzw. labiales anteriores die Haut der Genitalregion versorgen. Der *N. genitofemoralis* zieht durch und dann auf dem M. psoas. Er ist vornehmlich ein Hautnerv, der mit einem R. genitalis durch den Annulus superficialis canalis inguinalis zur Haut von Scrotum bzw. Labien zieht. Im männlichen Geschlecht laufen auch motorische Fasern zum M. cremaster. Der R. femoralis zieht auf die Innenseite des Oberschenkels. Schließlich ist an kleineren Nerven aus dem Plexus der *N. cutaneus femoris lateralis* aufzuführen, der den Oberschenkel erreicht.

Als stärkster Nerv entsteht der *N. femoralis* (L_2–L_4) aus dem Plexus lumbalis. Er liegt zunächst hinter dem M. iliopsoas, folgt dann dessen lateralem Rand, stößt durch die Lacuna musculorum und innerviert den M. quadriceps femoris, den M. sartorius und z. T. den M. pectineus. Gleichzeitig gibt er Rr. cutanei anteriores zur Haut ab. Als *N. saphenus* setzt er sich dann durch den Canalis adductorius auf den Unterschenkel fort und bildet dort die beiden Hautnervenäste Rr. cutanei cruris mediales und R. infrapatellaris.

Schließlich entstammt der *N. obturatorius* (L_2–L_4) dem Plexus lumbalis. Unter dem M. psoas und hinter der A. iliaca interna zieht er in den Canalis obturatorius. Sein Zielgebiet sind die Adduktoren (Mm. adductores magnus, brevis, longus und M. gracilis) sowie der M. obturator externus. Ein R. cutaneus durchbohrt die Faszie und beteiligt sich an der Innervation der Haut des Oberschenkels.

Tabelle 4.4: Plexus lumbalis mit seiner Peripherie

Rr. musculares	Mm. intertransversarii, quadratus lumborum, psoas major und minor
N. iliohypogastricus	
R. cutaneus lateralis	Haut der Hüfte
Rr. musculares	Mm. obliquus internus, transversus abdominis
R. cutaneus anterior	Haut der Leistenbeuge
N. ilioinguinalis	
Rr. musculares	Mm. transversus und obliquus internus abdominis
Nn. scrotales (labiales) anteriores	Haut des Scrotums (der Labien)
N. genitofemoralis	
R. femoralis	Haut der Leistenbeuge
R. genitalis	M. cremaster, Skrotalhaut, Labialhaut
N. cutaneus femoris lat.	Haut des Oberschenkels, lateral und mediolateral bis Knie
N. obturatorius	
R. muscularis	M. obturator externus
R. anterior:	
R. muscularis	M. pectineus (unregelmäßig)
R. muscularis	M. adductor brevis
R. muscularis	M. adductor longus
R. muscularis	M. gracilis
R. cutaneus	Haut Innenseite Oberschenkel
R. muscularis	M. adductor magnus
R. posterior:	
R. articularis	Rückseite Kniegelenk
R. articularis coxae	Hüftgelenk
Rr. diaphysarius	Periost Rückseite Femur, Markhöhle
N. femoralis	
Rr. musculares	Mm. psoas, iliacus
R. articularis coxae	Hüftgelenk
R. muscularis	M. pectineus
N. arteriae femoralis proprius	A. femoralis
Rr. cutanei femoris anteriores	Haut Oberschenkel, Vorderseite
Rr. musculares	M. sartorius
R. muscularis	M. rectus femoris
R. muscularis	M. vastus lateralis
R. muscularis	M. vastus intermedius
R. muscularis	M. vastus medialis
R. muscularis	M. articularis genu
N. saphenus	
R. infrapatellaris	Haut des Knies medial und vorn
Rr. cutanei cruris medialis	Haut Innenseite Unterschenkel

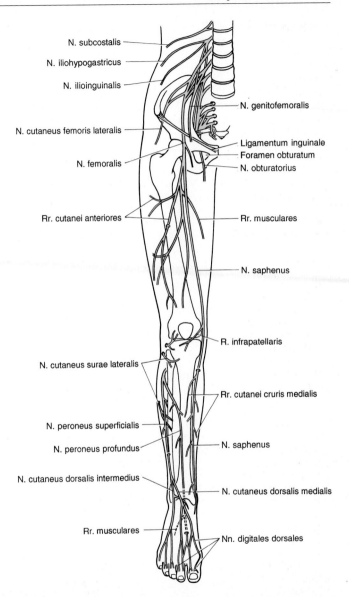

N. subcostalis

N. iliohypogastricus

N. ilioinguinalis

N. genitofemoralis

N. cutaneus femoris lateralis

Ligamentum inguinale

Foramen obturatum

N. femoralis

N. obturatorius

Rr. cutanei anteriores

Rr. musculares

N. saphenus

R. infrapatellaris

N. cutaneus surae lateralis

Rr. cutanei cruris medialis

N. peroneus superficialis

N. peroneus profundus

N. saphenus

N. cutaneus dorsalis intermedius

N. cutaneus dorsalis medialis

Rr. musculares

Nn. digitales dorsales

Abb. 4.6. Nerven aus dem Plexus lumbalis. (Nach Rauber/Kopsch.)

Die Nervi spinales und der Plexus sacralis (L_4) L_5, S_1–S_3 (S_4) versorgen Oberschenkel, Unterschenkel und Fuß

Die Rr. dorsales aus diesen Segmenten versorgen als *Nn. clunium mediales* die Haut der unteren Glutealregion. Die Rr. ventrales bilden den Plexus sacralis (Tabelle 4.5, Abb. 4.7). Daraus gehen als kleinere Nerven der sensorische *N. cutaneus femoris dorsalis* mit den Rr. perineales und die *Nn. clunium inferiores*, der *N. gluteus inferior* für die Versorgung des M. gluteus maximus, der *N. gluteus superior* für die Mm. glutei medius und minimus und den M. tensor fasciae latae sowie die Nervenäste zu den Mm. piriformis, gemelli und obturatorius internus hervor.

> **Klinik**
>
> Ein Ausfall des N. gluteus superior, z.B. hervorgerufen durch fehlerhafte Injektionen in die Glutäalregion, führt zum Abkippen des Beckens (Trendelenburg-Zeichen), weil vor allem der stärkste Abduktor im Hüftgelenk, M. gluteus medius, nicht aktiviert werden kann.

Als große Nerven entstammen der *N. tibialis* und der *N. peroneus communis* dem Plexus sacralis. Beide zusammen bilden anfänglich den *N. ischiadicus*. Diese Einheit ist nur durch eine bindegewebige Hülle gegeben, in deren Innerem allerdings die beiden Faserbündel bereits getrennt sind. Zumeist oberhalb der Kniekehle, manchmal aber auch schon höher, wird die Trennung auch makroskopisch sichtbar.

Der *N. ischiadicus* (L_4–S_3) verläßt das Becken durch das Foramen ischiadicum majus unterhalb des M. piriformis (infrapiriforme Abteilung). Unter dem M. gluteus maximus und auf dem M. obturatorius internus kommt er zum M. adductor magnus, dem er bis zur Kniekehle folgt. In diesem Verlauf hat er Fasern für die Mm. quadratus femoris, biceps femoris (Caput longum), semitendinosus, semimembranosus und einen Teil des M. adductor magnus abgegeben.

> **Klinik**
>
> Die Wurzeln des N. ischiadicus sind bei einem Vorfall der Bandscheiben im Lumbalbereich gefährdet. Im Extremfall kann er so stark gequetscht werden, daß die motorischen Funktionen des Beins fast völlig und die Hautsensibilität des Unterschenkels weitgehend fehlen.

Tabelle 4.5: Plexus sacralis mit seiner Peripherie

N. musculi piriformis	M. piriformis
N. musculi obturatoris interni	Mm. obturator internus, gemellus superior, inferior
N. musculi quadratus femoris	Mm. quadratus femoris
N. gluteus superior	Mm. gluteus medius, minimus, tensor fasciae latae
N. gluteus inferior	M. gluteus maximus
N. cutaneus femoris posterior	Haut Rückseite Oberschenkel, Endäste bis Unterschenkel
Nn. clunium inferiores	Haut Gesäß
Rr. perineales	Haut Damm, Skrotum, Labien, dorsaler Oberschenkel
N. ischiadicus	
R. muscularis	M. quadratus femoris
R. articularis coxae	Hüftgelenk
R. muscularis	Mm. obturator internus, gemelli superior und inferior
R. muscularis	M. semitendinosus,
R. muscularis	Mm. semimembranosus, adductor magnus,
R. muscularis	M. biceps femoris
Rr. articulares genus	Kniegelenk
N. peroneus (fibularis) communis	
R. articularis genus	Kniegelenk
N. cutaneus surae lateralis	laterale Wadenhaut bis Malleolus lateralis
R. communicans mit N. cutaneus surae medialis → N. suralis	
N. cutaneus dorsalis lateralis	dorsolateraler Rand 5. Zehe
N. peroneus superficialis	
R. muscularis	M. peroneus longus
R. muscularis	M. peroneus brevis
N. cutaneus dorsi pedis medius	Haut Oberseite Fuß
N. cutaneus dorsalis medialis	
N. cutaneus dorsalis intermedius	
Nn. digitales dorsalis pedis	Haut Oberseite Zehen
N. peroneus profundus	
R. muscularis	M. tibialis anterior
R. muscularis	Mm. tibialis anterior (mittlerer Teil), extensor digitorum longus
R. muscularis	M. tibialis anterior (distaler Teil)
R. muscularis	M. extensor hallucis longus (oberer Teil)

Tabelle 4.5: Fortsetzung

R. muscularis	M. extensor hallucis longus (unterer Teil)
R. articularis talocruralis	oberes Sprunggelenk
R. muscularis	Mm. extensor digitorum brevis
Nn. digitales dorsales proprii	Haut, Zehen
N. tibialis	
N. cutaneus surae medialis	
Rr. calcanei laterales	Fersenhaut
N. cutaneus dorsalis lateralis	Haut lateraler Fußrand
R. muscularis	M. gastrocnemius (Caput mediale)
R. muscularis	Mm. gastrocnemius (Caput laterale), soleus (dorsaler Teil), popliteus
R. muscularis	M. plantaris
R. articularis genus	Kniegelenk
N. interosseus cruris	Tibiofibulargelenk
R. muscularis	M. soleus (ventraler Teil)
R. muscularis	M. tibialis posterior
R. muscularis	M. flexor digitorum longus
R. muscularis	M. flexor hallucis longus
R. articularis talocruralis	oberes Sprunggelenk
Rr. calcanei mediales	Haut Ferse, medialer Fußrand
N. plantaris medialis	
Rr. cutanei	Haut Fußsohle
Rr. musculares	Mm. abductor hallucis, flexor digitorum brevis, flexor hallucis brevis, lumbricales I und II
N. plantaris hallucis tibialis	Unterseite Großzehe
Nn. digitales plantares communes	Seite der drei ersten und der medialen Seite der vierten Zehe
N. plantaris lateralis	
Rr. musculares	Mm. abductor digiti minimi, quadratus plantae
R. profundus	Mm. interossei, adductor hallucis, flexor hallucis brevis (Caput laterale), lumbricales II–IV, opponens digiti minimi
R. superficialis	M. flexor digiti minimi brevis
N. digitalis plantaris communis IV	zugewandte Seiten 4., 5. Zehe
N. digitalis plantaris proprius V	Außenrand kleine Zehe

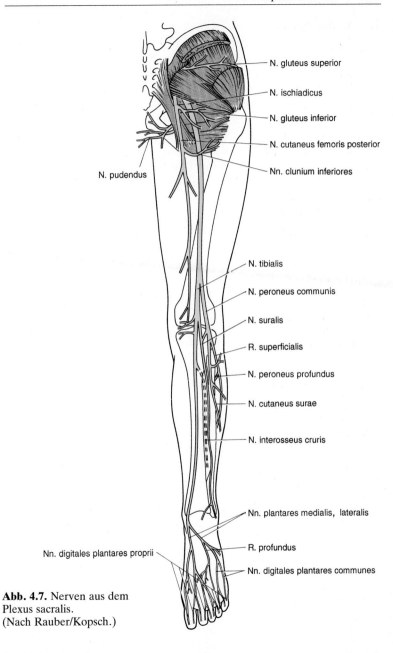

Abb. 4.7. Nerven aus dem
Plexus sacralis.
(Nach Rauber/Kopsch.)

Der *N. tibialis* (L_4–S_3) zweigt oberhalb der Kniekehle ab und gelangt unter den M. gastrocnemius. Er zieht dann durch den Arcus tendineus des M. soleus. Von hier aus versorgen motorische Fasern alle Flexoren des Unterschenkels. Gleichzeitig spalten sich sensorische Rr. calcanei mediales ab. Oberhalb des Retinaculum flexorum gliedert er sich in *Nn. plantares lateralis* und *medialis*.

Die Muskeläste des lateralen Teils innervieren die Mm. quadratus plantae und abductor digiti minimi. Über einen R. profundus werden die Mm. flexor digiti minimi und opponens digiti minimi erreicht, weiter die Mm. interossei und lumbricales III und IV sowie der M. adductor hallucis und der M. flexor hallucis brevis (Caput laterale).

Der mediale Nervenast innerviert die Mm. abductor hallucis, flexor digitorum brevis, flexor hallucis brevis (Caput mediale) und lumbricales I und II. Hautäste ziehen als R. superficialis des *N. plantaris lateralis* zur 4. und 5. Zehe und als *Nn. digitorum plantaris communis* zu den Zehen 1–4.

Vom N. tibialis spaltet sich unterhalb der Kniekehle den *N. interosseus cruris* ab und versorgt sensorisch Tibiofibulargelenk und Periost auf der Rückseite der Tibia.

Der *N. peroneus (= fibularis) communis* folgt der Sehne des M. biceps femoris und liegt in enger Nachbarschaft zur Fibula, um dann um das Collum fibulae herum auf die Vorderseite zu gelangen. Dabei gibt er einen R. communicans ab, der mit dem *N. cutaneus surae medialis* zusammengeht und den *N. suralis* bildet. Dann teilt sich der N. peroneus communis in den *N. peroneus superficialis* und den *N. peroneus profundus*.

Der *N. peroneus superficialis* innerviert die Mm. peronei longus und brevis und mit Nn. cutanei die Dorsalfläche des Fußes und der Zehen.

Der *N. peroneus profundus* entsendet Muskeläste zu den Extensoren. Im weiteren Verlauf beteiligt er sich als Hautnerv an der Innervation der Dorsalseite von erster und zweiter Zehe.

Eine Schädigung des N. peroneus profundus hat eine Lähmung aller Extensoren zur Folge. Um diesen Verlust auszugleichen, wird das Bein sehr stark angehoben, wobei die Fußspitze nach unten fällt und der Fuß in Supinationsstellung gerät („Steppergang"). Das Gegenteil tritt ein, wenn der N. tibialis so in Mitleidenschaft gezogen ist, daß die Flexoren inaktiv bleiben und die Extensoren überwiegen („Hackenfuß").

Plexus pudendus und Plexus coccygeus versorgen die Anogenitalregion

Die letzten sakralen Segmente und das (die) kokzygeale(n) Segment(e) bilden mit ihren ventralen Ästen kleinere Plexus, wobei im Ursprung eine Überschneidung mit den letzten Segmenten des Plexus sacralis gegeben sein kann. Aus den Segmenten S_2–S_4 rekrutiert sich der *N. pudendus*. Er zieht unterhalb des M. piriformis durch das Foramen ischiadicum majus, um dann in das Foramen ischiadicum minus einzutreten und in einer Faszienduplikatur der Faszie des M. obturator internus, dem *Canalis pudendalis Alcock*, in die Fossa ischiorectalis zu gelangen. Die *Nn. rectales inferiores* versorgen dann den M. sphincter ani externus und die Analhaut. Die *Nn. perineales* zweigen zur Versorgung der Muskeln und Haut des Damms ab und lassen die *Nn. scrotales posteriores* bzw. *labiales posteriores* für die Dorsalfläche des Scrotums bzw. die dorsalen Anteile der Labien aus sich hervorgehen. Dem *N. dorsalis penis* mit Ästchen zu M. transversus perinei profundus, M. sphincter urethrae und Corpus cavernosum penis sowie Fasern zur Versorgung der Haut des Penis und der Glans penis entspricht bei der Frau der *N. dorsalis clitoridis* für Schwellkörper und Klitorishaut.

Der *N. coccygeus* ist der letzte Spinalnerv. Er bildet mit seinem ventralen Ast die *Nn. anococcygei*, die die Haut zwischen Steißbeinspitze und Anus versorgen.

Teil II
Atlas

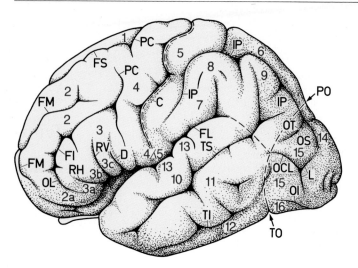

Abb. A.1. Lateralansicht der Hemisphäre mit Gyri und Sulci. *Gestrichelte Linien* markieren die Grenzen zwischen den Lobi frontalis, parietalis, occipitalis und temporalis.

1	Gyrus frontalis superior
2	Gyrus frontalis medius
2 a	Gyrus orbitalis lateralis
3	Gyrus frontalis inferior
3 a	Gyrus frontalis inferior, pars orbitalis
3 b	Gyrus frontalis inferior, pars triangularis
3 c	Gyrus frontalis inferior, pars opercularis
4	Gyrus precentralis
4/5	Gyrus subcentralis
5	Gyrus postcentralis
6	Gyrus parietalis superior
7	Gyrus parietalis inferior
8	Gyrus supramarginalis
9	Gyrus angularis
10	Gyrus temporalis superior
11	Gyrus temporalis medius
12	Gyrus temporalis inferior
13	Gyrus temporalis transversus
14	Gyrus occipitalis superior
15	Gyrus occipitalis lateralis (= medius)
16	Gyrus occipitalis inferior
C	Sulcus centralis
D	Sulcus diagonalis
FI	Sulcus frontalis inferior
FL	Fissura lateralis Sylvii
FM	Sulcus frontalis medius
FS	Sulcus frontalis superior
IP	Sulcus intraparietalis
L	Sulcus lunatus
OCL	Sulcus occipitalis lateralis (=medius)
OI	Sulcus occipitalis inferior
OL	Sulcus orbitalis lateralis
OS	Sulcus occipitalis superior
OT	Sulcus occipitalis transversus
PC	Sulcus precentralis
PO	Sulcus parieto-occipitalis
RH	Fissura lateralis, Ramus horizontalis
RV	Fissura lateralis, Ramus verticalis
TS	Sulcus temporalis superior
TI	Sulcus temporalis inferior
TO	Incisura temporo-occipitalis

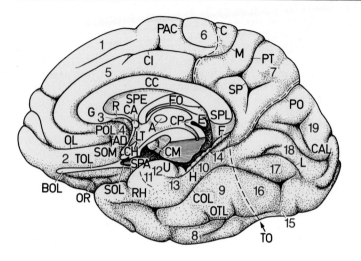

Abb. A.2. Medial- und Basalansicht der Hemisphäre von schräg unten. *Gestrichelte Linien* markieren die Grenzen zwischen den Lobi frontalis parietalis, occipitalis und temporalis.

1   Gyrus frontalis superior
2   Gyrus rectus
3   Gyrus paraterminalis
4   Area subcallosa
5   Gyrus cinguli
6   Lobulus paracentralis
7   Precuneus
8   Gyrus temporalis inferior
9   Gyrus fusiformis
10 Gyrus parahippocampalis
11 Gyrus ambiens
12 Gyrus semilunaris
13 Bandaletta diagonalis Giacomini
14 Gyrus dentatus
15 Gyrus occipitalis inferior

16	Gyrus occipitotemporalis lateralis
17	Gyrus occipitotemporalis medialis
18	Gyrus lingualis
19	Cuneus
A	Adhaesio interthalamica
AD	Sulcus adolfactorius anterior
BOL	Bulbus olfactorius
C	Sulcus centralis
CA	Commissura rostralis (=anterior)
CAL	Sulcus calcarinus
CC	Corpus callosum
CH	Chiasma opticum
CI	Sulcus cinguli
CM	Corpus mamillare
COL	Sulcus collateralis
CP	Commissura epithalamica (=posterior)
E	Epiphysis cerebri (=Corpus pineale)
F	Gyrus fasciolaris
FO	Fornix
G	Genu corporis callosi
H	Sulcus hippocampi
L	Sulcus lingualis
LT	Lamina terminalis
M	Ramus marginalis sulcus cinguli
OL	Sulcus olfactorius
OR	Sulcus orbitalis
OTL	Sulcus occipitotemporalis lateralis
PAC	Sulcus paracentralis
PO	Sulcus parieto-occipitalis
POL	Sulcus adolfactorius posterior
PT	Sulcus parietalis transversus
R	Rostrum corporis callosi
RH	Sulcus rhinalis
SOL	Stria olfactoria lateralis
SOM	Stria olfactoria medialis
SP	Sulcus subparietalis
SPA	Substantia perforata anterior
SPE	Septum pellucidum
SPL	Splenium corporis callosi
TO	Incisura temporo-occipitalis
TOL	Tractus olfactorius
U	Uncus

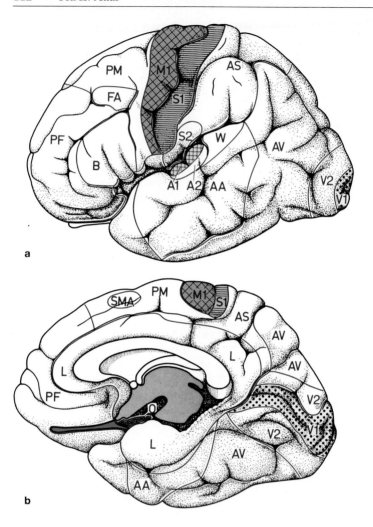

a

b

Abb. A.3 a, b. Funktionelle Gliederung der Hirnrinde sowie kortikale Areale nach Brodmann. Die von Korbinian Brodmann 1909 publizierte Karte architektonisch definierter Hirnrindenareale ist auch heute noch die am weitesten verbreitete Kortexgliederung. Durch funktionell orientierte Untersuchungen gewonnene Hinweise auf eine Hirnrindengliederung decken sich allerdings nur teilweise mit Brodmanns Karte. Deshalb wird in **a** (Lateralansicht) und **b** (Medialansicht) eine funktionelle Gliederung der Hirnrinde und nicht die Originalkarte von Brodmann gezeigt. Wo es möglich erscheint, wird in *Klammern* auf die entsprechenden Brodmann-Areale hingewiesen.

AA	akustisch dominierte Kortexbereiche
AS	somatosensorisch dominierte Kortexbereiche
AV	visuell dominierte Kortexbereiche
A1	primärer auditorischer Cortex (Area 41)
A2	sekundärer auditorischer Cortex (Teile von Area 42)
B	motorisches Sprachzentrum von Broca (Area 45 und evtl. Teile von Area 44)
FA	frontales Augenfeld
L	limbischer Cortex
M1	primärer motorischer Cortex (Area 4)
O	olfaktorischer Cortex
PF	präfrontaler Cortex
PM	prämotorischer Cortex (Teile von Area 6)
SMA	supplementär-motorisches Areal (Teil von Area 6)
S1	primärer somatosensorischer Cortex (Areae 3, 1, 2)
S2	sekundärer somatosensorischer Cortex
V1	primärer visueller Cortex (Area 17)
V2	sekundärer visueller Cortex (Area 18)
W	sensorisches Sprachzentrum von Wernicke (Teile von Area 42 und Area 22)

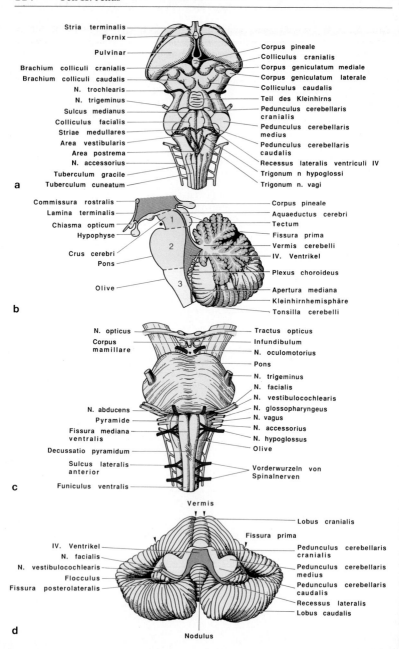

a

Stria terminalis
Fornix
Pulvinar
Brachium colliculi cranialis
Brachium colliculi caudalis
N. trochlearis
N. trigeminus
Sulcus medianus
Colliculus facialis
Striae medullares
Area vestibularis
Area postrema
N. accessorius
Tuberculum gracile
Tuberculum cuneatum

Corpus pineale
Colliculus cranialis
Corpus geniculatum mediale
Corpus geniculatum laterale
Colliculus caudalis
Teil des Kleinhirns
Pedunculus cerebellaris cranialis
Pedunculus cerebellaris medius
Pedunculus cerebellaris caudalis
Recessus lateralis ventriculi IV
Trigonum n hypoglossi
Trigonum n. vagi

b

Commissura rostralis
Lamina terminalis
Chiasma opticum
Hypophyse
Crus cerebri
Pons
Olive

Corpus pineale
Aquaeductus cerebri
Tectum
Fissura prima
Vermis cerebelli
IV. Ventrikel
Plexus choroideus
Apertura mediana
Kleinhirnhemisphäre
Tonsilla cerebelli

c

N. opticus
Corpus mamillare
N. abducens
Pyramide
Fissura mediana ventralis
Decussatio pyramidum
Sulcus lateralis anterior
Funiculus ventralis

Tractus opticus
Infundibulum
N. oculomotorius
Pons
N. trigeminus
N. facialis
N. vestibulocochlearis
N. glossopharyngeus
N. vagus
N. accessorius
N. hypoglossus
Olive
Vorderwurzeln von Spinalnerven

d

Vermis
Lobus cranialis
Fissura prima
IV. Ventrikel
N. facialis
N. vestibulocochlearis
Flocculus
Fissura posterolateralis
Pedunculus cerebellaris cranialis
Pedunculus cerebellaris medius
Pedunculus cerebellaris caudalis
Recessus lateralis
Lobus caudalis
Nodulus

Abb. A.4 a–d. Dorsalansicht (**a**), Mediansagittalschnitt (**b**) und Ventralansicht (**c**) des Rhombencephalons und kaudaler Teile des Prosencephalons. **d** Ansicht des Cerebellums von ventral.

*   Fossa interpeduncularis
1   Mesencephalon
2   Metencephalon
3   Myelencephalon

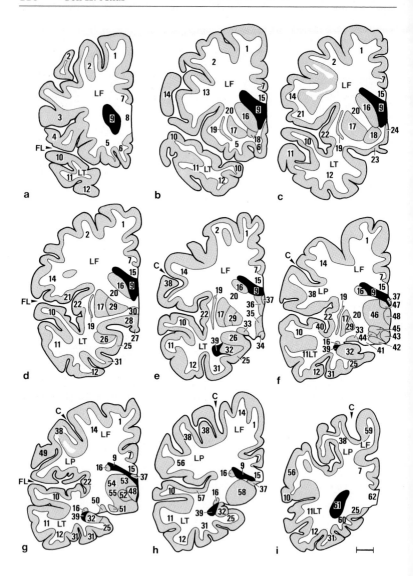

Abb. A.5 a–l. Frontalschnitte durch die Hemisphäre in der Reihenfolge von rostral nach kaudal. Der Maßstab entspricht 10 mm.

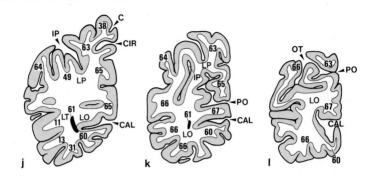

1	Gyrus frontalis superior	*40*	Gyrus temporalis transversus
2	Gyrus frontalis medius	*41*	Crus cerebri
3	Gyrus frontalis inferior, Pars triangularis	*42*	Substantia nigra
4	Gyrus frontalis inferior, Pars orbitalis	*43*	Nucleus ruber
5	Gyri orbitales	*44*	Nucleus subthalamicus
6	Gyrus rectus	*45*	Zona incerta
7	Gyrus cingularis	*46*	Nucleus ventrolateralis thalami
8	Splenium corporis callosi	*47*	Nucleus anterior thalami
9	Seitenventrikel	*48*	Nucleus dorsomedialis thalami
10	Gyrus temporalis superior	*49*	Gyrus (Lobulus) parietalis inferior
11	Gyrus temporalis medius	*50*	Corpus geniculatum laterale
12	Gyrus temporalis inferior	*51*	Corpus geniculatum mediale
13	Gyrus frontalis inferior, Pars opercularis	*52*	Nucleus centromedianus thalami
14	Gyrus precentralis	*53*	Nucleus laterodorsalis thalami
15	Corpus callosum	*54*	Nucleus lateroposterior thalami
16	Nucleus caudatus	*55*	Nucleus ventralis posterolateralis thalami
17	Putamen	*56*	Gyrus supramarginalis
18	Nucleus accumbens	*57*	Planum temporale
19	Claustrum	*58*	Pulvinar
20	Capsula interna	*59*	Lobulus paracentralis
21	Operculum centrale	*60*	Gyrus lingualis
22	Insula	*61*	Hinterhorn des Seitenventrikels
23	Tuberculum olfactorium	*62*	Splenium corporis callosi
24	Septum	*63*	Gyrus (Lobulus) parietalis superior
25	Gyrus parahippocampalis	*64*	Gyrus angularis
26	Amygdala	*65*	Precuneus
27	Chiasma opticum	*66*	Gyri occipitales
28	Substantia perforata anterior	*67*	Cuneus
29	Globus pallidus	*C*	Sulcus centralis
30	Commissura rostralis (anterior)	*CAL*	Sulcus calcarinus
31	Gyrus fusiformis	*CIR*	Sulcus cinguli ramus marginalis
32	Hippocampus	*FL*	Fissura lateralis
33	Tractus opticus	*IP*	Sulcus intraparietalis
34	Corpus mamillare	*LF*	Lobus frontalis
35	Hypothalamus	*LO*	Lobus occipitalis
36	Thalamus	*LP*	Lobus parietalis
37	Fornix (mit Tractus septohippocampalis)	*LT*	Lobus temporalis
38	Gyrus postcentralis	*OT*	Sulcus occipitalis transversus
39	Unterhorn des Seitenventrikels	*PO*	Sulcus parieto-occipitalis

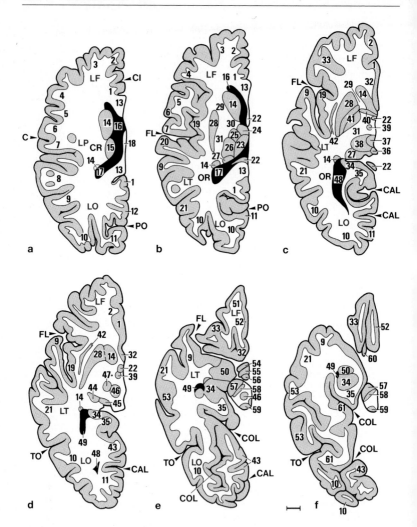

Abb. A.6 a–f. Horizontalschnitte durch die Hemisphäre in der Reihenfolge von dorsal nach basal. Der Maßstab entspricht 10 mm.

1	Gyrus cinguli
2	Gyrus frontalis superior
3	Gyrus frontalis medius
4	Gyrus frontalis inferior, Pars triangularis
5	Gyrus frontalis inferior, Pars opercularis
6	Gyrus precentralis
7	Gyrus postcentralis
8	Gyrus (Lobulus) parietalis inferior
9	Gyrus temporalis superior
10	Gyri occipitales
11	Cuneus
12	Precuneus
13	Corpus callosum
14	Nucleus caudatus
15	Nucleus laterodorsalis thalami
16	Vorderhorn des Seitenventrikels
17	Seitenventrikel
18	Septum pellucidum
19	Insula
20	Gyrus temporalis transversus
21	Gyrus temporalis medius
22	Fornix
23	Nucleus dorsomedialis thalami
24	Nucleus anterior thalami
25	Nucleus ventrolateralis thalami
26	Nucleus lateroposterior thalami
27	Pulvinar
28	Putamen
29	Capsula interna crus anterius
30	Genu capsulae internae
31	Capsula interna crus posterius
32	Gyrus subcallosus
33	Gyri orbitales
34	Hippocampus
35	Gyrus parahippocampalis
36	Commissura epithalamica (posterior)
37	Nucleus centromedianus thalami
38	Nuclei ventrales posterolateralis und posteromedialis
39	Tractus mamillothalamicus
40	Commissura rostralis (anterior)
41	Globus pallidus
42	Claustrum
43	Gyrus lingualis
44	Corpus geniculatum laterale
45	Corpus geniculatum mediale
46	Nucleus ruber
47	Nucleus subthalamicus
48	Hinterhorn des Seitenventrikels
49	Unterhorn des Seitenventrikels
50	Amygdala
51	Gyrus frontomarginalis
52	Gyrus rectus
53	Gyrus temporalis inferior
54	Chiasma opticum
55	Tuber cinereum
56	Corpus mamillare
57	Crus cerebri
58	Substantia nigra
59	Colliculus cranialis
60	Tractus olfactorius
61	Gyrus fusiformis
C	Sulcus centralis
CAL	Sulcus calcarinus
CI	Sulcus cinguli
COL	Sulcus collateralis
CR	Corona radiata
FL	Fissura lateralis
LF	Lobus frontalis
LO	Lobus occipitalis
LP	Lobus parietalis
LT	Lobus temporalis
OR	Radiatio optica
PO	Sulcus parieto-occipitalis
TO	Incisura temporo-occipitalis

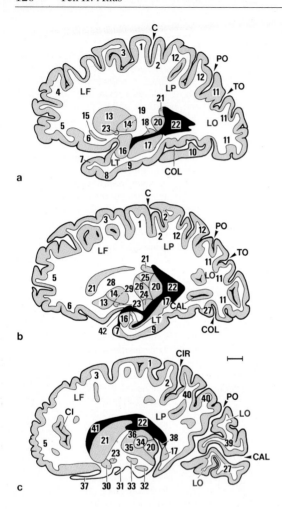

Abb. A.7 a–c. Sagittalschnitte durch die Hemisphäre in der Reihenfolge von lateral nach medial. Der Maßstab entspricht 10 mm.

1	Gyrus precentralis
2	Gyrus postcentralis
3	Gyrus frontalis superior
4	Gyrus frontalis medius
5	Gyrus frontopolaris

6	Gyrus orbitalis
7	Gyrus temporalis superior
8	Gyrus temporalis inferior
9	Gyrus parahippocampalis
10	Gyrus fusiformis
11	Gyri occipitales
12	Gyrus (Lobulus) parietalis superior
13	Putamen
14	Globus pallidus
15	Claustrum
16	Amygdala
17	Hippocampus
18	Corpus geniculatum laterale
19	Capsula interna
20	Pulvinar
21	Nucleus caudatus
22	Seitenventrikel
23	Commissura rostralis (anterior)
24	Corpus geniculatum mediale
25	Nucleus lateroposterior thalami
26	Nucleus ventralis posterolateralis thalami
27	Gyrus lingualis
28	Capsula interna crus anterius
29	Capsula interna crus posterius
30	Nucleus accumbens
31	Chiasma opticum
32	Substantia nigra
33	Nucleus subthalamicus
34	Nucleus dorsomedialis thalami
35	Nucleus centromedianus thalami
36	Nucleus laterodorsalis thalami
37	Bulbus und Tractus olfactorius
38	Fornix
39	Cuneus
40	Gyrus (Lobulus) parietalis superior
41	Vorderhorn des Seitenventrikels
42	Unterhorn des Seitenventrikels
C	Sulcus centralis
CAL	Sulcus calcarinus
CI	Sulcus cinguli
CIR	Sulcus cinguli ramus marginalis
COL	Sulcus collateralis
LF	Lobus frontalis
LO	Lobus occipitalis
LP	Lobus parietalis
LT	Lobus temporalis
PO	Sulcus parieto-occipitalis
TO	Sulcus occipitalis transversus

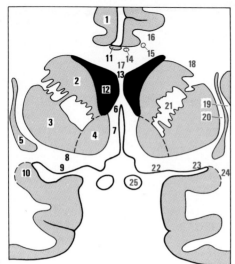

a

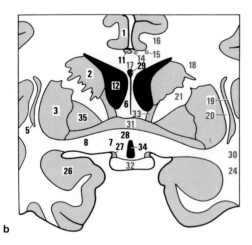

b

Abb. A.8 a, b. Frontalschnitte durch das Zentralnervensystem in der Reihenfolge von rostral nach kaudal. Rinden- und Kerngebiete sind mit *schwarzen*, Faserbahnen mit *roten Zahlen* bezeichnet.

 1 Gyrus cinguli
 2 Nucleus caudatus
 3 Putamen
 4 Nucleus accumbens
 5 Claustrum
 6 Septum
 7 Diagonales Band von Broca
 8 Substantia innominata
 9 Tuberculum olfactorium
10 Area prepiriformis
11 Indusium griseum
12 Vorderhorn des Seitenventrikels
13 Septum pellucidum
14 Stria longitudinalis medialis
15 Stria longitudinalis lateralis
16 Cingulum
17 Corpus callosum
18 Fasciculus occipitofrontalis superior
19 Capsula extrema
20 Capsula externa
21 Capsula interna crus anterius
22 Stria olfactoria medialis
23 Stria olfactoria lateralis
24 Fasciculus uncinatus
25 N. opticus
26 Amygdala
27 Nucleus supraopticus
28 Area preoptica
29 Cavum septi pellucidi
30 Fasciculus occipitofrontalis inferior
31 Commissura rostralis (anterior)
32 Chiasma opticum
33 Stria terminalis
34 III. Ventrikel
35 Globus pallidus

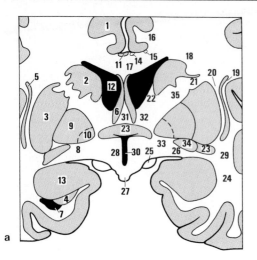

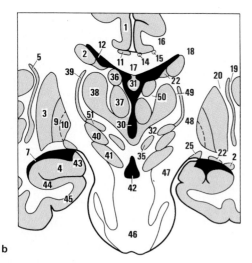

Abb. A.9 a, b. Frontalschnitte durch das Zentralnervensystem in der Reihenfolge von rostral nach kaudal. Rinden- und Kerngebiete sind mit *schwarzen*, Faserbahnen mit *roten Zahlen* bezeichnet.

1 Gyrus cinguli
2 Nucleus caudatus
3 Putamen

4 Hippocampus (Cornu Ammonis)
5 Claustrum
6 Septum
7 Unterhorn des Seitenventrikels
8 Substantia innominata mit Nucleus basalis Meynert (basales Vorderhirn)
9 Globus pallidus, äußeres Segment
10 Globus pallidus, inneres Segment
11 Indusium griseum
12 Vorderhorn des Seitenventrikels
13 Amygdala
14 Stria longitudinalis medialis
15 Stria longitudinalis lateralis
16 Cingulum
17 Corpus callosum
18 Fasciculus occipito-frontalis superior
19 Capsula extrema
20 Capsula externa
21 Capsula interna crus anterius
22 Stria terminalis
23 Commissura rostralis (anterior)
24 Fasciculus uncinatus
25 Tractus opticus
26 ventrales amygdalofugales Bündel
27 Infundibulum
28 Hypothalamus
29 Fasciculus occipitofrontalis inferior
30 III. Ventrikel
31 Fornix
32 Pedunculus thalami inferior
33 Ansa peduncularis
34 Ansa lenticularis
35 Fasciculus lenticularis
36 Nucleus anterior thalami
37 Nucleus dorsomedialis thalami
38 Nucleus ventrolateralis thalami
39 Nucleus reticularis thalami
40 Nucleus subthalamicus
41 Substantia nigra
42 Fossa interpeduncularis
43 Hippocampus (Fascia dentata)
44 Hippocampus (Subiculum)
45 Area entorhinalis
46 Pons
47 Crus cerebri
48 Capsula interna crus posterius
49 Lamina medullaris externa
50 Lamina medullaris interna
51 Zona incerta

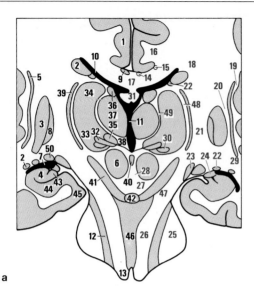

a

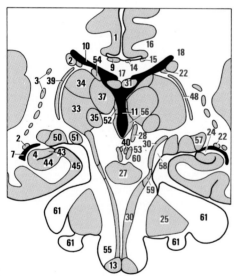

b

Abb. A.10 a, b. Frontalschnitte durch das Zentralnervensystem in der Reihenfolge von rostral nach kaudal. Rinden- und Kerngebiete sind mit *schwarzen*, Faserbahnen mit *roten Zahlen* bezeichnet.

1 Gyrus cinguli
2 Nucleus caudatus
3 Putamen
4 Hippocampus (Cornu ammonis)
5 Claustrum
6 Nucleus ruber
7 Unterhorn des Seitenventrikels
8 Globus pallidus, äußeres Segment
9 Indusium griseum
10 Seitenventrikel
11 III. Ventrikel
12 Nuclei pontis
13 Pyramide
14 Stria longitudinalis medialis
15 Stria longitudinalis lateralis
16 Cingulum
17 Corpus callosum
18 Fasciculus occipito-frontalis superior
19 Capsula extrema
20 Capsula externa
21 Capsula interna crus posterius
22 Stria terminalis
23 Tractus opticus
24 Fimbria hippocampi
25 Pedunculus cerebellaris medius
26 Tractus corticonuclearis und corticospinalis
27 Pedunculus cerebellaris superior
28 Tractus habenulointerpeduncularis
29 Fasciculus occipitofrontalis inferior
30 Lemniscus medialis
31 Fornix
32 Nucleus ventralis posteromedialis thalami
33 Nucleus ventralis posterolateralis thalami
34 Nucleus lateroposterior thalami
35 Nucleus centromedianus thalami
36 Nucleus anterior thalami
37 Nucleus dorsomedialis thalami
38 Nucleus parafascicularis thalami
39 Nucleus reticularis thalami
40 Nuclei nervi oculomotorii und Edinger-Westphal
41 Substantia nigra
42 Nucleus interpeduncularis
43 Hippocampus (Fascia dentata)
44 Hippocampus (Subiculum)
45 Area entorhinalis
46 Pons
47 Crus cerebri
48 Lamina medullaris externa
49 Lamina medullaris interna
50 Corpus geniculatum laterale
51 Corpus geniculatum mediale
52 Habenula
53 Fasciculus longitudinalis medialis
54 Nucleus laterodorsalis thalami
55 Oliva inferior
56 Stria medullaris
57 Radiatio optica
58 Brachium colliculi caudalis
59 anterolaterales System
60 Tractus tegmentalis centralis
61 Cerebellum

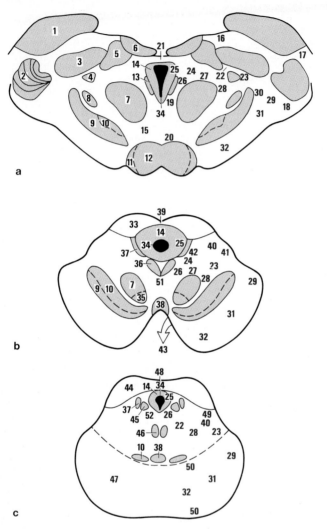

Abb. A.11 a–c. Frontalschnitte durch das Zentralnervensystem in der Reihenfolge von rostral nach kaudal. Kerngebiete sind mit *schwarzen*, Faserbahnen *mit roten* Zahlen bezeichnet

1 Pulvinar
2 Corpus geniculatum laterale
3 Corpus geniculatum mediale

4 Nucleus ventralis posteromedialis thalami
5 Area pretectalis
6 Colliculus cranialis
7 Nucleus ruber, pars parvocellularis
8 Nucleus subthalamicus
9 Substantia nigra, Pars reticulata
10 Substantia nigra, Pars compacta
11 Corpus mamillare nucleus lateralis
12 Corpus mamillare nucleus medialis
13 Nucleus Darkschewitsch
14 Griseum centrale
15 Area tegmentalis ventralis Tsai
16 Brachium colliculi cranialis
17 Radiatio optica
18 Tractus opticus
19 Tractus habenulointerpeduncularis
20 Fasciculus mamillothalamicus
21 Commissura epithalamica (posterior)
22 Tractus spinothalamicus
23 Lemniscus medialis
24 Tractus trigeminothalamicus dorsalis
25 Fasciculus longitudinalis dorsalis
26 Fasciculus longitudinalis medialis
27 Tractus tegmentalis centralis
28 Pedunculus cerebellaris cranialis
29 Tractus parietotemporopontinus
30 Tractus nigrostriatalis
31 Tractus pyramidalis
32 Tractus frontopontinus
33 Colliculus cranialis
34 Aquaeductus cerebri
35 Nucleus ruber, Pars magnocellularis
36 Nucleus nervi oculomotorii
37 Nucleus mesencephalicus nervi trigemini
38 Nucleus interpeduncularis
39 Commissura colliculi superioris
40 anterolaterales System
41 Brachium colliculi caudalis
42 Tractus tectospinalis
43 N. oculomotorius
44 Colliculus caudalis
45 Locus coeruleus
46 Nucleus centralis superior
47 Nuclei pontis
48 Commissura colliculi caudalis
49 Lemniscus lateralis
50 Fibrae pontocerebellares
51 Fasciculus tegmentalis dorsalis
52 Nucleus subcoeruleus (A7)

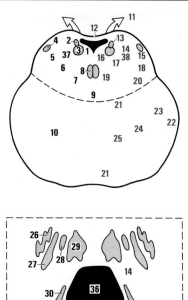

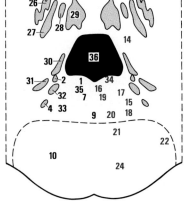

Abb. A.12 a, b. Frontalschnitte durch das Zentralnervensystem in der Reihenfolge von rostral nach kaudal. Kerngebiete sind mit *schwarzen*, Faserbahnen mit *roten Zahlen* bezeichnet.

1 Griseum centrale
2 Nucleus mesencephalicus nervi trigemini
3 Locus coeruleus
4 Nucleus lemnisci lateralis
5 Nucleus parabrachialis lateralis
6 Nucleus parabrachialis medialis
7 Nucleus reticularis pontis
8 Nucleus centralis superior
9 Nucleus reticularis tegmenti
10 Nuclei pontis
11 N. trochlearis
12 Kreuzung des N. trochlearis
13 Tractus mesencephalicus nervi trigemini
14 Pedunculus cerebellaris cranialis
15 Lemniscus lateralis
16 Fasciculus longitudinalis medialis
17 Tractus tegmentalis centralis
18 anterolaterales System
19 Tractus tectospinalis
20 Lemniscus medialis
21 Fibrae pontocerebellares
22 Pedunculus cerebellaris medius
23 Tractus parietotemporopontinus
24 Tractus pyramidalis
25 Tractus frontopontinus
26 Nucleus dentatus
27 Nucleus emboliformis
28 Nucleus globosus
29 Nucleus fastigii
30 Nucleus vestibularis cranialis
31 Nucleus vestibularis lateralis
32 Nucleus vestibularis medialis
33 lateraler Teil der Formatio reticularis
34 Genu nervi facialis
35 Nucleus nervi abducentis
36 IV. Ventrikel
37 Area tegmentalis lateralis (Ch 5–6) mit retrorubralem Feld (A 8)
38 Fasciculus tegmentalis dorsalis

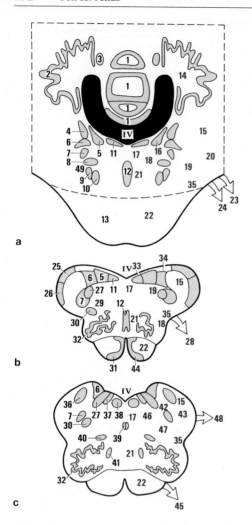

Abb. A.13 a–c. Frontalschnitte durch das Zentralnervensystem in der Reihenfolge von rostral nach kaudal. Kerngebiete sind mit *schwarzen*, Faserbahnen mit *roten* Zahlen bezeichnet.

1 Cerebellum
2 Nucleus dentatus
3 Nucleus globosus
4 Nucleus vestibularis lateralis
5 Nucleus vestibularis medialis
6 Nucleus vestibularis caudalis
7 Nucleus spinalis nervi trigemini
8 Nucleus nervi facialis
9 Nucleus olivaris superior
10 Nucleus corporis trapezoidei
11 Nucleus prepositus hypoglossi
12 Nucleus raphe magnus
13 Nuclei pontis
14 Pedunculus cerebellaris cranialis
15 Pedunculus cerebellaris caudalis
16 Tractus vestibulospinalis
17 Fasciculus longitudinalis medialis
18 Tractus tegmentalis centralis
19 Corpus trapezoideum
20 Pedunculus cerebellaris medius
21 Lemniscus medialis
22 Tractus pyramidalis
23 N. vestibulocochlearis
24 N. facialis
25 Nucleus cochlearis dorsalis
26 Nucleus cochlearis ventralis
27 Nucleus solitarius
28 N. glossopharyngeus
29 lateraler Teil der Formatio reticularis
30 Nucleus ambiguus
31 Nuclei arcuati
32 Oliva inferior
33 Striae medullares ventriculi IV
34 Striae acusticae dorsales
35 anterolaterales System
36 Nucleus cuneatus
37 Nucleus dorsalis nervi vagi
38 Nucleus nervi hypoglossi
39 Nucleus raphe obscurus
40 Nucleus olivaris accessorius dorsalis
41 Nucleus olivaris accessorius medialis
42 Tractus solitarius
43 Tractus spinalis nervi trigemini
44 Fibrae arcuatae externae
45 N. hypoglossus
46 Fibrae arcuatae internae
47 Fibrae olivocerebellares
48 N. vagus
49 Nuclei periolivares

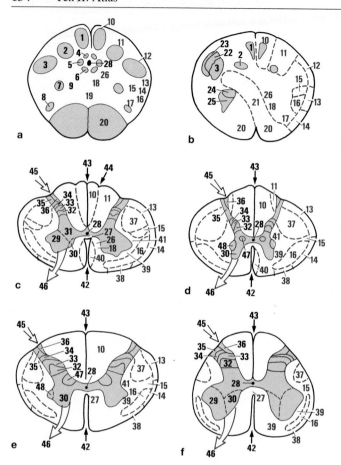

Abb. A.14 a–f. Frontalschnitte durch das Zentralnervensystem in der Reihenfolge von rostral nach kaudal. Die Rückenmarksquerschnitte stammen aus den Segmenten C_7 (c), Th_3 (d), L_1 (e) und S_1 (f). Die Schnitte a und b stammen aus dem kaudalen Teil der Medulla oblongata. Kerngebiete sind mit *schwarzen*, Faserbahnen mit *roten Zahlen* bezeichnet.

1 Nucleus gracilis
2 Nucleus cuneatus
3 Nucleus spinalis nervi trigemini
4 Nucleus solitarius
5 Nucleus dorsalis nervi vagi
6 Nucleus nervi hypoglossi
7 Nucleus ambiguus
8 Oliva inferior
9 Formatio reticularis
10 Fasciculus gracilis
11 Fasciculus cuneatus
12 Tractus spinalis nervi trigemini
13 Tractus spinocerebellaris dorsalis
14 Tractus spinocerebellaris ventralis
15 Tractus rubrospinalis
16 anterolaterales System
17 Tractus vestibulospinalis lateralis und reticulospinalis
18 Tractus tectospinalis
19 Lemniscus medialis
20 Tractus pyramidalis
21 Decussatio pyramidum
22 Substantia gelatinosa
23 Zona marginalis
24 Nucleus nervi accessorii
25 rostraler Beginn des Vorderhorns
26 Tractus vestibulospinalis medialis (= absteigender Teil des Fasciculus
   longitudinalis medialis)
27 Commissura alba
28 Zentralkanal
29 laterale Kernsäule des Vorderhorns
30 mediale Kernsäule des Vorderhorns
31 Zona intermedia
32 Nucleus proprius des Hinterhorns
33 Substantia gelatinosa des Hinterhorns
34 Zona marginalis des Hinterhorns
35 Lissauer-Randzone
36 Eintrittszone von Hinterwurzelfasern
37 Tractus corticospinalis lateralis
38 Tractus vestibulospinalis lateralis
39 Tractus reticulospinalis
40 Tractus corticospinalis ventralis
41 Faserbahnen des Eigenapparates
42 Fissura mediana ventralis
43 Sulcus medianus dorsalis
44 Sulcus intermedius dorsalis
45 Hinterwurzel
46 Vorderwurzel
47 Nucleus dorsalis (=thoracicus; Stilling-Clarke-Säule)
48 Nucleus intermediolateralis des Seitenhorns

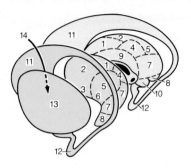

Abb. A.15. Topographische Beziehung zwischen Thalamus (mit Kerngebieten), Nucleus caudatus und Putamen.

1 Nucleus anterior thalami
2 Nucleus ventrolateralis thalami
3 Nucleus ventralis anterior thalami
4 Nucleus laterodorsalis thalami
5 Nucleus lateroposterior thalami
6 Nucleus ventralis posterolateralis thalami
7 Pulvinar
8 Corpus geniculatum laterale
9 Nucleus mediodorsalis thalami
10 Corpus geniculatum mediale
11 Caput nuclei caudati
12 Cauda nuclei caudati
13 Putamen
14 Capsula interna

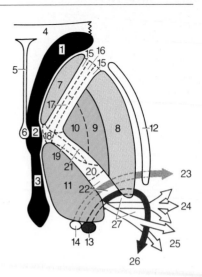

Abb. A.16. Lage der Projektionsbahnen in der Capsula interna.

1 Vorderhorn des Seitenventrikels
2 Foramen interventriculare Monroi
3 III. Ventrikel
4 Corpus callosum
5 Septum pellucidum
6 Fornix
7 Nucleus caudatus
8 Putamen
9 Globus pallidus externus
10 Globus pallidus internus
11 Thalamus
12 Claustrum
13 Corpus geniculatum laterale
14 Corpus geniculatum mediale
15 Tractus frontopontinus
16 Pedunculus thalamicus anterior
17 Pedunculus thalamicus medius
18 Tractus corticonuclearis
19 Tractus corticospinalis
20 Pedunculus thalamicus superior
21 Fibrae corticorubrales und corticotegmentales
22 Pedunculus thalamicus inferior
23 Radiatio acustica (Hörstrahlung)
24 Fibrae parieto-occipito-temporo-pontinae
25 Fibrae corticotectales und corticotegmentales
26 Radiatio optica (Sehstrahlung)
27 Pedunculus thalamicus posterior

Abb. A.18. Querschnitt durch das Rückenmark auf Höhe von C6. Auf der *linken Seite* ist die klassische anatomische Gliederung, auf der *rechten* die Gliederung der grauen Substanz nach Rexed (römische Ziffern) dargestellt. An der äußeren Kontur des Rückenmarks können Sulcus medianus posterior *(13)*, Sulcus intermedius posterior *(14)* und Fissura mediana anterior *(15)* erkannt werden. Der Zentralkanal *(16)*, die Eintrittszone der Hinterwurzel *(17)* sowie die Austrittszone der Vorderwurzel *(18)* sind ebenfalls dargestellt.

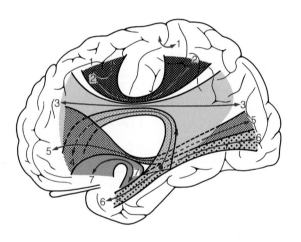

Abb. A.17. Wichtige Assoziationsbahnen der Hemisphären.

1 Fibrae arcuatae (kurze und längere U-förmige Verbindungen zwischen verschiedenen Gyri in der gesamten Hemisphäre)
2 Fasciculus occipitofrontalis superior (verbindet Lobi frontalis und occipitalis)
3 Fasciculus longitudinalis superior (verbindet Lobi frontalis, parietalis und occipitalis)
4 Fasciculus arcuatus (verbindet Wernicke- und Broca-Zentrum)
5 Fasciculus occipitofrontalis inferior (verbindet Lobi frontalis und occipitalis)
6 Fasciculus longitudinalis inferior (verbindet Lobi temporalis und occipitalis)
7 Fasciculus uncinatus (verbindet Amygdala mit basalen Regionen des Lobus frontalis)

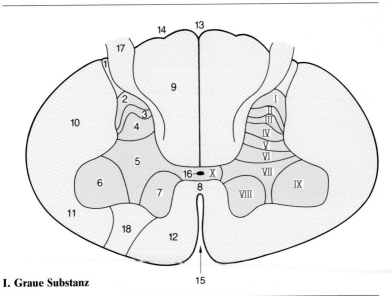

I. Graue Substanz

Klassische Gliederung	REXED-Schema
Cornu dorsale, Hinterhorn	Laminae I-VI
– Zona marginalis (2)	Lamina I
– Substantia gelatinosa (3)	Lamina II
– Nucl. proprius (4)	Laminae III-VI (VII)
Zona intermedia:	Laminae VII and X
– Zona intermedia lateralis (5)	Lamina VII
– Nucl. thoracicus (nur zwischen C8 und L3)	In Lamina VII
– Cornu laterale, Seitenhorn, (nur zwischen C8 und L2) mit Nucll. intermedio-medialis und lateralis	
– Substantia intermedia	Lamina X
Cornu ventrale, Vorderhorn:	Laminae VIII und IX
– mediale Zellgruppen (7)	Lamina VIII
– laterale Zellgruppen (6)	Lamina IX
II. Weiße Substanz	
Funiculus dorsalis (9)	
Funiculus lateralis:	
– Funiculus posterolateralis (10)	
– Funiculus anterolateralis (11)	
Funiculus anterior (12)	
Commissura alba (8)	
LISSAUER'sche Randzone (1)	

Teil III

Hirnhäute, Ventrikel und Blutgefäße

5 Meningen und Liquorräume

Übersicht

▶ Die harte Hirn- und Rückenmarkshaut stellt ein mechanisches
Schutzsystem für das Zentralnervensystem dar
▶ Die weiche Hirn- und Rückenmarkshaut bildet die Liquor-Blut-
Schranke
▶ Das Ventrikelsystem bildet den inneren Liquorraum
des Zentralnervensystems

Das ZNS ist von drei bindegewebigen Hüllen, *Dura mater, Arachnoidea* und *Pia mater*, umgeben, die als Hirn- oder Rückenmarkshäute *(Meningen)* bezeichnet werden. Die beiden inneren Meningen werden auch unter dem Begriff weiche Hirnhaut, *(Leptomeninx)* zusammengefaßt und der Dura als harter Hirnhaut *(Pachymeninx)* gegenübergestellt.

Die harte Hirn- und Rückenmarkshaut stellt ein mechanisches Schutzsystem für das Zentralnervensystem dar

Die **Dura mater** (Abb. 5.1) besteht aus einer straffen Bindegewebeplatte mit geflechtartig angeordneten Kollagenfasern, die von Mesothel bedeckt ist. Im Schädel ist die Dura (inneres Blatt) fest mit dem Periost (äußeres Blatt) der Schädelknochen verwachsen. Nur im Bereich der Sinus weichen inneres und äußeres Blatt der Dura auseinander. Außerdem bildet die Dura durch aneinanderliegende innere Blätter zwei sagittal und eine annähernd horizontal gestellte Duplikatur, *Falx cerebri, Falx cerebelli* und *Tentorium cerebelli*. Die Falx cerebri ragt in die Fissura longitudinalis cerebri zwischen den beiden Hemisphären hinein und umfaßt an ihrem oberen und unteren Rand den Sinus sagittalis superior bzw. inferior. Die Falx cerebelli liegt als sichelförmiges Septum in der Vallecula cerebelli und

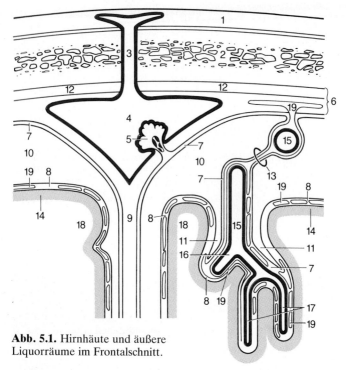

Abb. 5.1. Hirnhäute und äußere
Liquorräume im Frontalschnitt.

1 Kopfhaut
2 Schädeldach
3 V. diploica
4 Sinus sagittalis superior
5 Pacchioni-Granulationen
6 Dura mater, Periost und Subduralspalt
7 Arachnoidea
8 Pia mater
9 Falx cerebri
10 Subarachnoidalraum
11 Virchow-Robin-Raum
12 Periost
13 Arachnoideatrabekel
14 Von Astrozytenfüßen gebildete Gliamembran (Membrana limitans)
15 Arterie
16 Arteriole
17 Kapillare
18 Gehirn
19 Interzellularraum der Leptomeninx

ist am Os occipitale befestigt. Das Tentorium cerebelli ist zeltförmig zwischen Okzipitallappen und Cerebellum ausgespannt. Es ist beidseits an den Pyramidenkanten und am Os occipitale (Protuberantia occipitalis interna) befestigt und geht in der Mediansagittalebene in die Falx cerebri über. An diesen drei Stellen finden sich die Sinus petrosus superior, transversus und rectus (s. unten). An seiner rostralen Spitze begrenzt der Rand des Tentoriums zusammen mit dem Dorsum sellae eine Öffnung, *Incisura tentorii*, durch die das Mesencephalon zieht. Durch das Tentorium cerebelli wird so der intrakraniale Raum in ein *supra*- und *infratentorielles Kompartiment* gegliedert, die das Pros- bzw. Rhombencephalon enthalten. Im Wirbelkanal sind Periost und Dura durch einen breiten mit Fettgewebe und Blutgefäßen ausgefüllten Raum, den *Epiduralraum*, getrennt.

Klinik

Bei raumfordernden Prozessen (Tumor, Blutung, Ödem) im supra- oder infratentoriellen Kompartiment kann es zum Vorpressen von Hirnteilen in die Incisura tentorii und damit zu Einklemmungserscheinungen kommen. Die Einklemmung des Mesencephalons führt am Ende zum Bild der „Enthirnungsstarre" mit nach hinten geneigtem Kopf (Opisthotonus), gestreckten Armen und Beinen, palmar und plantar gebeugten Händen, Fingern, Füßen und Zehen (Equinovarusstellung), weiten und lichtstarren Pupillen. sowie zentralen Atmungs- und Kreislaufstörungen. Bei raumfordernden Prozessen im infratentoriellen Kompartiment kann es zu einem Hineinpressen der Kleinhirntonsille in das Foramen magnum und damit zu einer Einklemmung der Medulla oblongata mit ihren lebenswichtigen Atmungs- und Kreislaufzentren kommen.

Die Dura mater weist im Gegensatz zur Leptomeninx nicht nur topographisch, sondern auch in der Art ihrer Blutversorgung und Innervation eine große Nähe zum Periost auf. Eigene Arterien, *Aa. meningeae anterior, media* und *posterior*, sichern die Blutversorgung der Dura. Die Arterien münden in Kapillaren, die im Gegensatz zu den Hirnkapillaren fenestriert sind. Die A. meningea anterior ist ein Seitenast der A. ethmoidalis anterior und liegt in der vorderen Schädelgrube zwischen Dura und Lamina cribrosa.

> **Klinik**
>
> Bei einer Schädelbasisfraktur in der vorderen Schädelgrube können Blutungen aus der Nase durch Läsionen der A. ethmoidalis anterior und/oder A. meningea anterior auftreten.

Die A. meningea media ist ein Ast der A. maxillaris und gelangt durch das Foramen spinosum in die mittlere Schädelgrube. Sie verläuft zwischen Dura und seitlicher Schädelbasis und teilt sich in einen vorderen und hinteren Ast auf. Die A. meningea media ist die wichtigste Arterie für die Blutversorgung der Dura.

> **Klinik**
>
> Eine Zerreißung der A. meningea media z. B. bei Schädelbruch führt über einen längeren Zeitraum zu einer Ablösung der Dura von Knochen und damit zum Enstehen eines künstlichen Epiduralraums. Dieses Epiduralhämatom führt zu einer Drucksteigerung im supratentoriellen Kompartiment.

Die A. meningea posterior ist der Endast der A. pharyngea ascendens und gelangt durch das Foramen jugulare in die hintere Schädelgrube.

Die Dura wird sensorisch aus allen drei Ästen des N. trigeminus und durch den R. meningeus aus dem Ganglion superius des N. vagus innerviert. Rr. meningei der Spinalnerven übernehmen die sensorische Versorgung der Dura im Wirbelkanal.

Die weiche Hirn- und Rückenmarkshaut bildet die Liquor-Blut-Schranke

Die *Arachnoidea* (s. Abb. 5.1) besteht aus mehreren Lagen platter Meningealzellen *(Neurothel)*, die auf der der Dura zugewandten Seite durch „tight junctions" fest verbunden sind. Daher ist ein Übertritt von *Liquor cerebrospinalis* aus dem *Subarachnoidalraum* (zwischen Arachnoidea und Pia) in den *Subduralspalt* (zwischen Arachnoidea und Dura) und die Venen der Dura nicht möglich *(Liquor-Blut-Schranke)*.

Etwa 150 ml Liquor werden alle 3–4 h im Gehirn des Erwachsenen gebildet. Vor allem im Bereich der Sinus wird eine entsprechende Liquormenge wieder an das Blut abgegeben. Da der Liquor mit dem Interzellularraum des ZNS in Verbindung steht, ist er ein Medium, um das interne Milieu des Nervengewebes zu regulieren. Durch sein Vorkommen im Subarachnoidalraum und durch sein dem Nervengewebe vergleichbares spezifisches Gewicht ist er ein Flüssigkeitspolster, in dem Gehirn und Rückenmark schwimmen und so mechanisch geschützt sind.

Arachnoidea und Pia sind durch bindegewebige, von Meningealzellen bedeckte Trabekel miteinander verbunden, die den Subarachnoidalraum durchziehen. An einigen Stellen ist der mit Liquor gefüllte Subarachnoidalraum besonders weit (*Zisternen*, s. Tabelle 5.1).

Klinik Eine in der klinischen Praxis wichtige Zisterne ist die Cisterna cerebellomedullaris, da durch *Subokzipitalpunktion* Liquor für diagnostische Zwecke hier entnommen oder Substanzen, die nicht die Liquor-Blut-Schranke passieren können, direkt in den Liquor des Subarachnoidalraums injiziert werden können.

Tabelle 5.1: Lage der wichtigsten Zisternen im Schädel

Cisterne	Lage
C. cerebellomedullaris	Zwischen Medulla oblongata, Tela choroidea ventriculi IV und Cerebellum; geht durch das Foramen magnum in den Subarachnoidalraum des Wirbelkanals über; Verbindung mit IV. Ventrikel durch Apertura mediana (MAGENDII)
C. basalis	An der Unterseite der Medulla oblongata bis zur Lamina terminalis
C. pontocerebellaris	Im Kleinhirnbrückenwinkel; Verbindung mit IV. Ventrikel über die Aperturae laterales (LUSCHKAE)
C. ambiens	Umfaßt das Mesencephalon und liegt zwischen C. interpeduncularis und C. V. cerebri magnae
C. interpeduncularis	In der Fossa interpeduncularis
C. chiasmatis	Umfaßt Chiasma opticum, Infundibulum und Hypophysenstiel
C. V. cerebri magnae	Zwischen Splenium corporis callosi und Tectum
C. fissurae lateralis	Über Fissura lateralis Sylvii

Im Wirbelkanal bildet die Pia zusätzlich ein in der Frontalebene gelegenes System von Zacken, die *Ligg. denticulata*, die in einer ununterbrochenen Ursprungslinie innen an der Pia und mit einzelnen Zipfeln außen an der Dura angeheftet sind. Diese Ligamente stellen eine Aufhängevorrichtung für das Rückenmark dar, die es im Liquor des Subarachnoidalraums in Schwebe halten. Da das Rückenmark sich nicht über die ganze Länge des Wirbelkanals erstreckt, bildet der Subarachnoidalraum kaudal des Rückenmarks die mit Liquor gefüllte *Cisterna lumbalis*, in der sich Filum terminale und Cauda equina befinden.

> **Klinik**
>
> Bei einer *Lumbalpunktion* (meist im Spatium interspinosum L_5/S_1) dringt die Punktionsnadel durch das Lig. interspinale, den Epiduralraum und die Dura in die Cisterna lumbalis vor. Hier kann dann Liquor für diagnostische Zwecke (Tumor, Blutung, Meningitis) entnommen werden.

Gefäßfreie Ausstülpungen der Arachnoidea, die in der Gegend der Sinus und Vv. diploicae auftreten können, werden als *Granulationes arachnoidales* Pacchioni bezeichnet. Im Bereich des Rückenmarks sind analoge Strukturen vorhanden, die *Villi arachnoidales spinales*, die mit den epiduralen Venen und Lymphgefäßen Kontakt haben.

Die *Pia mater* (s. Abb. 5.1) besteht aus Bindegewebe und Meningealzellen, die in mehreren Lamellen angeordnet sind. Sie ist mit der Oberfläche des ZNS fest verbunden und zieht mit den Blutgefäßen an deren Eintrittsstellen in das Nervengewebe. Die Pia ist immer durch eine Basallamina, die von Gliazellfortsätzen (Astrozyten) gebildet wird, vom Nervengewebe getrennt. Sie erstreckt sich etwa bis zur Aufzweigung der Gefäße in das Kapillarbett und bildet um die Blutgefäße perivaskuläre Spalträume *(Virchow-Robin-Raum)*. Zwischen Pia und Blutgefäßen ist ebenfalls eine Basallamina vorhanden. Diese setzt sich auf die Kapillaren fort und bildet zusammen mit den Endothelzellen und Astrozytenfortsätzen eine Barriere zwischen Nervengewebe und Blut, die als *Blut-Hirn-Schranke* bezeichnet wird.

An einigen Stellen des Ventrikelsystems setzen sich Ependymzellen als *Lamina choroidea epithelialis* auf das gefäßreiche, fenestrierte Kapillaren enthaltende Bindegewebe der Pia, die *Tela cho-*

roidea, fort. Beide Strukturen bilden zusammen die in das Ventrikelsystem hineinragenden *Plexus choroidei*. Die Plexus des III. Ventrikels setzen sich durch die Foramina interventricularia in die Seitenventrikel fort und erstrecken sich dort bis in die Unterhörner. Ein weiterer Plexus kommt im IV. Ventrikel vor. Die *Plexusepithelzellen* der Lamina choroidea produzieren den *Liquor cerebrospinalis* und stellen transportierende Epithelien dar, die das Liquormilieu kontrollieren. Sie sind im Gegensatz zu den „echten" Ependymzellen, die durch „gap junctions" verbunden sind und den Liquorraum der Ventrikel nicht gegen das Hirngewebe abdichten, an der dem Ventrikelraum zugewandten Seite durch „tight junctions" verbunden. Sie bilden damit wie die Arachnoidea eine Liquor-Blut-Schranke. An ihrer apikalen Oberfläche finden sich zahlreiche *Mikrovilli*, an der basalen Seite Membraneinfaltungen, das *basale Labyrinth*. Im Plasmalemm herrscht an den lateralen Seiten der Epithelzellen eine hohe Konzentration an Na^+-K^+-$ATPase$, einem Enzym, das für aktive Transportvorgänge notwendig ist.

Die *Liquorbildung* durch den Plexus choroideus erfordert zunächst an der basalen Seite einen Austausch von H^+-Ionen aus den Epithelzellen gegen Na^+-Ionen aus dem Blut. Diese werden dann an der apikalen Seite in den Ventrikel gepumpt. Cl^-- und HCO_3^--Ionen folgen, um einen Ladungsausgleich zu garantieren. Ebenso strömt Wasser aus den Plexusepithelzellen in den Ventrikel ein, um ein osmotisches Gleichgewicht herzustellen. Durch die Epithelzellen des Plexus werden auch Glukose, Vitamine, Amino- und Nukleinsäuren aus dem Blut in den Liquor transportiert.

> **!** Der Plexus choroideus ist für die Liquorbildung und die Kontrolle des Hirnmilieus durch den Liquor verantwortlich.

Das Ventrikelsystem bildet den inneren Liquorraum des Zentralnervensystems

Das ZNS ist nicht nur außen durch den Subarachnoidalraum von Liquor umgeben, sondern enthält auch einen inneren Liquorraum, das Ventrikelsystem (Abb. 5.2). Die Seitenventrikel liegen in den

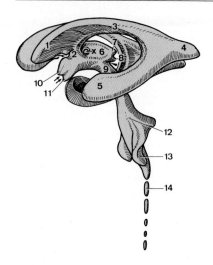

Abb. 5.2. Ventrikelsystem des Gehirns und Rückenmarks.

1 Vorderhorn (Cornu frontale) des Seitenventrikels
2 Foramen interventriculare
3 Pars centralis des Seitenventrikels
4 Hinterhorn (Cornu occipitale) des Seitenventrikels
5 Unterhorn (Cornu temporale) des Seitenventrikels
6 III. Ventrikel
7 Recessus suprapinealis
8 Recessus pinealis
9 Aquaeductus mesencephali
10 Recessus opticus
11 Recessus infundibuli
12 IV. Ventrikel
13 Recessus lateralis des IV. Ventrikels
14 Canalis centralis des Rückenmarks (durch Verklebungen
    des Ependyms kein durchgängiger Kanal)
Pfeil   Commissura rostralis
Doppelpfeil Chiasma opticum
Pfeilkopf   Commissura epithalamica
X   Adhaesio interthalamica

beiden Hemisphären, der III. Ventrikel im Diencephalon und der IV. Ventrikel im Rhombencephalon. III. und IV. Ventrikel sind durch den schmalen Aquaeductus cerebri verbunden. Der IV. Ventrikel setzt sich in den Zentralkanal des Rückenmarks fort, dessen Lumen allerdings häufig durch Wandverklebungen unterbrochen ist. Die Wände der Ventrikel werden von *Ependym* ausgekleidet. Der Liquor wird von den Plexus choroidei der Seitenventrikel und der III. und IV. Ventrikel in das Ventrikelsystem abgegeben. Von dort kann er über die Granulationes arachnoidales in den Sinus sagittalis superior und die Vv. diploicae sowie über die beiden *Aperturae laterales Luschkae* der *Recessus laterales* und die *Apertura mediana Magendii* des IV. Ventrikels in den Subarachnoidalraum abfließen.

Klinik

Durch Fehlbildungen oder Entzündungen kann es im Verlauf der Fetalzeit zu einem Verschluß des Aquaeductus mesencephali und/oder der Aperturae laterales und mediana kommen. Damit ist der Liquorabfluß stark behindert. Es kommt in der Folge zur Druckzunahme im Ventrikelsystem, Erweiterung der Ventrikel, Atrophie des Hirnmantels und, solange die Schädelnähte nicht geschlossen sind, zu einer gewaltigen Vergrößerung des Kopfes. Dieses Krankheitsbild bezeichnet man als *Hydrocephalus internus*. Es muß jedoch betont werden, daß dies nicht die einzigen Ursachen eines Hydrocephalus sind.

Das Ependym wird von einer Lage kinozilienreicher ***Ependymzellen***, den ***Ependymozyten***, gebildet, die auch auf der Oberfläche der Plexus choroidei (hier allerdings mit meist weniger Kinozilien und Tight junctions) zu finden sind. Ihre Kinozilien verursachen einen ständigen Liquorstrom. Die Ependymozyten sind untereinander durch Gap junctions und Maculae adhaerentes verbunden, die einen Flüssigkeitsaustausch zwischen Liquorraum und Interzellularraum des ZNS ermöglichen.

Über den zirkumventrikulären Organen (Kap. 6) kommen kinozilienarme Ependymzellen vor, die ***Tanyzyten***. Sie tragen ventrikelwärts nur eine Kinozilie und sind untereinander durch Tight junctions verbunden, die keinen Flüssigkeitsaustausch zwischen Liquorraum und Interzellularraum gestatten.

6 Blutgefäße von Gehirn und Rückenmark

Übersicht

▶ Die A. carotis interna und die A. vertebralis sind die großen, zuführenden Blutgefäße zum Gehirn

▶ Die Aufzweigungen der Aa. carotis interna, vertebralis und basilaris versorgen definierte Bereiche des Gehirns

▶ Die A. vertebralis und segmentale Arterien aus der Aorta sichern die Blutversorgung des Rückenmarks

▶ Die Kapillaren im Zentralnervensystem sind am Aufbau der Blut-Hirn-Schranke beteiligt

▶ Die Venen des Gehirns münden in die Sinus venosi

▶ Die Venen des Rückenmarks

Das adulte ZNS ist auf die ständige Zufuhr von Glukose und Sauerstoff angewiesen, da Energielieferanten in ausreichender Menge nicht im Nervengewebe gespeichert werden können und ein anaerober Stoffwechsel unter Normalbedingungen nicht möglich ist. Die Blutgefäße sind als Transportwege für beide Moleküle, deren Übertritt in das Nervengewebe von der Blut-Hirn-Schranke (s. S. 163 ff.) nicht behindert wird, von entscheidender Bedeutung. Veränderungen an den Blutgefäßen, die zu Behinderungen des Blutflusses *(Ischämie)* oder zu Blutungen in das Nervengewebe *(Hämorrhagie)* führen, sind die häufigsten Ursachen für Funktionsstörungen und Gewebeschädigungen im ZNS („Schlaganfall").

Arterielle und venöse Blutgefäße und der Blutfluß können beim lebenden Menschen durch bildgebende Verfahren sichtbar gemacht werden. Für eine Auswertung dieser Bilder sind genaue Kenntnisse der Versorgungs- und Drainagegebiete der einzelnen Gefäße notwendig. Nur so können neurologische Befunde mit Veränderungen an den Blutgefäßen in einen diagnostischen Zusammenhang gebracht werden.

Die A. carotis interna und die A. vertebralis sind die großen, zuführenden Blutgefäße zum Gehirn

Die *A. carotis interna*, ein Ast der A. carotis communis, und die *A. vertebralis*, die erste Abzweigung der A. subclavia (in seltenen Fällen auch direkt aus dem Aortenbogen entspringend), sind die beiden großen Blutgefäße, die zusammen die Versorgung des Gehirns sichern.

Die A. carotis interna gelangt durch den *Canalis caroticus* und auf dem *Foramen lacerum* in das Innere des Schädels. Medial des *Processus clinoideus anterior* tritt sie durch die Dura mater hindurch und zweigt sich in der mittleren Schädelgrube auf. Der kurze Gefäßabschnitt vor der Eintrittsstelle in den Karotiskanal wird als *Pars cervicalis* bezeichnet. Die anschließende *Pars petrosa* umfaßt den Gefäßabschnitt, der sich im Karotiskanal befindet. Hier ist die Arterie vom *Plexus caroticus internus* umgeben, der aus sympathischen Nervenfasern besteht. Auf diesen Abschnitt folgt die *Pars cavernosa*, in der die A. carotis interna einen nach vorne konvexen Bogen beschreibt. Hier liegt sie zunächst im *Sinus cavernosus* und tritt dann in die *Cisterna chiasmatis* ein. Aus der Pars cavernosa zweigt die kleine *A. hypophysialis inferior* zur Neurohypophyse ab. Der folgende Abschnitt der A. carotis interna wird als *Pars cerebralis* bezeichnet, aus der die *A. ophthalmica* hervorgeht. Die Pars cerebralis endet an der Aufzweigung in die *Aa. cerebri anterior und media* (Abb. 6.1). Der konvexe Bogen der Pars cavernosa wird mit dem Anfangsteil der Pars cerebralis als *Karotissiphon* zusammengefaßt.

Die A. carotis interna versorgt die Hirnabschnitte, die vor einer gedachten Linie durch den Sulcus parietooccipitalis und die Epiphyse liegen. Zum Einzugsgebiet dieser Arterie zählen somit die Frontal- und Parietallappen des Endhirns, der Pol des Temporallappens und der Boden des Zwischenhirns mit der Hypophyse.

Die *A. vertebralis* gelangt durch das *Foramen magnum* in die hintere Schädelgrube. Noch extradural kann aus ihr eine *A. meningea posterior* (normalerweise nur aus der A. pharyngea ascendens) zur Versorgung der Dura in der hinteren Schädelgrube entspringen. Weiter zweigen aus der A. vertebralis in der Reihenfolge von kaudal nach rostral die *Aa. spinalis posterior, cerebelli inferior posterior* und *spinalis anterior* ab. Etwa in der Mitte des Clivus vereinigen

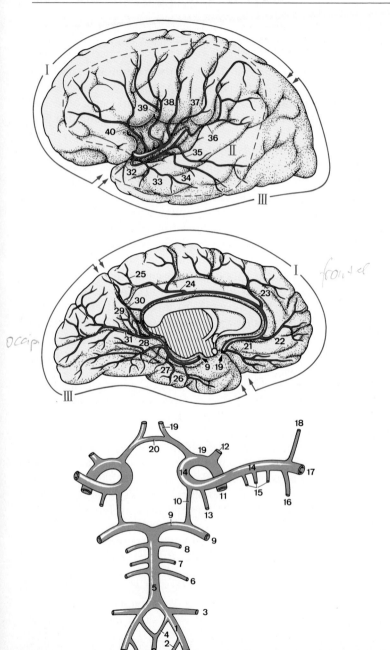

Abb. 6.1. Die Versorgungsgebiete der Aa. cerebri anterior (I)
cerebri media (II) und cerebri posterior (III) sind in Lateralansicht *(oben)* und
Medialansicht *(Mitte)* dargestellt. *Unten:* Beziehung zwischen Aa. carotides
internae, vertebrales und Circulus arteriosus cerebri mit abzweigenden Blutgefäßen.

1 A. vertebralis
2 A. spinalis posterior
3 A. cerebelli inferior posterior
4 A. spinalis anterior
5 A. basilaris
6 A. cerebelli inferior anterior
7 A. pontis
8 A. cerebelli superior
9 A. cerebri posterior
10 A. communicans posterior
11 A. carotis interna
12 A. ophthalmica
13 A. choroidea anterior
14 A. cerebri media
15 Aa. lenticulostriatae (= Aa. centrales anterolaterales)
16 A. temporopolaris
17 Pars insularis arteriae cerebri mediae
18 A. frontobasalis lateralis
19 A. cerebri anterior
20 A. communicans anterior
21 A. frontobasalis medialis
22 A. frontopolaris
23 A. callosomarginalis
24 A. parietalis interna
25 A. parieto-occipitalis
26 R. temporalis inferior anterior
27 R. temporalis inferior posterior
28 A. occipitalis lateralis
29 A. occipitalis medialis
30 R. parieto-occipitalis
31 R. calcarinus
32 A. temporopolaris
33 A. temporalis anterior
34 A. temporalis intermedia
35 A. temporalis posterior
36 Aa. supramarginalis und gyri angularis
37 A. sulci postcentralis
38 A. sulci centralis
39 A. sulci precentralis
40 A. frontobasalis lateralis

sich die Aa. vertebrales beider Seiten zur *A. basilaris*, die sich rostral in die beiden *Aa. cerebri posteriores* aufzweigt und über diese Gefäße in den *Circulus arteriosus cerebri* einmündet. In der Reihenfolge von kaudal nach rostral entspringen aus der A. basilaris die *Aa. cerebelli inferior anterior, pontis* und *cerebelli superior* (s. Abb. 6.1).

Das Versorgungsgebiet der A. vertebralis umfaßt den Okzipital- und den Rest des Temporallappens, kaudale Teile des Thalamus, Corpus callosum und der Capsula interna sowie das gesamte Rhombencephalon.

Aufzweigungen der Aa. carotis interna und basilaris beider Seiten bilden an der Hirnbasis den **Circulus arteriosus cerebri (Willisi)**, der die Stromgebiete der vier Arterien miteinander verbindet. Die beiden Aa. carotides internae sind über die *Aa. communicantes posteriores* mit den Aa. cerebri posteriores, die aus der A. basilaris entspringen, verbunden. Nach rostral ist die A. carotis interna der einen Seite über die A. cerebri anterior, die *A. communicans anterior* und die kontralaterale A. cerebri anterior mit der A. carotis interna der Gegenseite verbunden (s. Abb. 6.1).

> **!** Der Circulus arteriosus cerebri bildet an der Hirnbasis einen Anastomosensystem, das die Stromgebiete der Aa. carotides internae und basilaris anatomisch, aber nicht immer auch funktionell ausreichend miteinander verbindet.

Die Aufzweigungen der Aa. carotis interna, vertebralis und basilaris versorgen definierte Bereiche des Gehirns

Die drei großen intrakraniellen Arterien, Aa. carotis interna, vertebralis und basilaris werden mit ihren wichtigsten Aufzweigungen und Versorgungsgebieten systematisch dargestellt (s. Abb. 6.1).

A. carotis interna

Die **A. ophthalmica** ist der erste Ast der Pars cerebralis der A. carotis interna. Sie zieht mit dem N. opticus durch den Canalis opticus in die Orbita. Dort gibt sie zahlreiche Äste zu allen Organen der

Orbita ab. Eine wichtige Abzweigung der A. ophthalmica ist die *A. centralis retinae*, welche die Netzhaut versorgt.

Die *A. communicans posterior* (s. Abb. 6.1) gibt Äste zur Versorgung von Nucleus nervi oculomotorii, Chiasma opticum, Hypothalamus, Thalamus und der Cauda nuclei caudati ab.

Die *A. choroidea anterior* (s. Abb. 6.1) versorgt Teile des Plexus choroideus der Seitenventrikel und des III. Ventrikels, das Knie und den hinteren Schenkel der Capsula interna, den Tractus opticus und das Corpus geniculatum laterale, die Cauda nuclei caudati und den Globus pallidus, Teile des Hypothalamus, das Corpus amygdaloideum, den Nucleus ruber und die Substantia nigra.

Die *A. cerebri anterior* (s. Abb. 6.1) ist vor dem Chiasma opticum über die A. communicans anterior mit der entsprechenden Hirnarterie der anderen Seite verbunden. Über kurze Äste versorgt sie Chiasma opticum sowie Nervus und Tractus opticus. Die im weiteren Verlauf von der A. cerebri anterior abzweigenden *Aa. centrales (Heubneri) longae* und *breves* durchbluten den vorderen Anteil des Hypothalamus, Septum pellucidum, Columna fornicis, Commissura rostralis, Corpus striatum, Globus pallidus, vorderen Teil der Capsula interna, Substantia perforata rostralis, die den größten Teil des Riechhirns enthält, und Bulbus mit Tractus olfactorius. Die *A. communicans anterior* gibt Äste zu Chiasma opticum, Genu corporis callosi, Septum pellucidum, Lamina terminalis, Commissura rostralis und Area praeoptica hypothalami ab. Nach der Abzweigung der A. communicans anterior setzt sich die A. cerebri anterior als *A. pericallosa* fort. Sie zieht um das Balkenknie herum nach dorsal und verläuft im Sulcus corporis callosi bis zum Splenium corporis callosi. Auf diesem Weg versorgt sie den medialen Teil der Basalfläche des Lobus frontalis über die *A. frontobasalis medialis* und die mediale Hemisphärenfläche der Frontal- und Parietallappen bis zur Mantelkante über die *Aa. frontopolaris, callosomarginalis* und *parietalis interna*, die sich in die *A. parietooccipitalis* aufzweigt. Das Versorgungsgebiet der A. cerebri anterior endet im Sulcus parieto-occipitalis, wo die A. parietooccipitalis Anastomosen mit der A. cerebri posterior bildet. An der Mantelkante kommt es zu Anastomosen zwischen den A. cerebri anterior und posterior.

> **!** Die A. cerebri anterior kann in einen präkommissuralen Teil vor der Abzweigung der A. communicans anterior (A1-Segment) und einen postkommissuralen Anteil nach dieser Abzweigung (A2-Segment) gegliedert werden. Ihr Versorgungsgebiet ist die mediale Hemisphärenfläche vom Frontalpol bis zum Sulcus parietooccipitalis, es dehnt sich gering über die Mantelkante auf die laterale Hemisphärenfläche aus.

Klinik

Ein Verschluß der A. cerebri anterior führt zu motorischen und sensorischen Ausfällen vor allem im kontralateralen Bein und Fuß sowie zu Sprachstörungen durch Beeinträchtigung des supplementärmotorischen Cortex.

Ein Ausfall der A. centralis longa hat motorische Aphasie (Störung des Sprachvermögens), Hemiparese (Lähmung einer Körperseite) und Lähmung der von den Nn. facialis und hypoglossus innervierten Muskulatur zur Folge, da sie den vorderen Schenkel der Capsula interna versorgt. Hier liegen wichtige Bahnen für die entsprechenden Funktionen.

Ein Ausfall der A. communicans anterior kann, da sie den Hypothalamus durchblutet, zu Störungen des Elektrolythaushaltes führen.

Die **A. cerebri media** (s. Abb. 6.1) zieht in den Sulcus cerebri lateralis. Sie ist der stärkste Ast der A. carotis interna. Zunächst zweigen aus der A. cerebri media die *Aa. centrales anterolaterales (Aa. lenticulostriatae)* ab und dringen durch die Substantia perforata rostralis in das Gehirn ein. Sie versorgen die Substantia innominata mit dem Nucleus basalis Meynert, das Corpus striatum, den lateralen Teil der Capsula interna mit Corona radiata und die Commissura rostralis mit Blut.

Klinik

Ein Verschluß der A. cerebri media führt zur motorischen und sensorischen Störungen vor allem des Gesichts und der Arme auf der kontralateralen Seite. Störungen der räumlichen Wahrnehmung, Aphasie und Einschränkungen des Sehfeldes (homonyme Hemianopsie) werden ebenfalls beobachtet. Ein Verschluß einer oder mehrerer Aa. lenticulostriatae ist ein besonders häufiges Ereignis bei Hirndurchblutungsstörungen. Danach kommt es oft zu einer kompletten Lähmung der kontralateralen Körperhälfte.

Die nächste Abzweigung der A. cerebri media ist die *A. temporopolaris*, die den Polbereich des Lobus temporalis durchblutet. Es folgen die sehr variablen Abzweigungen im Bereich der Insula. Meist finden sich jedoch zunächst zwei Hauptstämme. Der aufsteigende Hauptstamm wird als Truncus superior mit seinen Aufzweigungen in *Aa. frontobasalis lateralis, sulci precentralis, sulci centralis, sulci postcentralis, supramarginalis und gyri angularis* und der absteigende Hauptstamm als Truncus inferior mit seinen Aufzweigungen in *Aa. temporales anterior, intermedia* und *posterior* sowie *Rr. insulares* bezeichnet. Diese Äste versorgen die gleichnamigen Bereiche der lateralen Hemispärenfläche in den Frontal-, Parietal- und Temporallappen. Die Rr. insulares enden im Corpus amygdaloideum.

Klinik

Ein Ausfall der Aa. supramarginalis und gyri angularis führt zu Gesichtsfeldausfällen (Hemianopsie) und Störungen des Sprach- und Lesevermögens (sensorische Aphasie und Alexie). Die A. temporalis posterior versorgt das Hirnrindengebiet, in dem das Wernicke-Sprachzentrum liegt. Ihr Ausfall führt daher zu einer Störung des Sprachverständnisses (sensorische Aphasie).

!

Die A. cerebri media kann in einen sphenoidalen Teil mit der Abzweigung vor der Insula (M1-Segment) und in einen insulären Anteil mit den Abzweigung der Truncus superior und inferior (M2-Segment) gegliedert werden. Ihr Versorgungsgebiet ist die laterale Hemisphärenfläche vom Frontalpol bis zum Beginn des Lobus occipitalis.

A. vertebralis

Die *A. cerebelli inferior posterior* (s. Abb. 6.1) ist der einzige Ast der A. vertebralis, der ausschließlich der Hirndurchblutung dient. Er entspringt auf der Höhe der Olive. Nicht selten ist diese Arterie aber auch eine Abzweigung der A. basilaris. Kleine Äste aus der A. vertebralis sowie die A. cerebelli inferior posterior versorgen die Nuclei nervi hypoglossi, dorsalis nervi vagi, ambiguus, solitarius, olivaris caudalis, spinalis nervi trigemini, vestibularis inferior, cuneatus, gracilis, die Formatio reticularis und die Tractus olivocerebellaris, spinocerebellares ventralis und dorsalis, spinothalamicus und spinalis nervi trigemini sowie die Unterflächen des Vermis cerebelli und der Kleinhirnhemisphäre. Äste aus den Aa. spinales anterior und posterior – Abzweigungen der A. vertebralis – enden in Tractus corticospinalis, Nuclei olivaris accessorius medialis, nervi hypoglossi, solitarius, dorsalis nervi vagi, gracilis sowie in Lemniscus medialis und Formatio reticularis.

> **!** Die Hauptversorgungsgebiete der A. vertebralis sind die kaudalen Teile der Medulla oblongata und die Unterfläche des Kleinhirns.

A. basilaris

Die erste Abzweigung der A. basilaris ist in den meisten Fällen die **A. cerebelli inferior anterior** (s. Abb. 6.1). Sie bildet Anastomosen mit den Aa. cerebelli inferior posterior und superior. Ihre Versorgungsgebiete sind die untere Fläche des Kleinhirns um die Fissura horizontalis cerebelli herum und der Flocculus, die Tractus corticospinalis und spinalis nervi trigemini, Nuclei motorius und principalis nervi trigemini sowie der Pedunculus cerebellaris medius. Über die aus ihr hervorgehende **A. labyrinthi** (meist sind zwei Aa. labyrinthi ausgebildet) durchblutet sie das gesamte Innenohr.

> **Klinik** Bei Durchblutungsstörungen im Versorgungsbereich der A. labyrinthi können ein *akuter Hörsturz* mit Schwerhörigkeit und pfeifenden Ohrgeräuschen und die Meniére-Krankheit mit Nystagmus, Schwindel und Ohrensausen auftreten.

Auf der Höhe der Brücke zweigen die **Aa. pontis** (Rr. ad pontem) (s. Abb. 6.1) aus der A. basilaris ab. Sie versorgen zusammen mit Ästen aus den Aa. cerebelli inferior anterior und labyrinthi die Pons mit ihren Kerngebieten und Faserbahnen.

Die letzte größere Abzweigung aus der A. basilaris ist die **A. cerebelli superior** (s. Abb. 6.1). Sie ist die größte Kleinhirnarterie und zieht durch die Cisternae interpeduncularis und ambiens zu den oberen, dorsalen und lateralen Abschnitten des Kleinhirns, zu Nucleus dentatus, Pedunculus cerebellaris cranialis, Velum medullare craniale und Colliculus caudalis.

Die A. basilaris geht schließlich in die **A. cerebri posterior** (s. Abb. 6.1) und die **A. communicans posterior** unmittelbar vor dem N. oculomotorius in der Cisterna interpeduncularis über. Der Abschnitt zwischen diesen beiden Aufzweigungen wird als Pars praecommissuralis (P1-Segment) bezeichnet. Die Pars postcommissuralis (P2-Segment) liegt in der Cisterna ambiens und erstreckt sich zwischen der A. communicans posterior und dem R. temporalis inferior posterior. Dann schließt sich die Pars quadrigemina (P3-Segment) an, die in der Cisterna quadrigemina liegt. Der letzte Abschnitt ist die Pars terminalis (P4-Segment). Aus diesen Abschnitten werden die Rindengebiete des Lobus occipitalis (Aa. occipitales lateralis und medialis, Rr. parietooccipitalis und calcarinus), hintere Teile des Lobus parietalis, Basalfläche des Lobus temporalis mit Gyrus temporalis inferior (Rr. temporales inferiores anterior und posterior), Gyrus parahippocampalis und Hippocampus, Plexus choroideus des Seitenventrikels und des III. Ventrikels, hinterer Schenkel der Capsula interna, Hypothalamus mit Corpus mamillare, Thalamus und Corpora geniculata, rostrales Mesencephalon mit Nuclei ruber und niger, Pedunculus cerebri mit Tractus corticospinalis und corticonuclearis und Tectum versorgt.

> **!** Die Hauptversorgungsgebiete der A. basilaris sind die Dorsalfläche des Kleinhirns, das Mesencephalon, die Unterfläche des Temporallappens und der gesamte Okzipitallappen.

> **Klinik**
> Ein Verschluß der A. cerebri posterior führt unter anderem zu einem speziellen Gesichtsfeldausfall, der als homonyme Hemianopsie bezeichnet wird. Das zentrale Gesichtsfeld bleibt oft erhalten, da der Hirnrindenbereich, in dem die Macula repräsentiert ist, auch aus der A. cerebri media versorgt werden kann.

Die A. vertebralis und segmentale Arterien aus der Aorta sichern die Blutversorgung des Rückenmarks

Das Rückenmark wird aus den Aa. vertebrales über die Aa. spinales anterior und posterior und aus der Aorta über die Rr. spinales mit arteriellem Blut versorgt.

A. vertebralis

Die A. vertebralis jeder Seite gibt ventral – kurz vor der Vereinigung zur A. basilaris – je eine **A. spinalis anterior** ab. Beide Spinalarterien vereinigen sich meist auf Höhe der Pyramidenbahnkreuzung zu einem ventral gelegenen Gefäß, das in den *Truncus arteriosus spinalis ventralis* übergeht. Dorsal entspringt ebenfalls noch intrakranial, meist aus den Aa. vertebrales beider Seiten, je ein Blutgefäß, die *A. spinalis dorsalis*. Die dorsalen Spinalarterien bleiben jedoch oft als getrennte Gefäße erhalten und setzen sich in die *Trunci arteriosi spinales dorsales* fort. Aus der A. spinalis dorsalis zieht ein Ast nach kranial zur Versorgung des Pedunculus cerebellaris caudalis. Im Halsbereich geben die Aa. vertebrales, cervicales ascendentes und cervicales profundae *Rr. spinales* (s. unten) zur Versorgung des Rückenmarks ab.

Aorta

Aus der Aorta entspringen im Bereich der Thorakal- und Lumbalsegmente über die Aa. intercostales und lumbales segmentale **Rr. spinales**, die in den Foramina intervertebralia liegen und nach Abgabe der Rr. anteriores und posteriores für den Wirbelkanal als *Aa. nervomedullares* bezeichnet werden. Im Sakralbereich zweigen die Rr. spinales aus den Aa. sacrales laterales, iliolumbales und iliacae internae ab. Die ursprüngliche segmentale Anordnung der Rr. spinales geht im Laufe der Ontogenese verloren. Es bleiben meist 12 Arterienpaare übrig, die aber oft asymmetrisch angelegt sind. Der größte R. spinalis findet sich im Bereich der unteren Thorakalsegmente und wird als **A. radicularis magna (Adamkiewicz)** bezeichnet. Sie stellt den wichtigsten Zufluß zur Intumescentia lumbalis dar. Aus den Aa. nervomedullares gehen nach Durchtritt durch die Dura die *Rr. radiculares dorsales* und *ventrales* hervor, die mit den Hinter- und Vorderwurzeln der Spinalnerven zum Rückenmark ziehen. In der Fissura mediana und im Sulcus dorsolateralis teilen sich diese Äste auf und bilden so die Trunci arteriosi.

Die Trunci arteriosi spinales ventralis und dorsales geben Seitenäste ab, die sich in der Pia mater weiter verzweigen und dort die **Vasocorona medullaris** bilden. Das Rückenmark wird durch Arterien versorgt, die aus dem Truncus arteriosus spinalis ventralis und der Vasocorona medullaris entspringen. Aus dem Truncus arteriosus spinalis ventralis zweigt die *A. sulcocommissuralis (A. centralis)* ab, die Vorderstrang, Vorder- und Seitenhörner, Basis des Hinterhorns und Commissurae grisea und alba versorgt. Aus der Vasocorona medullaris werden Hinterstrang, Kopf des Hinterhorns, Seitenstrang und die peripheren Randgebiete der weißen Substanz durchblutet.

> **Klinik**
>
> Das Spinalis-anterior-Syndrom, z. B. durch eine Thrombose im Zervikalbereich, ist durch schlaffe Lähmung der oberen Extremität, spastische Lähmung der unteren Extremität, Herabsetzung der Schmerz- und Temperaturempfindung sowie Blasen- und Mastdarmlähmung charakterisiert. Berührungsempfindung und Propriozeption bleiben ungestört, da diese Bahnen dem Versorgungsgebiet der Trunci spinales dorsales zuzuordnen sind.

Die Kapillaren im Zentralnervensystem sind am Aufbau der Blut-Hirn-Schranke beteiligt

Durch die Oberfläche des Gehirns dringen Arterien unterschiedlichen Kalibers ein. Generell gilt, daß sich die kleinlumigen Arterien oberflächlich, die großlumigen Arterien mehr in der Tiefe in das Kapillarbett verzeigen. Im Gegensatz zu vielen anderen Organen (z. B. Leber, Milz, Darm, Niere, Knochenmark) sind die Endothelzellen der Kapillaren des ZNS durch *Tight junctions* dicht miteinander verbunden. Ein parazellulärer Stofftransport ist daher nicht möglich. Gleichzeitig wird durch *Enzyme in der Endothelzelle* an der lumenwärts gerichteten Seite eine Barriere aufgebaut, die den Transport von Molekülen aus dem Blut in das Nervengewebe kontrolliert. Während Sauerstoff frei übertreten kann, gelangt Glukose, die für den Energiestoffwechsel adulter Nervenzellen unerläßlich ist, durch ein spezifisches Transportsystem in das Nervengewebe. Eine dritte Barriere wird durch die *Basalmembran* errichtet. Schließlich ist die Basalmembran noch durch Fortsätze von *Astrogliazellen* lückenlos bedeckt. Alle Strukturen zusammen bilden die *Blut-Hirn-Schranke*, die das ZNS vor dem Eintreten der meisten im Blut gelösten Moleküle schützt und dadurch das interne Milieu des Nervengewebes stabilisiert.

Das Kapillarbett der Blutgefäße im ZNS, die Basalmembran und die Astroglia sind an der Bildung der Blut-Hirn-Schranke beteiligt.

Nicht an allen Stellen im ZNS ist jedoch eine Blut-Hirn-Schranke vorhanden. In den sog. *neurohämalen Zonen* des Gehirns können Substanzen aus dem Blut durch fenestrierte Kapillaren in den Interzellularraum des Nervengewebes und umgekehrt übertreten. Zu den neurohämalen Zonen zählen die *Eminentia mediana* mit dem *Neurallappen* der Hypophyse (Kap. 16), die *Plexus choroidei* (Kap. 5), das *Corpus pineale* (Kap. 7 und 16), das *Organum vasculosum laminae terminalis*, das *Subfornikalorgan* und die *Area postrema*. Alle diese Strukturen werden auch zu den ***zirkumventrikulären Organen*** (Abb. 6.2) gezählt, zu denen auch das *Subkommissuralorgan* gehört.

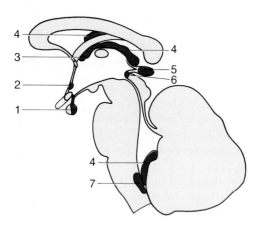

Abb. 6.2. Lokalisation der zirkumventrikulären Organe (rot)

1 Eminentia mediana und Neurallappen
2 Organum vasculosum laminae terminalis
3 Subfornikalorgan
4 Plexus choroideus
5 Corpus pineale
6 Subkommissuralorgan
7 Area postrema

Das Subkommissuralorgan hat jedoch im Gegensatz zu den anderen zirkumventrikulären Organen eine Blut-Hirn-Schranke. Es liegt auf der Commissura epithalamica unmittelbar vor dem Übergang des III. Ventrikels in den Aquädukt. Seine Ependymzellen sezernieren Glykoproteide in das Ventrikelsystem, die den *Reissner-Faden* bilden. Diese ca. 50 μm dicke, zell- und faserfreie Struktur reicht beim Embryo bis zum kaudalen Ende des Zentralkanals im Rückenmark und wird für morphogenetische Vorgänge bei der Entstehung des Achsenskeletts und des Rückenmarks verantwortlich gemacht. Das Subkommissuralorgan des Erwachsenen ist stark reduziert. Über seine Funktion beim Menschen ist praktisch nichts bekannt.

Die meisten zirkumventrikulären Organe sind unpaar, liegen in der Mediansagittalebene und werden an ihrer Außenseite vom Subarachnoidalraum und an ihrer Innenseite vom Ventrikelsystem begrenzt.

Das beim Menschen rudimentäre Organum vasculosum laminae terminalis ist in der dünnen Lamina terminalis des III. Ventrikels gelegen. Neben reichlich Blutgefäßen enthält es die Peptide Somatostatin und Luliberin, die hier an das Blut abgegeben werden. Außerdem besitzt es Angiotensin-II-sensitive Zellen. Bei Zerstörung dieser Zellen kommt es unter Salzbelastung nicht zu vermehrtem Trinken.

Das Subfornikalorgan liegt zwischen den Foramina interventricularia und den beiden bogenförmig darüber hinwegziehenden Fornices. Außerdem sind an dieser Stelle die Plexus choroidei der Seitenventrikel und des III. Ventrikels befestigt. Angiotensin II gelangt aus dem Blut in das Subfornikalorgan, das die entsprechenden Rezeptoren und das Angiotensin-converting-Enzym besitzt. Aus diesem Organ führen neuronale Verbindungen zu den Nuclei paraventricularis und supraopticus des Hypothalamus. Das Subfornikalorgan spielt eine Rolle bei der Kontrolle des Flüssigkeitshaushaltes.

Die Area postrema ist ein paariges Organ am kaudalen Ende des IV. Ventrikels. Sie enthält Neurone, die Noradrenalin, Dopamin und Enkephalin bilden. Serotoninerge und noradrenerge Axone enden in diesem Organ. Außerdem erhält es Substanz-P-haltige Afferenzen aus dem Nucleus solitarius. Efferenzen ziehen zu diesem Kern und dem Nucleus parabrachialis. Die Area postrema ist eine Triggerzone für den Brechreflex und ist an der Regulation des Eß- und Trinkverhaltens beteiligt.

Klinik

Digitalisglykoside, die bei der Therapie der Herzinsuffizienz eingesetzt werden, können in der Area postrema durch das Fehlen der Blut-Hirn-Schranke in das ZNS eintreten und bei Überdosierung den Brechreflex auslösen.

!

Einige zirkumventrikuläre Organe sind Teil des neuroendokrinen Systems, andere sind Triggerzonen bei der Regulation des Wasserhaushaltes. Fast alle haben keine Blut-Hirn-Schranke.

Die Venen des Gehirns münden in die Sinus venosi

Die intrakranialen Venen führen das Blut des Kapillarbetts den *Sinus durae matris* (Abb. 6.3) zu. Dies sind von der Dura mater bzw. Periost gebildete, starrwandige Blutleiter, die an ihrer Innenseite von Endothel ausgekleidet sind und keine Venenklappen enthalten. Sie nehmen nicht nur Blut aus dem Gehirn, sondern auch aus den Hirnhäuten, der Augenhöhle und dem Schädeldach auf. Die Sinus stehen untereinander in Verbindung und münden schließlich in die *V. jugularis interna* ein.

Venen des Prosencephalons

Diese Venen (s. Abb. 6.3) lassen sich in zwei große Gruppen gliedern: *Vv. cerebri superficiales*, die das Blut aus der Hirnrinde und dem Marklager aufnehmen, und *Vv. cerebri profundae*, die Blut aus den tieferen Anteilen des Marklagers, Basalganglien, Diencephalon und Plexus choroidei der Seitenventrikel und des III. Ventrikels aufnehmen. Die Vv. cerebri superficiales münden in die Sinus sagittalis superior und in die mehr basal gelegenen Sinus transversus, cavernosus, petrosus superior und sphenoparietalis, die Vv. cerebri profundae in die V. cerebri magna Galeni (zu den Sinus s. unten). Oberflächliche und tiefe Venen des Prosencephalons sind über

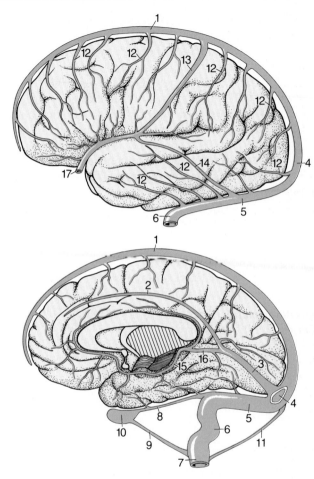

Abb. 6.3. Sinus durae matris und Venen.

1 Sinus sagittalis superior
2 Sinus sagittalis inferior
3 Sinus rectus
4 Confluens sinuum
5 Sinus transversus
6 Sinus sigmoideus
7 V. jugularis interna
8 Sinus petrosus superior
9 Sinus petrosus inferior

10 Sinus cavernosus
11 Sinus occipitalis
12 Vv. cerebri superficiales
13 V. anastomotica superior (Trolard)
14 V. anastomotica inferior (Labbé)
15 V. basalis (Rosenthal)
16 V. cerebri magna (Galen)
17 V. cerebri media superficialis

zahlreiche Anastomosen verbunden. Die wichtigste gemeinsame Endstrecke beider Venensysteme ist die *V. basalis (Rosenthal)*, die um den Tractus opticus und den Peduculus cerebri herum nach hinten in die *V. cerebri magna* einmündet, die im Sinus rectus endet.

Auch die verschiedenen oberflächlichen Venen zeigen eine ausgeprägte Anastomisierung. Die wichtigsten Anastomosen werden von der ***V. anastomotica superior Trolard*** und der ***V. anastomotica inferior (Labbé)*** gebildet. Die Trolard-Anastomose verläuft von der Mantelkante schräg nach vorne abwärts und verbindet den Sinus sagittalis superior mit dem Sinus sphenoparietalis. Die Labbé-Anastomose zieht schräg von vorne oben nach hinten unten über den Temporallappen und mündet in den Sinus transversus. Beide Anastomosen stellen also eine Verbindung zwischen dem Sinus sagittalis superior und dem basal gelegenen Sinus transversus dar.

Venen des Rhombencephalons

Die ***Vv. cerebelli*** leiten das Blut aus dem Kleinhirn in die V. cerebri magna, Sinus rectus, Confluens sinuum und Sinus transversus. Ein Teil der Kleinhirnvenen kann auch in die *V. petrosa superior (Dandy)* einmünden, die außerdem venöses Blut aus der Pons und der Medulla oblongata aufnimmt. Diese Vene endet meist vom Kleinhirnbrückenwinkel am N. trigeminus aufsteigend im Sinus petrosus superior. Längsverlaufende Venen am Hirnstamm stellen eine Fortsetzung der longitudinalen Rückenmarksvenenstämme dar und ermöglichen so eine Verbindung zur V. basalis und zur V. petrosa superior.

Sinus durae matris

Die Sinus durae matris (s. Abb. 6.3) können in eine obere und eine untere Gruppe gegliedert werden. Die obere Gruppe wird von den *Sinus sagittalis superior, sagittalis inferior, rectus* und *occipitalis* gebildet. Sie vereinigen sich auf Höhe der Protuberantia occipitalis interna im ***Confluens sinuum***, das über die Sinus transversus und sigmoideus mit der V. jugularis interna verbunden ist. Die untere Gruppe wird von den *Sinus cavernosus, sphenoparietalis, petrosus superior* und *petrosus inferior* gebildet. Zahlreiche ***Vv. emissariae*** durchbohren den Schädelknochen und verbinden an verschiedenen Stellen die intrakranialen Sinus mit extrakranialen Venen.

Der **Sinus sagittalis superior** zieht vom Foramen caecum unmittelbar unter dem Schädeldach mit dem Oberrand der Falx cerebri bis zum Confluens sinuum. Neben oberflächlichen Hirnvenen nimmt der Sinus sagittalis superior auch Venen aus dem Schädeldach, die *Vv. diploicae*, und aus den Hirnhäuten, die *Vv. meningeae*, auf. Außerdem stülpen sich in den Sinus von Endothel überzogene, gefäßlose Arachnoidalzotten, die *Granulationes arachnoideales* (Pacchioni-Granulationen), vor, die dem Liquorabfluß in die Sinus dienen. Arachnoidealzotten dringen auch in die Schädelkalotte ein und erreichen die Diploevenen. Über *Vv. emissariae*, die das Schädeldach durchbohren, kann Blut aus dem Sinus sagittalis superior in die Vv. temporales superficiales abfließen.

Der **Sinus sagittalis inferior** verläuft im unteren Rand der Falx cerebri und mündet auf dem Tentorium cerebelli in den *Sinus rectus*, der seinerseits zum *Confluens sinuum* zieht. Das Confluens sinuum hat einen Hauptabflußweg über die *Sinus transversi* beider Seiten in die *Sinus sigmoidei* und schließlich in die *Vv. jugularis internae*. Ein weiterer Abflußweg führt vom Confluens sinuum in den *Sinus occipitalis*, der sich oberhalb des Foramen magnum in zwei *Sinus marginales* teilt, die in den Vv. jugulares internae am Foramen jugulare enden.

Der **Sinus cavernosus** wird medial von einem Duraseptum und dem Corpus ossis sphenoidalis, vorne von der Fissura orbitalis inferior, hinten von der Felsenbeinpyramide, oben und lateral vom Tentorium cerebelli und unten von der Ala major ossis sphenoidalis begrenzt. Durch den Sinus cavernosus ziehen die A. carotis interna und die Nn. ophthalmicus, oculomotorius, trochlearis und abducens. In den Sinus cavernosus münden die V. ophthalmica superior und der Sinus sphenoparietalis sowie weitere kleinere Venen. Der Sinus cavernosus setzt sich in die Sinus petrosi superior und inferior fort.

Klinik

Die Verbindung zwischen dem Sinus cavernosus und der V. ophthalmica superior ist von klinischer Bedeutung, da sie eine Anastomose zwischen extrakraniellen und intrakraniellen Stromgebieten darstellt. Die V. ophthalmica superior erhält über die V. angularis Blut aus der Nasen- und Oberlippenregion. Daher können sich Infektionen in diesem Bereich des Gesichts über die Verbindung zum Sinus cavernosus in den intrakraniellen Raum ausbreiten.

Der *Sinus sphenoparietalis* entspringt im Sinus sagittalis superior, verläuft parallel zur Knochennaht zwischen Os parietale und Os frontale nach lateral und basal und setzt sich dann auf den Rand der Ala minor ossis sphenoidalis fort. Er mündet in den Sinus cavernosus ein.

Der *Sinus petrosus superior* zieht am Oberrand der Pars petrosa ossis temporalis nach kaudal und mündet in den Sinus sigmoideus. Er überquert in seinem Verlauf den N. trigeminus und den N. abducens, von dem er durch das Lig. sphenopetrosum getrennt ist. In ihn mündet u. a. die Labbé-Anastomose ein.

Der *Sinus petrosus inferior* folgt in seinem Verlauf der Fissura petrooccipitalis und mündet nach Durchtritt durch das Foramen jugulare extrakranial in die V. jugularis interna ein.

Die Venen des Rückenmarks

Der venöse Abfluß aus dem Kapillarbett des Rückenmarks ist zunächst parallel zu den zuführenden arteriellen Blutgefäßen angeordnet. *Vv. centrales* führen Blut aus den ventralen zwei Dritteln der grauen Substanz durch die Fissura mediana in die *V. longitudinalis mediana anterior.* Aus den übrigen Gebieten des Rückenmarks ziehen radiär angeordnete Venen in das piale Venengeflecht, in dem neben der oben erwähnten vorderen Längsvene noch eine *V. longitudinalis mediana posterior* und im Bereich der beiden Spinalnervenwurzeln eine *V. longitudinalis lateralis anterior* bzw. *posterior* zu finden sind. Diese Längsstämme münden in *Vv. radiculares* ein, die ihrerseits in den *Plexus venosi vertebrales interni* enden.

Diese Venenplexus liegen in dem im Wirbelkanal weiten Epiduralraum. Vereinfachend lassen sich in diesem komplexen Venengeflecht vordere und hintere, längsverlaufende Venenstämme erkennen. Der *Plexus venosus vertebralis internus anterior* mündet über Venenarkaden durch die Zwischenwirbelkanäle und über *Vv. basivertebrales*, die mitten durch die Wirbelkörper ziehen, in den *Plexus venosus vertebralis externus anterior.* Der *Plexus venosus vertebralis internus posterior* leitet das venöse Blut über Venen in den Zwischenwirbelkanälen in den *Plexus venosus vertebralis externus posterior.*

Beide äußeren Venengeflechte münden kranial im Bereich des Foramen occipitale magnum in die Sinus occipitalis, petrosus inferior und sigmoideus. In den mehr kaudalen Bereichen der Wirbelsäule findet die Drainage über segmentale Venen in die Vv. azygos, hemiazygos, lumbales ascendentes und iliacae internae statt.

Teil IV

Funktionelle Systeme

7 Visuelles System

Das visuelle System besteht aus einem rezeptiven Abschnitt mit Sinneszellen in der Netzhaut des Auges, der *Retina*, und einem integrativen Anteil mit zahlreichen Neuronen in der Retina und im Gehirn. Zum normalen Sehvorgang müssen jedoch noch weitere Strukturen des Auges (Hornhaut, Linse, Iris, Glaskörper, innere

Augenmuskulatur) beitragen. Im Rahmen einer funktionellen Neuroanatomie liegt der Schwerpunkt auf den neuronalen Anteilen. Die übrigen Teile des Auges werden nur so weit dargestellt, wie es für das Verständnis des visuellen Systems unerläßlich ist.

Die Retina ist ein „peripherer" Hirnabschnitt

Die Ontogenese der Retina zeigt, daß dieses Sinnesorgan ein in die Peripherie verlagerter Hirnanteil ist.

Noch vor Schluß des Neuralrohrs ist beim Embryo auf der Ventrikelseite im Bereich des späteren Diencephalons beidseits eine

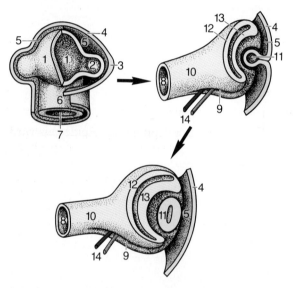

Abb. 7.1. Entwicklung des Auges während der Ontogenese (nach Moore). Die Entwicklungssequenz ist durch *Pfeile* angegeben.

1 Wand des Diencephalons	*8* Lumen des Augenbecherstiels
2 Augenbläschen	*9* Augenbecherspalte
3 Linsenplakode	*10* Augenbecherstiel
4 Ektoderm	*11* Linsenbläschen
5 Mesenchym	*12* äußeres Blatt des Augenbechers
6 Neuralrohr	*13* inneres Blatt des Augenbechers
7 Ventrikel	*14* A. und V. hyaloidea

Grube, die *Fovea optica*, erkennbar, die in das umgebende Mesenchym als **Augenblase** seitlich vorwächst (Abb. 7.1 *oben links*). Die Höhle der Augenblase steht mit dem Ventrikelsystem des Vorderhirns durch den *Sehventrikel* in offener Verbindung. Aus dem hirnnahen Anteil der Augenblase wird der *Augenblasenstiel*, der periphere Anteil der Augenblase dringt bis zur lokal verdickten Epidermis vor, die als **Linsenplakode** bezeichnet wird. Aus ihr entwickelt sich unter Abschnürung vom Epithel das Linsenbläschen.

Aus dem peripheren Anteil der Augenblase entsteht durch Einstülpung der Oberfläche, die der Linsenplakode zugewandt ist, der **Augenbecher**. Dabei wird die spätere Linse vom Augenbecher umfaßt (Abb. 7.1 *oben rechts*). Der eingestülpte Anteil der Augenblase wird als *inneres Blatt des Augenbechers*, der ihn umgebende Anteil als *äußeres Blatt* bezeichnet. Der Ventrikel der Augenblase reduziert sich zu einem schmalen Spaltraum.

> **!** Die Retina entsteht aus einer lateralen Ausstülpung (Augenblase) des Zwischenhirns.

Das über dem Augenbecher liegende Epithel der Epidermis wird zur Hornhaut, **Cornea**. Am äußeren Rand des Augenbechers bilden inneres und äußeres Blatt zusammen die **Iris** mit den *Mm. sphincter und dilatator pupillae* sowie das *Corpus ciliare*, an dem die Linse aufgehängt ist. Der *M. ciliaris*, der im Ciliarkörper liegt und die Linsenspannung verändern kann, stammt ebenso aus dem Mesenchym, das den Augenbecher umgibt, wie die Aderhaut, die *Choroidea*. Auch das Innere des Augenbechers wird von Mesenchym eingenommen, aus dem der Glaskörper, *Corpus vitreum*, hervorgeht. Im übrigen Bereich des Augenbechers bildet das äußere Blatt die Pigmentepithelschicht der Retina *(Pars pigmentosa)*, das innere Blatt die Rezeptorzellen, Neuronen und Gliazellen *(Pars nervosa)*. Die Pigmentepithelschicht der Retina ist dunkel gefärbt, da ihre Zellen zahlreiche Pigmentgranula enthalten.

> **!** Pigmentzellen und Nervenzellen der Retina entstehen aus dem äußeren bzw. inneren Blatt des Augenbechers.

An der ventralen Seite des Augenblasenstiels und des Augenbechers entsteht ein Einschnitt, die *embryonale Augenspalte*, durch
die Blutgefäße *(A. hyaloidea)* und Mesenchym in den Raum zwischen Linsenanlage und innerem Retinablatt vorwandern. Die embryonale Augenspalte schließt sich bald wieder, doch wird die
durch sie geschaffene Verbindung zwischen Pars nervosa retinae
und Augenblasenstiel von den auswachsenden Axonen der Ganglienzellen der Retina und der A. centralis retinae als Schiene für die
Bildung des zum Gehirn ziehenden *N. opticus* benutzt.

Klinik

Unterbleibt der Schluß der embryonalen Augenspalte, ist im Auge des
Erwachsenen ein *Kolobom* sichtbar. Dieses kann alle Anteile des Bulbus betreffen. Klinisch besonders wichtig ist das Iriskolobom. Es sitzt
als Einkerbung der Pupille immer im unteren, nasalen Quadranten der
Iris, dort wo in der Embryonalentwicklung die Augenspalte lokalisiert
ist.

Das innere Blatt des Augenbechers differenziert sich weiter in eine
zellreiche *Zona ventricularis*, aus der die *Pars optica retinae* ent-
steht, und eine periphere, zellarme *Zona marginalis*, die spätere
Pars caeca retinae. Beide Teile sind durch eine gezackte Grenzlinie,
Ora serrata, voneinander getrennt. Die Pars optica zeigt ab einer
Embryonengröße von 12–16 mm Scheitel-Steiß-Länge die ersten
Retinaschichten, wobei die Histogenese von zentral nach peripher
voranschreitet.

   Zur Zeit der Geburt ist die Retina partiell ausdifferenziert und
kann die Funktion aufnehmen. Der Reifungsprozeß des zentralen
Retinabereichs und der Photorezeptoren ist aber erst zwischen dem
2. und 4. Jahr vollständig beendet. Der Aufbau des Auges beim
Adulten ist in Abb. 7.2 dargestellt.

Die unterschiedliche Struktur der Stäbchen- und Zapfenzellen ist die anatomische Basis funktioneller Spezialisierung

Die Retina ist in mehrere zellkörperreiche und zellkörperfreie
Schichten gegliedert (Tabelle 7.1). Die Zellkörper und Fortsätze
der Photorezeptorzellen erstrecken sich über die 2.–4. Schicht der

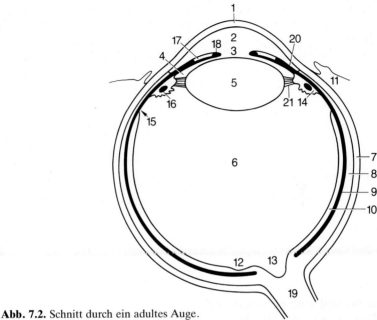

Abb. 7.2. Schnitt durch ein adultes Auge.

1 Cornea
2 vordere Augenkammer
3 Pupille
4 hintere Augenkammer
5 Linse
6 Glaskörper
7 Sklera
8 Choroidea
9 Pigmentepithelschicht der Retina
10 Stratum nervosum der Retina
11 Conjunctiva

12 Fovea centralis
13 Discus nervi optici
14 Corpus ciliare
15 Ora serrata
16 M. ciliaris
17 M. dilatator pupillae
18 M. constrictor pupillae
19 N. opticus
20 Iris
21 Zonulafasern

Retina. Durch ihr Aussehen lassen sich die mehr als 120 Millionen Rezeptorzellen der Retina in zwei Typen gliedern:

- *Stäbchenzellen* (ca. 100 Millionen), und
- *Zapfenzellen* (ca. 6 Millionen).

Tabelle 7.1: Schichtengliederung der Retina. Die in einer Schicht dominierenden Zellstrukturen sind kursiv hervorgehoben

Retinaschichten	Zelluläre Bestandteile
1. Stratum pigmentosum	*Pigmentepithelzellen*
2. Stratum nervosum	*Innen- und Außensegmente der Rezeptorzellen;* Fortsätze von Pigmentepithelzellen und MÜLLER-Gliazellen
3. Stratum limitans externum	*Zonulae adhaerentes* zwischen Innengliedern und/oder Fortsätzen von MÜLLER-Gliazellen
4. Stratum nucleare externum	*Zellkörper der Rezeptorzellen;* Fortsätze der MÜLLER-Gliazellen
5. Stratum plexiforme externum	*Fortsätze der Rezeptorzellen, bipolaren Zellen und Horizontalzellen mit synaptischen Kontakten;* Fortsätze der MÜLLER-Gliazellen
6. Stratum nucleare internum	*Zellkörper der bipolaren Zellen, Horizontalzellen und amakrinen Zellen, sowie der MÜLLER-Gliazellen;* Endzweige der A. und V. centrales retinae
7. Stratum plexiforme internum	*Fortsätze der bipolaren und amakrinen Zellen und der Ganglienzellen mit synaptischen Kontakten;* Fortsätze der MÜLLER-Gliazellen; Blutgefäße aus A. und V. centrales retinae
8. Stratum ganglionare	*Zellkörper der Ganglienzellen;* Fortsätze der MÜLLER-Gliazellen; Blutgefäße aus A. und V. centrales retinae
9. Stratum neurofibrarum	*Axone der Ganglienzellen;* Fortsätze der MÜLLER-Gliazellen; Mikroglia; *Aufzweigungen der A. und V. centrales retinae*
10. Stratum limitans internum	*Endfüße der MÜLLER-Gliazellen* mit Zellkontakten; Astrocyten

Die im Stratum nervosum gelegenen Fortsätze beider Rezeptorzelltypen lassen ein *Außen-* und ein *Innensegment* erkennen, die durch ein modifiziertes *Cilium* (neun Paare Mikrotubuli ohne die beiden zentralen Mikrotubulipaare) miteinander verbunden sind.

Die Innensegmente beider Rezeptorzelltypen, die im Bereich des Stratum limitans externum mit einer Einschnürung in die Perikarya der Rezeptorzellen übergehen, enthalten zahlreiche Mitochondrien und den Golgi-Apparat. Sie stellen somit den für die Energieversorgung der Zelle wichtigsten Teil dar.

Die Außensegmente bestehen aus übereinandergeschichteten, diskusförmigen Membranstapeln, den *Disci membranacei*, in die Photopigmente eingebaut sind. Dadurch kann in den Außensegmenten das einfallende Licht nach Durchgang durch alle anderen Retinaschichten absorbiert und über eine Kaskade chemischer Prozesse in elektrische Signale umgewandelt werden.

Die photopigmenthaltigen Membranen der Außensegmente unterliegen einem zirkadianen Erneuerungsprozeß. Die der Spitze am nächsten liegenden Membranstapel werden bei den Stäbchenzellen am Morgen, bei den Zapfenzellen am Abend von den Ausläufern der Pigmentepithelzellen phagozytiert. Neue Membranstapel werden ständig von der Basis der Außensegmente her nachgebildet. Innerhalb einer Stunde entstehen bei den Stäbchenzellen etwa 3–4 Disci.

> **Klinik**
>
> Die mit Erblindung einhergehende *Retinitis pigmentosa* wird vermutlich durch eine Störung der normalerweise stattfindenden Phagozytose ausgelöst.

Im Stratum plexiforme externum liegen die zentripetalen Ausläufer der Rezeptorzellen mit ihren präsynaptischen Enden.

> **!**
>
> Die Photorezeptorzellen der Retina bestehen aus einem Außensegment, in dem der Lichtreiz perzipiert wird, einem Innensegment, das der Energieversorgung dient, dem Perikaryon und dem präsynaptischen Zellfortsatz.

Neben diesen gemeinsamen Merkmalen beider Rezeptorzelltypen unterscheiden sich Stäbchen- und Zapfenzellen in ihrem anatomischen Aufbau und in ihrer Funktion.

Die zur Pigmentzellschicht gerichteten Fortsätze der Stäbchenzellen sind länger und schmaler als die der Zapfenzellen. Dieser Formunterschied hat die Benennung der beiden Zelltypen geprägt.

Die Stäbchenzellen enthalten im Inneren ihrer Außensegmente freie, von Zytoplasma umgebene Disci, die durch *Abfaltung* von der Plasmamembran entstanden sind. In den Zapfenzellen dagegen entstehen durch *Einfaltungen* Disci, die in kontinuierlicher Verbin dung mit der Plasmamembran verbleiben und von Extrazellular-raum umgeben sind.

Die Disci der Stäbchenzellen enthalten *Rhodopsin*, das aus dem lichtabsorbierenden *11-cis-Retinal* (der Aldehydform des Vitamin A) und dem Protein *Opsin* besteht. Das Photopigment der Zapfen-zellen besteht zwar ebenfalls aus Rhodopsin, doch kommen drei verschiedene Zapfenzelltypen vor, die sich durch drei verschiedene Opsinmoleküle von den Stäbchenzellen und untereinander unter-scheiden. Die Unterschiede in den Opsinmolekülen ermöglichen die Lichtabsorption in je drei verschiedenen Wellenlängenberei-chen. Dadurch wird das Unterscheiden von Farben bei höherer Lichtintensität möglich (Farbensehen, photopisches Sehen). Das vom Rhodopsin der Zapfenzellen abweichende Rhodopsin der Stäbchenzellen ermöglicht durch seine hohe Lichtempfindlichkeit das *Dämmerungssehen* (skotopisches Sehen).

Die Zapfen- und Stäbchenzellen zeigen auch eine unterschiedli-che regionale Verteilung. Während in der Peripherie der Retina al-leine Stäbchenzellen vorkommen, sind im gelben Fleck *(Macula lu-tea)*, der Stelle des schärfsten Sehens *(Fovea centralis)*, ausschließ-lich die Zapfenzellen vertreten. Zudem werden sie in der Fovea centralis nicht von den übrigen Retinaschichten bedeckt, so daß das Licht hier direkt an die Rezeptorzellen gelangen kann. Um die Fovea centralis herum findet sich eine breite Durchmischungszone mit beiden Rezeptorzelltypen. Etwa 4 mm nasal der Fovea liegt die Austrittsstelle der Ganglienzellaxone, die *Papilla nervi optici*. Weil hier nur Axone liegen, können auch keine Lichtreize wahrgenom-men werden („blinder Fleck").

Tabelle 7.2 zeigt eine Zusammenstellung der strukturellen und funktionellen Unterschiede der beiden Rezeptorzelltypen.

Tabelle 7.2: Gegenüberstellung der anatomischen und funktionellen Merkmale der Stäbchen- und Zapfenzellen

Stäbchenzellen	Zapfenzellen
In der Retinaperipherie konzentriert	In der Fovea centralis konzentriert
Schmale, lange Außensegmente	Kurze, konische Außensegmente
Intrazelluläre Disci membranacei	Disci als Einfaltungen des Plasmalemms
Viel Photopigment	Weniger Photopigment
→ Hohe Lichtempfindlichkeit	→ Geringe Lichtempfindlichkeit
→ Dämmerungssehen	→ Sehen bei hoher Lichtintensität
Präsynaptisches Ende als Spherule	Präsynaptisches Ende als Pediculus
Langsame Reizantwort	Schnelle Reizantwort
Keine Richtungsselektivität	Richtungsselektivität
Hohe Konvergenz der nachfolgenden synaptischen Verschaltung	Geringe Konvergenz der nachfolgenden synaptischen Verschaltung
Geringe Sehschärfe	Hohe Sehschärfe
Achromatisches Sehen	Farbsehen durch drei verschiedene Photopigmente

Die Umwandlung eines optischen in ein elektrisches Signal findet in den Rezeptorzellen statt

Die Photopigmente der Stäbchen- und Zapfenzellen bestehen aus einem komplexen Transmembranprotein, dem *Opsin*, an welches das *11-cis-Retinal* gebunden ist. Beide zusammen bilden den Rezeptormolekülkomplex, der die Umwandlung des Lichtreizes in ein elektrochemisches Signal ermöglicht. Die 11-*cis*-Konfiguration wird nur im Dunkeln beibehalten. Durch Licht wird das Retinal in den Stäbchenzellen in die all-*trans*-Konfiguration umgewandelt *(Stereoisomerisierung)*.

Die Veränderung der sterischen Konfiguration des 11-*cis*-Retinals durch ein Photon ist der lichtabhängige Prozeß, welcher der Photorezeption in der Retina zugrunde liegt.

Das all-*trans*-Retinal kann nicht mehr an Opsin binden. Das freie Retinal wird über einen Transportmechanismus in die Pigmentepithelzelle gebracht, wo es zu all-*trans*-Retinol (Vitamin A) reduziert, anschließend isomerisiert und verestert wird. Als 11-*cis*-Retinal kehrt es dann in die Außensegmente zurück und kann wieder für die Synthese von Rhodopsin verwendet werden. Helles Licht führt zu einem verstärkten Abbau von Rhodopsin, Dämmerlicht zu einer Neusynthese. So wird die Lichtempfindlichkeit der Stäbchenzellen gesenkt (Abbau) oder erhöht (Synthese). Man nennt diesen Prozeß *photochemische Adaptation*. Daneben kommt es durch Licht auch zu einer reaktiven Reduktion der elektrischen Antwort in der Rezeptorzelle. Dieser sehr viel schneller ablaufende Anpassungsprozeß wird als *neuronale Adaption* bezeichnet.

> **Klinik**
>
> Durch ernährungsbedingten Vitamin-A-Mangel kommt es zu einer verminderten Rhodopsinsyntheseleistung und damit zu einer Funktionseinschränkung der Stäbchenzellen. Da diese Zellen für das Dämmerungssehen zuständig sind, tritt *Nachtblindheit* auf.

In den Zapfenzellen kommt es zum gleichen lichtabhängigen Umwandlungsprozeß des Retinals. In diesen Zellen führen die verschiedenen Opsinformen jedoch zu einer wellenlängenspezifischen Lichtabsorption, so daß je nach Opsinform der Retinalabbau nur durch einen definierten Bereich im Spektrum des sichtbaren Lichtes (420 nm Optimum für Blau, 531 nm für Grün, 558 nm für Rot) ausgelöst werden kann.

> **!**
>
> Drei verschiedene Klassen von Zapfenzellen mit jeweils drei verschiedenen Opsinmolekülen ermöglichen eine wellenlängenspezifische Lichtabsorption und sind damit Grundlage des Farbsehens.

Zur Erklärung der Wahrnehmung verschiedener Farben muß die hier vorgestellte trichromatische Theorie noch mit der Gegenfarbentheorie kombiniert werden. Die einzelnen Zapfenzellklassen senden ihre Erregung über getrennte Kanäle in tiefere Retinaschichten und das Gehirn, wo es zu synaptischen Kombinationen der verschiedenen Kanäle kommt. Dies ist die strukturelle Grundlage für die Gegenfarbentheorie. Der bewußte Farbeindruck entsteht erst in der Hirnrinde (s. unten).

Der Ausfall der Errregung aus einer Zapfenzellpopulation führt zur *Farbenblindheit*. Sie kann auf den genetisch determinierten Ausfall eines der drei Photopigmente in den Zapfenzellen zurückgeführt werden. Statt Unterschiede in den Farben kann der Patient nur noch Helligkeitsunterschiede wahrnehmen, die um so schwieriger zu erfassen sind, je geringer die Lichtintensität ist. Als *Protanomalie* wird der Ausfall des Photopigments mit einem Absorptionsmaximum bei 558 nm (Rot) bezeichnet, als *Deuteranomalie* der Ausfall bei 531 nm (Grün) und als *Tritanomalie* der Ausfall bei 420 nm (Blau). Am häufigsten kommt die Deuteranomalie (ca. 5 % der Bevölkerung) vor.

Die lichtinduzierten Veränderungen des Photopigments führen zu einer Permeabilitätsänderung der Zellmembran, die auf einem Verschluß der Na^+-Kanäle beruht. Dies löst anders als bei den Rezeptorzellen anderer Organe eine Hyperpolarisation der Rezeptorzellen aus und führt zu einer verminderten Freisetzung von Transmittern an den Synapsen im Stratum plexiforme externum. In Stäbchenzellen muß die Verbindung zwischen der Photopigmentreaktion und den Na^+-Kanälen durch eine Kaskade sekundärer, intrazellulärer Stoffwechselvorgänge („second-messenger"-System; Kap. 10) hergestellt werden, da das Pigment in der intrazellulär gelegenen Membran der Disci und nicht im Plasmalemm, in dem die Na^+-Kanäle liegen, lokalisiert ist.

! Licht hemmt die Freisetzung von Transmittern aus Photorezeptorzellen, Dunkelheit steigert diese Aktivität.

Visuelle Informationsverarbeitung beginnt schon in der Retina und nicht erst im Gehirn

Während die Stäbchen- und Zapfenzellen der Umwandlung von Lichtreizen in elektrochemische Signale dienen, sind die übrigen Zellen der Retina in die Verarbeitung dieser Signale einbezogen und unterscheiden sich damit prinzipiell nicht von Nervenzellen im visuellen System des Gehirns. Daneben stehen die Rezeptorzellen auch untereinander durch *elektrische Synapsen* in Verbindung, die funktionelle Bedeutung dieser Kontakte ist aber noch wenig verstanden.

Verteilung der neuronalen Zelltypen auf die Retinaschichten

Wie in Tabelle 7.1 aufgeführt, werden außer den beiden Rezeptorzelltypen vier Klassen von Nervenzellen in der Retina unterschieden, die verschiedenen Retinaschichten zugeordnet werden können: *bipolare Zellen, Horizontalzellen, amakrine Zellen* und *Ganglienzellen*. Die Ganglienzellen sind die einzigen, deren Axone die Retina verlassen und als N. opticus zum Gehirn ziehen. Sie stehen daher auf der höchsten Stufe einer Hierarchie, die durch zunehmende Komplexität der Informationsverarbeitung in der Retina gekennzeichnet ist.

> **!** Horizontalzellen und amakrine Zellen können als retinale Interneurone klassifiziert werden, während Rezeptorzellen, bipolare Zellen und Ganglienzellen die ersten, zweiten und dritten Neurone der visuellen Projektionsbahn darstellen.

On-center- und Off-center-Bahnen

Die zweiten Neurone der Sehbahn, die bipolaren Zellen, können unter funktionellen Gesichtspunkten in zwei Klassen eingeteilt werden:

1. Bipolare Zellen, die durch die verminderte Transmitterfreisetzung der Rezeptorzellen bei Lichteinfall erregt werden. Diese werden als *On-center-("Licht-an"-)Neurone* bezeichnet.
2. Bipolare Zellen, die durch die verminderte Transmitterfreisetzung der Rezeptorzellen bei Lichteinfall gehemmt werden. Diese werden als *Off-center-("Licht-aus"-)Neurone* bezeichnet.

Diese funktionelle Klassifikation läßt sich auch an der anatomischen Struktur der Synapsen im Stratum plexiforme externum erkennen. Die On-center bipolare Zelle hat synaptischen Kontakt mit einer **Ribbon-Synapse** der Rezeptorzelle. Dabei ist das präsynaptische Ende einer Rezeptorzelle als *Spherulus* (Stäbchenzelle), der *einen* Synapsenkomplex bildet, oder als breiter *Pediculus* (Zapfenzelle), der *mehrere* synaptische Komplexe bildet, invaginiert (Abb. 7.3). Im Inneren des präsynaptischen Terminals findet sich eine stäbchenförmige, elektronendichte Struktur, das synaptische „ribbon". Ein synaptischer Komplex besteht auf der postsynaptischen Seite aus dem zentral gelegenen Dendriten der bipolaren Zelle, der von zwei Fortsätzen der Horizontalzelle flankiert ist. Man nennt einen solchen synaptischen Komplex auch **Triade**, da drei postsynaptische Elemente in einer Synapse angesprochen werden. In den Triaden der Zapfenzellen werden die Fortsätze der Horizontalzelle zwar als Dendrit bezeichnet, im Gegensatz zu echten Dendriten repräsentieren sie aber nicht nur ein postsynaptisches Element, sondern enthalten synaptische Vesikel und sind somit gleichzeitig auch präsynaptisches Element.

Die Off-center bipolare Zelle hat einen einfachen synaptischen Kontakt (keine Triade, keine Ribbon-Synapse) mit der Rezeptorzelle. Eine Rezeptorzelle kann die Information gleichzeitig auf On- und Off-center-Neurone übertragen.

> **!** On-center bipolare Zellen sind über Ribbon-Synapsen, Off-center bipolare Zellen über einfache Synapsen mit den Rezeptorzellen verbunden.

Während On- und Off-center bipolare Zellen, die ihren synaptischen Input von Zapfenzellen erhalten, direkt mit Ganglienzellen Synapsen bilden, enden bipolare Zellen, die ihren Input von Stäbchenzellen erhalten, an amakrinen Zellen, die dann auf Ganglienzellen weiterschalten.

Ebenso wie die bipolaren Zellen lassen sich auch die Ganglienzellen als dritte Neurone des visuellen Systems in On- und Off-center-Neurone einteilen, je nachdem ob sie mit On- oder Off-center bipolaren Zellen in Kontakt stehen.

Im Stratum plexiforme internum ergeben sich somit verschiedene synaptische Kontakte:

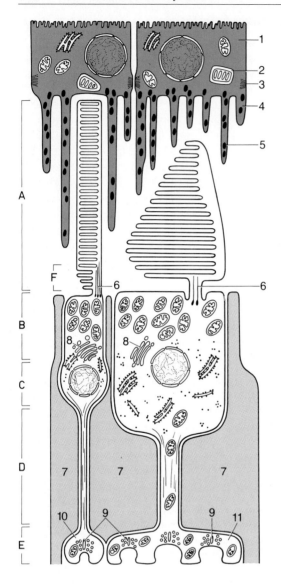

1. Synapsen zwischen On-center bipolaren Zellen (mit Input von Zapfenzellen) und Ganglienzellen: Diese liegen in der inneren Hälfte des Stratum plexiforme internum.
2. Synapsen zwischen Off-center bipolaren Zellen (mit Input von Zapfenzellen) und Ganglienzellen: Diese liegen in der äußeren Hälfte des Stratum plexiforme internum.
3. Synapsen zwischen bipolaren Zellen (mit Input von Stäbchenzellen) und amakrinen Zellen: Diese liegen in dem innersten Teil des Stratum plexiforme internum, unmittelbar an das Stratum ganglionare angrenzend.

Durch die unter 1. und 2. genannten Verschaltungen entstehen zwei vertikal ausgerichtete Neuronenketten mit unterschiedlichen funktionellen Eigenschaften. Sie werden als ***On-center- und Off-center-Kanäle*** bezeichnet und stellen den Hauptweg der Weiterleitung visueller Erregungen in der Retina dar. Daneben kommen auch bipolare Zellen vor, die sowohl auf „Licht an" als auch „Licht aus" mit einer Depolarisation reagieren. Sie werden als *On-Off-center bipolare Zellen* bezeichnet und sind der Beginn eines gleichnamigen Kanals.

◄─────────────────────────────────────

Abb. 7.3. Rezeptorzellen und Pigmentepithel der Retina.

A Schicht der Außensegmente
B Schicht der Innensegmente
C Stratum nucleare externum
D zentrale Fortsätze der Rezeptorzellen im Stratum plexiforme externum
E Schicht der Synapsen im Stratum plexiforme externum
F Schicht der Zilien
1 Pigmentepithelzelle
2 Mitochondrium
3 Desmosom
4 Fortsätze der Pigmentepithelzelle
5 Pigmentzytosom
6 Mikrotubuli
7 Müller-Stützzelle
8 Golgi-Apparat
9 synaptische Bänder („ribbons"), umgeben von Vesikeln im präsynaptischen Ende der Rezeptorzellen
10 Spherulus einer Stäbchenzelle
11 Pediculus einer Zapfenzelle

Verschiedene Ganglienzellklassen gewährleisten weitere funktionelle Spezialisation

Neben der besprochenen Klassifikation der Ganglienzellen in On- und Off-center-Neurone kommt es zu weiteren morphologischen und funktionellen Spezialisationen. Danach können bei Primaten – und damit auch beim Menschen – drei Klassen von Ganglienzellen unterschieden werden:

1. Große *A-Zellen* (Y-Zellen der Katze), die einen großen Dendritenbaum besitzen und eine hohe Leitungsgeschwindigkeit haben. Sie können durch die Dimension ihres Dendritenbaums, der Information von vielen bipolaren Zellen erhält, Form und Bewegung registrieren. Ihre Ortsauflösung ist dagegen zwangsläufig gering. Im Corpus geniculatum laterale, akzessorischen optischen System und Colliculus cranialis (s. unten) enden sie ebenfalls mit einem weitverzweigten axonalen Endbäumchen. Dadurch bleibt ihre funktionelle Spezialisation erhalten und wird an die nächsten Neurone weitergegeben.

2. Mittelgroße *B-Zellen* (X-Zellen der Katze), die einen sehr kleinen Dendritenbaum besitzen und daher nur von wenigen bipolaren Zellen Informationen erhalten, garantieren eine hohe Ortsauflösung. Ihr axonales Endbäumchen im Corpus geniculatum laterale ist ebenfalls klein, so daß auch hier die funktionelle Spezialisation erhalten bleibt. Außerdem projizieren sie zur Area pretectalis und zum Colliculus cranialis.

3. Kleine *C-Zellen* (W-Zellen der Katze), die wenige, aber weit reichende Dendriten besitzen und zur Area pretectalis, zum Colliculus cranialis, zum akzessorischen optischen System und zum Nucleus suprachiasmaticus projizieren. Diese Zellen vermitteln Informationen über die Bewegung von Objekten im Sehfeld. Gleichzeitig werden sie tonisch durch großflächige Lichtreize beeinflußt.

> **!** Unterschiedliche Größen des Dendritenbaums und der axonalen Endverzweigung sowie unterschiedliche Zielgebiete sind die Basis für die Unterscheidung von drei Ganglienzellklassen.

Der Beitrag der retinalen Interneurone zur visuellen Informationsverarbeitung in der Retina

Durch die oben beschriebenen prä- und postsynaptische Verschaltungen einer *Horizontalzelle* mit Pediculi und Spheruli von Zapfen- und Stäbchenzellen vermitteln diese Interneurone Interaktionen zwischen verschiedenen, teilweise weit entfernten Rezeptorzellen. Diese seitliche Ausbreitung von Informationen in der äußeren plexiformen Schicht durch Horizontalzellen wird als *laterale Interaktion* bezeichnet.

Der von einer Zapfenzelle in Dunkelheit ständig abgegebene Transmitter Glutamat depolarisiert dabei Horizontalzellen, die ihrerseits auf Rezeptorzellen der Umgebung durch einen hyperpolarisierenden Transmitter (vermutlich GABA) einwirken. Durch einen Lichtstrahl wird die Freisetzung von Glutamat aus den betroffenen Rezeptorzellen reduziert (s. oben); dies bedeutet, daß die direkt darunter liegende Horizontalzelle nicht erregt wird und daher den hemmenden Transmitter aus ihren präsynaptischen Endigungen nicht an benachbarte Rezeptorzellen abgibt. Dadurch können die Rezeptorzellen, die in weniger beleuchteten Netzhautbereichen um den Lichtstrahl herum liegen, stärker depolarisiert werden und setzen ihrerseits vermehrt Glutamat frei; sie reagieren daher wie bei starker Dunkelheit. Da im Zentrum eines solchen rezeptiven Feldes (als rezeptives Feld wird die Netzhautfläche bezeichnet, die bei Stimulation eine Reaktion einer Retinazelle hervorruft) die lichtinduzierte Erregung über die Kette Rezeptorzelle → bipolare Zelle → Ganglienzelle weitergeleitet, in der Umgebung aber durch die Kette Rezeptorzelle → Horizontalzelle → benachbarte Rezeptorzellen → bipolare Zellen → Ganglienzellen unterdrückt wird, kommt es zu einem durch dieses Interneuron bewirkten Antagonismus zwischen Zentrum und Umgebung eines rezeptiven Feldes *(„center-surround"-Antagonismus)*.

Amakrine Zellen sind ebenfalls inhibitorische Interneurone. Sie zeigen vielfältige Verschaltungsmöglichkeiten. So können sie in Serie zwischen einer bipolare Zelle, die von einer Stäbchenzelle erregt wird, und der nachfolgenden Ganglienzelle eingeschaltet sein. Es sind aber auch reziproke Synapsen zwischen einer bipolaren Zelle, die von einer Zapfenzelle erregt wird, und einer amakrinen

Zelle bekannt. Außerdem kommen auch Ganglienzellen und andere amakrine Zellen als postsynaptische Ziele der von einer Zapfenzelle erregten amakrinen Zelle vor.

Betrachtet man diese vielfältigen synaptischen Kontakte unter einem funktionellen Gesichtspunkt, dann können amakrine Zellen antagonistisches Verhalten zwischen On- und Off-center-Kanälen verursachen und damit ebenfalls bei der Kontrastverstärkung mitwirken.

> **!** Horizontalzellen und amakrine Zellen bewirken als Interneurone durch laterale Interaktion eine Kontrastverstärkung.

Gesichtsfeld und Retina

Das Gesichtsfeld eines Auges erstreckt sich etwa 90° nach temporal und 60° nach nasal. Ein breiter, nasaler Bereich des Gesichtsfeldes (ca. 120°) wird auch im anderen Auge abgebildet. Dieser Abschnitt wird als **binokulärer Teil des Gesichtsfeldes** bezeichnet. Der am weitesten temporal gelegene Abschnitt ist der **monokuläre Teil**, da er nur von einem Auge erfaßt wird (Abb. 7.4).

Da das Gesichtsfeld sich seitenverkehrt und umgekehrt auf der Retina abbildet, wird das obere Gesichtsfeld auf der unteren Netzhauthälfte und das temporale Gesichtsfeld auf der nasalen Retinahälfte des ipsilateralen Auges repräsentiert. Die Gegenstände im Gesichtsfeld werden damit invertiert, aber topologisch korrekt auf der Retina abgebildet. Der räumliche Bezug bleibt auch im N. opticus und den zentralen Repräsentationsgebieten im Gehirn erhalten. Diese Konstanz der räumlichen Beziehungen zwischen Ereignissen im Gesichtsfeld und räumlicher Ordnung im Gehirn wird als **Retinotopie** bezeichnet.

Abb. 7.4. Grundzüge des retino-genikulo-kortikalen Systems mit Verlauf der Nervenfasern aus dem rechten und linken Auge und der Projektion des Gesichtsfeldes auf Retina und primäre Sehrinde sowie Ausfälle in den Gesichtsfeldern beider Augen und klinische Zeichen bei Läsionen. Die Lokalisationen der Läsionen sind *oben* durch Pfeilköpfe mit arabischen Zahlen markiert und können *unten* den Fällen 1–6 zugeordnet werden.

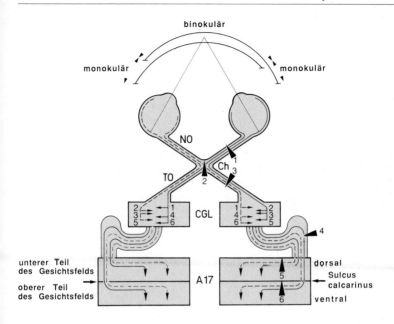

Fall	Ausfälle im Gesichtsfeld des linken Auges	rechten Auges	Klinisches Zeichen
1	○	●	Amaurose (monokuläre Erblindung) und Verlust der Stereopsie
2	◑	◐	heteronyme, bitemporale Hemianopsie
3	◑	◑	homonyme, kontralaterale Hemianopsie
4	○	◑	nasale, ipsilaterale Hemianopsie
5	◔	◔	homonymer Ausfall des kontralateralen, unteren Gesichtsfeldquadranten
6	◕	◕	homonymer Ausfall des kontralateralen, oberen Gesichtsfeldquadranten
5 + 6	◖	◖	homonyme, kontralaterale Hemianopsie mit Aussparung der Fovea centralis Repräsentation

A17 primäre Sehrinde (Area17)
CGL Corpus geniculatum laterale (die Zahlen 1–6 bezeichnen
     die verschiedenen Schichten)
Ch Chiasma opticum
NO N. opticus
TO Tractus opticus

Die Verbindung zwischen Auge und Gehirn
wird durch Nervus opticus, Chiasma opticum
und Tractus opticus hergestellt

Die Axone der Ganglienzellen durchbrechen die Retina in der
Papilla nervi optici und verursachen so den **blinden Fleck** des
Gesichtsfeldes, der beim Sehen allerdings nicht bewußt wahrgenommen wird, da sich das Auge normalerweise ständig bewegt und
das Gehirn somit aus den verschiedenen Bildern ein Gesamtbild
ohne Aussparung im Sehfeld ergänzt. Von der Austrittsstelle aus
der Retina an werden diese Axone als *N. opticus* bezeichnet. Ein
N. opticus enthält ca. 1 Million Nervenfasern ausschließlich aus
dem ipsilateralen Auge. Nach einem Verlauf von etwa 50 mm kreuzen die Nervenfasern, die von der nasalen Retinahälfte kommen,
im *Chiasma opticum* zur Gegenseite. Die Axone der temporalen
Retinahälfte verbleiben auf der gleichen Seite (s. Abb. 7.4).

Tractus opticus ist der Teil der visuellen Leitungsbahn, der sich
zentralwärts an das Chiasma opticum anschließt. Im Gegensatz
zum N. opticus enthält er wegen der partiellen Kreuzung im Chiasma Ganglienzellaxone aus beiden Augen. Der Tractus opticus liegt
der Hirnbasis im Hypothalamusbereich eng an und zieht zum Metathalamus. Dort wird u. a. das Corpus geniculatum laterale als
wichtigstes Zielgebiet der retinofugalen Fasern erreicht.

Klinik

Pathologische Vergrößerungen der Hypophyse durch Tumoren können
zu charakteristischen Störungen der Sehfunktion führen, da hinter
dem Chiasma opticum zwischen den beiden Tractus optici der Hypo-
physenstiel aus dem Hypothalamus zur Hypophyse zieht. Da der Tumor zuerst die am weitesten medial liegenden Fasern im Tractus opticus und den zentralen Teil des Chiasma beschädigen wird und diese Fasern von der nasalen Retinahälfte, auf der das temporale Gesichtsfeld
repräsentiert ist, kommen, kann man bei den Patienten einen Ausfall
der am weitesten lateral gelegenen Teile des Gesichtsfeldes feststellen
(bitemporale Hemianopsie oder „Scheuklappenphänomen").

In Abb. 7.4 sind eine Reihe lokalisierter Läsionen innerhalb des re-
tinogenikulokortikalen Weges sowie deren klinische Ausfallserscheinungen dargestellt.

Das zentrale visuelle System läßt sich in fünf Subsysteme gliedern

Das zentrale visuelle System besteht aus unabhängigen Bahnsystemen mit unterschiedlichen Funktionen. Nach den verschiedenen Zielgebieten unterscheidet man als wichtigste Bestandteile:

- das retinogenikulokortikale System,
- das retinotektale System,
- das retinoprätektale System,
- das retinohypothalamische System und
- das akzessorische optische System.

Der retinogenikulokortikale Weg vermittelt den bewußten Seheindruck

Die meisten Fasern des Tractus opticus enden im knieförmigen *Corpus geniculatum laterale* (Abb. 7.4, 7.5), das im hinteren Teil des Thalamus, dem *Metathalamus*, gelegen ist und die erste Umschaltstation auf dem Weg zum visuellen Cortex darstellt. Da der Tractus opticus einer Seite Nervenfasern aus der ipsilateralen, temporalen und der kontralateralen, nasalen Retinahälfte enthält, ist der kontralaterale Teil des Gesichtsfeldes im Corpus geniculatum laterale einer Seite repräsentiert. Dem zentralen Teil der Retina ist dabei ein überproportional großer Teil des Kerngebietes gewidmet entsprechend der größeren Rezeptorzelldichte in der Fovea centralis.

Das in sechs Schichten gegliederte Corpus geniculatum laterale besteht aus ca. 1 Million Nervenzellen und hat ein Volumen von 140 mm^3. Die Schichtengliederung spiegelt die Trennung der Eingänge aus den beiden Augen und den verschiedenen Ganglienzelltypen der Retina wider. Die erste Schicht liegt ventral der Hirnbasis an und besteht aus großen Neuronen, die auch für die darüberliegende zweite Schicht charakteristisch sind. Beide Schichten werden von Axonen retinaler Ganglienzellen vom Typ A erreicht. In den kleinzelligen Schichten 3–6 enden Axone der Ganglienzellen vom Typ B. Die zellkörperarmen Zwischenschichten werden wahrscheinlich von Axonen der Typ-C-Ganglienzellen erreicht. Die Schichten 1, 4 und 6 erhalten Informationen aus dem kontralateralen, die Schichten 2, 3 und 5 aus dem ipsilateralen Auge (s. Abb. 7.5).

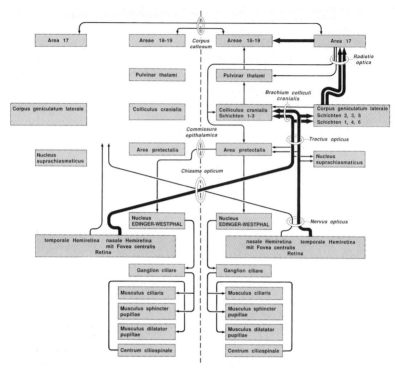

Abb. 7.5. Schematische Darstellung der wichtigsten zentralen Leitungsbahnen des visuellen Systems

> **!** Das Corpus geniculatum laterale besteht aus 6 Schichten, die entweder vom ipsi- oder vom kontralateralen Auge Afferenzen erhalten. Die verschiedenen Ganglienzelltypen der Retina sind mit verschiedenen Schichten des Corpus geniculatum laterale synaptisch verschaltet.

Die Axone der Neurone im Corpus geniculatum laterale bilden zusammen die Sehstrahlung, *Radiatio optica*, die nach Verlassen des Kerngebietes zunächst nach vorne und lateral im hinteren Schenkel der Capsula interna zieht. Die Radiatio optica biegt dann im *Knie der Sehstrahlung* nach hinten um und gelangt in der Wand des Seitenventrikels in den Lobus occipitalis des Endhirns, wo sie vor allem im primären visuellen Kortexareal, der Area 17 nach Brodmann, endet.

Die **Area 17** liegt im *Sulcus calcarinus* auf der medialen Hemisphärenfläche und erstreckt sich etwas auf die freien Oberflächen der den Sulcus calcarinus begrenzenden Gyri (Abb. 7.6 a, b). Der primäre visuelle Cortex ist etwa 2600 mm^3 groß. Auf Schnitten ist parallel zur Hirnoberfläche in der unteren Hälfte der Rindendicke

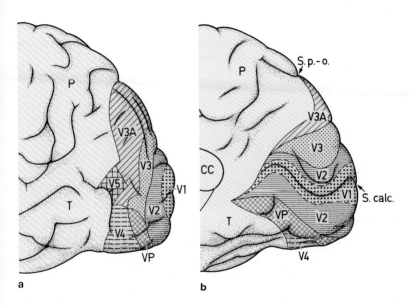

Abb. 7.6 a, b. Lateral- (**a**) und Medialansicht (**b**) des Lobus occipitalis mit visuellen Arealen. Zur Funktion der Areale siehe Tabelle 7.5.

CC	Corpus callosum
P	Lobus parietalis
S.calc	Sulcus calcarinus
S.p.-o.	Sulcus parieto-occipitalis
T	Lobus temporalis
V1	primäre Sehrinde (Area 17)
V2	sekundäre Sehrinde (Area 18)
V3, V3A, V4, V5, VP	visuelle Areale des 3. visuellen Rings (Area 19)

mit bloßem Auge ein schmaler, weißer Streifen, der **Gennari-** oder **Vicq-d'Azyr-Streifen**, zu erkennen, der aus stark myelinisierten Axonen besteht und diesem Kortexareal auch die Bezeichnung *Area striata* gegcben hat.

> Der primäre visuelle Cortex hat die am stärksten differenzierte laminäre Struktur aller Neokortexareale des Menschen.

In der komplizierten laminären Struktur der Area 17 drückt sich anatomisch die hohe Differenzierung des visuellen Systems beim Menschen aus. In Abwandlung der üblichen Sechsschichtung des Neocortex ist die Lamina IV der Area 17 in drei deutlich voneinander unterscheidbare Unterschichten, IV A, IV B und IV C eingeteilt (Abb. 7.7). Die Lamina IV B entspricht dem Gennari-Streifen, die Lamina IV C kann weiter in die Laminae IV C α und IV C β aufgegliedert werden. Dabei zeichnet sich die Lamina IV C β durch die höchste Packungsdichte an Perikarya im gesamten visuellen Cortex aus.

> Die wichtigste Afferenz der Area 17 kommt aus dem ipsilateralen Corpus geniculatum laterale.

Die genikulokortikalen Fasern enden in den Laminae IV A und IV C, während die Lamina IV B vor allem Fasern kortikalen Ursprungs enthält. Dabei projizieren die kleinzelligen Schichten 3–6 des Corpus geniculatum laterale auf die Laminae IV A und IV C β, die großzelligen Schichten 1–2 auf die Lamina IV C α. Die Retinotopie wird auch in der Area 17 erhalten, wobei die Fovea centralis am Okzipitalpol repräsentiert ist. Bei Läsionen im visuellen Cortex selbst (Fälle 5 und 6 in Abb. 7.4) kommt es bei den Ausfallserscheinungen praktisch immer zu einem Aussparen der kortikalen Repräsentation der Fovea centralis, da dieser Bereich der Retina in einem so ausgedehnten kortikalen Abschnitt repräsentiert ist, daß er nur bei extrem ausgedehnten Schädigungen völlig zerstört wird. Der obere Teil der Retina und damit der untere Teil des Gesichtsfeldes ist in dem Abschnitt des visuellen Cortex lokalisiert, der oberhalb des Sulcus calcarinus zu finden ist. Für die untere Hälfte

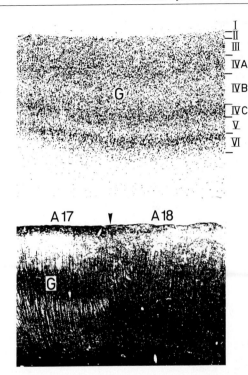

Abb. 7.7. Area 17 (A17) des Menschen in der Nissl-Färbung *(oben)*. Die einzelnen Schichten sind mit römischen Ziffern bezeichnet. Die Veränderung des laminären Musters an der Grenze *(Pfeilkopf)* zur Area 18 *(A18)* ist in der Markscheidendarstellung *(unten)* deutlich erkennbar. *G* Gennari-Streifen

der Retina ist somit der unterhalb des Sulcus calcarinus liegende Teil der Area 17 das kortikale Repräsentationsgebiet.

In der Area 17 kommen wie in allen anderen neokortikalen Arealen noch weitere Afferenzen aus dem Rhombencephalon (z. B. Locus coeruleus (Transmitter Noradrenalin), Raphekerne (Transmitter Serotonin), ventraler Teil des Tegmentum mesencephali (Transmitter Dopamin)), thalamischen Kerngebieten (z. B. Pulvinar), dem basalen Vorderhirn (Transmitter Azetylcholin) und anderen kortikalen Arealen an (Tabelle 7.3).

Efferente Projektion aus der Area 17 ziehen zu anderen ipsilateralen Kortexarealen (s. unten), über das Corpus callosum zur

Tabelle 7.3: Wichtigste Ursprungs- und Zielgebiete der extrinsischen Afferenzen und Efferenzen der Area 17 und ihre laminäre Zuordnung.

Kortikale Schicht	Ursprungsgebiete der Afferenzen	Zielgebiete der Efferenzen
I	Cortex, Corpus geniculatum laterale, Pulvinar, Area tegmentalis ventralis	–
II–III	Corpus geniculatum laterale	ipsi- und kontralateraler Cortex
IVA	Corpus geniculatum laterale, Cortex	–
IVB	Cortex	Cortex
IVC	Corpus geniculatum laterale, Cortex, Raphe, Locus coeruleus	–
V	–	Cortex, Pulvinar, Colliculus cranialis, Nucll. pontis
VI	Cortex, Claustrum, Pulvinar	Claustrum, Corpus geniculatum laterale

kontralateralen Hemisphäre, zu Claustrum, Pulvinar, Corpus geniculatum laterale, Colliculus cranialis und den Nuclei pontis (s. Tabelle 7.3).

Ein funktionell wichtiger Aspekt der genikulokortikalen Projektion in die Lamina IV C der Area 17 ist ihre nach ipsi- oder kontralateralem Auge getrennte Endigung in sog. *Augendominanzsäulen*. In einer okulären Dominanzsäule liegen kortikale Neurone, die von einem Auge Input erhalten, über eine Ausdehnung von etwa 1 mm (beim Menschen) in der Lamina IV C β zusammen; dann schließt sich unmittelbar eine gleich große Gruppe von Neuronen an, die nur auf die Reizung des kontralateralen Auges antworten. Es folgen immer alternierend ipsi- oder kontralateral dominierte Bereiche („Zellsäulen") der Lamina IV C β (Abb. 7.8).

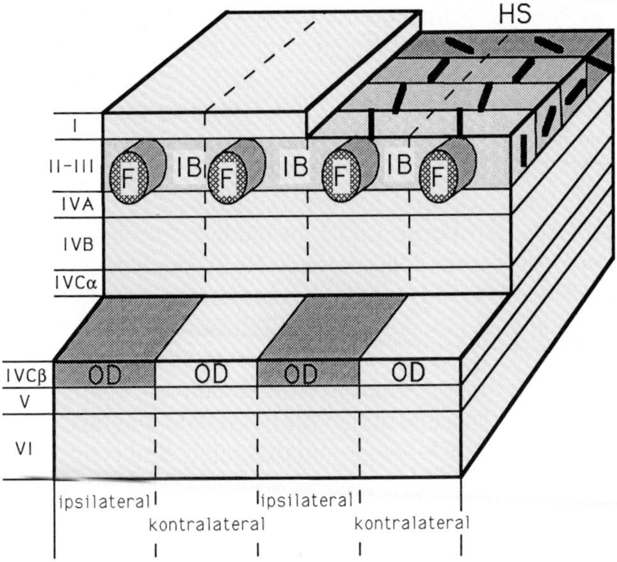

Abb. 7.8. Schema der modulären Organisation des primären visuellen Cortex (Area 17). Die *römischen Ziffern* bezeichnen die einzelnen kortikalen Schichten. Okuläre Dominanzsäulen *(OD)* in Lamina IV C β, „blobs" mit den Zentren farbsensitiver Neuronenpopulationen *(F)* in Lamina III, „interblob"-Regionen *(IB)* in Lamina III und Hypersäulen *(HS)* in derselben Lamina sind dargestellt. Die *fetten Balken* im Bereich der Hypersäule markieren Orientierungssäulen mit wechselnder Spezifität für die Orientierung visueller Stimuli. Weitere Erläuterungen s. Text

Die Ausbildung der Augendominanzsäulen ist von der normalen Funktion beider Augen in einer bestimmten Phase („plastische Phase") der postnatalen Entwicklung abhängig. Kann die normale Sehfunktion z. B. durch eine angeborene Schielstellung oder eine einseitige Linsentrübung während der plastischen Zeit nicht aufgenommen werden, dann werden die zentralen Repräsentationsgebiete des pathologisch veränderten Auges im Corpus geniculatum laterale und dem primären visuellen Cortex degenerative Veränderungen zeigen, und Augendominanzsäulen werden in der Area 17 nicht ausgebildet. Dies bedeutet letzlich, daß die Sehkraft eines Auges erheblich eingeschränkt ist oder völlig fehlt (Amblyopie). Ein kompletter Ausfall der Area 17 führt zum Ausfall der bewußten Sehwahrnehmung („Rindenblindheit").

Das retinotektale System vermittelt unbewußte Augen- und Kopfbewegungen zur Fixierung bewegter Objekte

Überwiegend Axone der Typ-C-, zum geringeren Teil auch der Typ-A-Ganglienzellen der Retina gelangen über den Tractus opticus in den Colliculus cranialis (s. Abb. 7.5). Wegen der oben geschilderten Dendriten- und Axonstruktur dieser retinalen Neurone bedeutet dies, daß Form- und Bewegungsinformationen im retinotektalen System eine dominierende Rolle spielen.

Der Colliculus cranialis zeigt ähnlich dem Corpus geniculatum laterale eine Gliederung in zellkörperreiche (2., 4. und 6. Schicht) und -arme (1., 3., 5. und 7. Schicht) Schichten:

Die retinalen Afferenzen kommen aus beiden Augen über den Tractus opticus und enden für das rechte und linke Auge getrennt in den kortikalen Augendominanzsäulen ähnlichen Strukturen in den oberen drei Schichten des Colliculus cranialis.

Außer zu den in Tabelle 7.4 angeführten efferenten Zielgebieten projiziert der Colliculus cranialis zum Pulvinar thalami, Corpus geniculatum laterale und zur Area pretectalis.

> **!** Der Colliculus cranialis erhält visuelle, somatosensorische und akustische Informationen, die für die reflexartige Steuerung von Augen- und Kopfbewegungen genutzt werden.

Das retinoprätektale System vermittelt Pupillen- und Akkommodationsreflexe

Zwischen Colliculus cranialis und Thalamus befindet sich die *Area pretectalis*. Sie erhält über den Tractus opticus direkte Afferenzen aus der Retina (B- und C-Zellen) (s. Abb. 7.5). Die Axone der Area pretectalis erreichen das parasympathische Kerngebiet des Okulomotoriuskomplexes der ipsilateralen und – über eine Kreuzung in der *Commissura epithalamica* – der kontralateralen Seite. Dieses Kerngebiet, der *Nucleus accessorius nervi oculomotorii (Nucleus Edinger-Westphal)*, schickt seinerseits Axone als präganglionäre parasympathische Fasern in die Nn. oculomotorii beider

Tabelle 7.4: Schichtengliederung des Colliculus cranialis mit Zuordnung zu Ursprungsgebieten afferenter Fasern und Zielgebieten efferenter Fasern

Schichten des Colliculus cranialis	Ursprungsgebiete der Afferenzen	Zielgebiete der Efferenzen
1. Stratum zonale	Retina (Tractus opticus)	Tiefere Schichten des Colliculus cranialis
2. Stratum griseum superficiale	Retina (Tractus opticus)	Tiefere Schichten des Colliculus cranialis
3. Stratum opticum	Retina (Tractus opticus)	–
4. Stratum griseum medium	Stratum griseum superficiale	Tiefere Schichten des Colliculus cranialis und Zielgebiete der 7. Schicht
5. Stratum medullare medium	Rückenmark (Tractus spinotectalis), ipsilateraler visueller Kortex, Hinterstrangkerne (Lemniscus medialis), Nucll. cochleares (Lemniscus lateralis)	
6. Stratum griseum profundum	Oberflächlicher gelegene Schichten des Colliculus cranialis	siehe Zielgebiete der 7. Schicht
7. Stratum medullare profundum	Stratum griseum medium Stratum griseum profundum	Formatio reticularis Augenmuskelkerne Nucl. n. facialis Nucll. pontis Rückenmark

Seiten zum *Ganglion ciliare*. Die Efferenzen dieses Ganglions ziehen als postganglionäre parasympathische Fasern in den *Nn. ciliares breves* zum *M. sphincter pupillae*, an dem sie nach Beleuchtung der Retina eine Kontraktion durch Freisetzung des Transmitters Azetylcholin und damit eine *Verengung der Pupillen* oder *Miosis* auslösen. Die über diesen Schaltkreis vermittelte Funktion bezeichnet man als **Pupillenreflex**.

Bei der durch Dunkelheit ausgelösten *Erweiterung der Pupillen* oder *Mydriasis* ist das sympathische Nervensystem als efferenter Schenkel des Reflexbogens beteiligt. Dabei wird zunächst folgender Weg benutzt: Retina → Area pretectalis → Griseum centrale → Seitenhorn des Rückenmarks („Centrum ciliospinale"). Die im

Seitenhorn liegenden Neurone senden präganglionäre Fasern zum Ganglion cervicale superius. Von dort ziehen schließlich postganglionäre sympathische Fasern im *Plexus caroticus internus* in die Schädelhöhle und dann in den *Nn. ciliares longi* – am Ganglion ciliare in der Orbita vorbei – zum *M. dilatator pupillae*, um dort durch Freisetzung des Transmitters Adrenalin eine Erweiterung der Pupille auszulösen.

Die Area pretectalis erhält außerdem Afferenzen aus dem primären visuellen Cortex, die nach synaptischer Umschaltung ungekreuzt und über die Commissura epithalamica zur Gegenseite kreuzend zu den Nuclei Edinger-Westphal beider Seiten weitergeleitet werden. Von dort zieht diese Bahn als präganglionärer parasympathischer Teil zum Ganglion ciliare und nach synaptischer Umschaltung im Ganglion zum *M. ciliaris* im Corpus ciliare des Auges. Hier kann eine Kontraktion dieses Muskels durch die postganglionären parasympathischen Fasern ausgelöst werden, die zu einer Entspannung der über die Zonulafasern aufgehängten Augenlinse führt. Durch ihre elastische Eigenschaft kugelt sich dann die Linse ab, d. h. ihre Krümmung und damit ihre Brechungskraft erhöhen sich. Dies führt letzlich zur *Akkommodation*, d. h. Gegenstände in der Nähe werden auf der Retina scharf abgebildet. Wird die Linse bei relaxiertem M. ciliaris durch Zug der elastischen Choroidea am Corpus ciliare gespannt, flacht sie sich ab, und die scharfe Abbildung weit entfernter Gegenstände auf der Retina wird ermöglicht.

Ein weiterer Reflexbogen, der als afferenten Schenkel das retinoprätektale System benutzt, wird beim Akkommodationsreflex immer mitaktiviert. Es handelt sich dabei um eine Bahn, die von der Retina über die Area pretectalis und nach partieller Kreuzung in der Commissura epithalamica zum kleinzelligen Medialkern des Nucleus nervi oculomotorii, dem *Nucleus centralis Perlia*, beider Seiten führt. Dieser Kern bewirkt das gemeinsame Auftreten der folgenden Funktionen: Pupillenreflex, Akkomodationsreflex und Adduktion beider Augenbulbi durch Kontraktion der Mm. recti mediales beider Seiten. Durch Akkommodation wird synergistisch auch eine Verengung der Pupillen ausgelöst. Die Pupillenkontraktion wird als *Konvergenzreaktion* bezeichnet.

> **Klinik**
>
> Da die Faserbahnen für Pupillen-, Akkommodations- und Konvergenzreaktion nach Umschaltung in der Area pretectalis bilateral zu ihren Zielgebieten ziehen, kommt es bei Stimulation eines Auges nicht nur zu einer Reflexantwort im ipsilateralen *(direkte Reaktion)*, sondern auch zu einer gleichzeitigen Reflexantwort im kontralateralen Auge *(konsensuelle Reaktion)*.

Bei Ausfall des N. opticus eines Auges kommt es bei Belichtung dieses Auges weder zu einer direkten noch zu einer konsensuellen Reaktion *(amaurotische Pupillenstarre)*. Wird dagegen das intakte Auge belichtet, so kommt es zu normalen direkten und konsensuellen Reaktionen, da die von der Area pretectalis ausgehenden Bahnen eine bilaterale Versorgung sichern. Die Konvergenzreaktion ist in diesem Fall erhalten.

Fallen direkte und konsensuelle Pupillenreaktionen zusammen mit der Konvergenzreaktion aus, dann muß mit einer traumatischen Schädigung des Auges, einer peripheren Parese des N. oculomotorius oder mit einer Mittelhirnschädigung im Bereich des efferenten Schenkels der Reflexbögen, die im Kernkomplex des Nucleus nervi oculomotorii beginnen, gerechnet werden. Dieser Ausfall wird als **absolute Pupillenstarre** bezeichnet. Sie ist ein Zeichen einer peripher lokalisierten Läsion im Bereich des N. oculomotorius und/oder seiner Zielorgane.

Ein Ausfall der direkten und konsensuellen Pupillenreaktionen auf beiden Augen zusammen mit einer erhaltenen Konvergenzreaktion wird als **reflektorische Pupillenstarre** bezeichnet. Besteht gleichzeitig eine Miosis, spricht man vom **Robertson-Phänomen**, das für eine luetische Erkrankung des ZNS spricht. In diesem Fall liegt eine Störung im zentralen Bereich der Pupillenreflexbahn vor. Die Verbindung zwischen Area pretectalis und Nucleus Edinger-Westphal ist durch die Erkrankung zerstört, während die von dieser Bahn separiert verlaufende Verbindung zwischen Area pretectalis und Nucleus centralis Perlia erhalten ist.

Schließlich kann noch bei entzündlichen Erkrankungen des Ganglion ciliare ein typisches Pupillensyndrom, die **Pupillotonie**, definiert werden. Kennzeichen sind verlangsamte Kontraktion oder Erweiterung der Pupille und der Konvergenzreaktion. Gleichzeitig können aber Miosis oder Mydriasis direkt am Auge durch Medikamente ausgelöst werden, die eine Azetylcholinwirkung nachahmen (Miosis) oder hemmen (Mydriasis).

> **!** Störungen der Pupillen-, Akkomodations- und Konvergenzreflexe lassen sich durch lokale Läsionen im retinoprätecktalen System und in seinen weiterführenden Verbindungen mit den Erfolgsorganen erklären.

Das retinohypothalamische System steuert die zirkadiane Rhythmik

Neben den bisher genannten Projektionsgebieten der Retina wird auch der Hypothalamus direkt von Axonen der vor allem kontralateralen, retinalen C-Ganglienzellen erreicht. Sie enden im *Nucleus suprachiasmaticus*, einem ca. 4 mm langen Kerngebiet am vorderen Ende des Hypothalamus, das zwischen dem III. Ventrikel und dem Chiasma opticum liegt. Der Nucleus suprachiasmaticus spielt eine große Rolle bei der Synchronisation des *zirkadianen Rhythmus* neuroendokriner Systeme (Freisetzung von Steuerhormonen wie Luliberin und Kortikoliberin, Kap. 16). Seine Efferenzen ziehen in zahlreiche Gebiete des Hypothalamus.

> **!** Retinohypothalamische Projektionen synchronisieren den lichtabhängigen, zirkadianen Rhythmus neuroendokriner Systeme.

Neuere Untersuchungen haben ein geschlossenes neuroendokrines System nachweisen können, das in der *Retina* beginnt, über synaptische Umschaltungen im *Nucleus suprachiasmaticus* zum *Nucleus paraventricularis* des Hypothalamus führt und von dort zum Seitenhorn des Rückenmarks zieht. Nach Umschaltung im *Nucleus intermediolateralis* ziehen präganglionäre Axone zum *Ganglion cervicale superius* und von dort zur *Epiphyse,* Corpus pineale. Die Epiphyse zeigt eine lichtabhängige und damit tageszeitabhängige Freisetzung des Hormons *Melatonin* sowie zirkadiane Umbauvorgänge an Zellen in diesem Organ. Das Melatonin kann dann wieder auf den Nucleus suprachiasmaticus einwirken. Dieses System wirkt auf den Tag-Nacht-Rhythmus des gesamten Organismus durch Ankopplung an die Retina ein, die die Informationen über Hell-Dunkel-Phasen liefert. Diese Funktion ist nicht nur für den Schlaf-Wach-Rhythmus von Bedeutung, es wurden auch Korrelationen zwischen dem Auftreten depressiver Verstimmungen und Psychosen und gestörter zirkadianer Rhythmik beschrieben.

Das akzessorische optische System

Das akzessorische optische System besteht aus einer retinofugalen Faserbahn, die von den A- und C-Zellen der Retina ausgeht und sich nach überwiegender Kreuzung im Chiasma opticum basal an den Tractus opticus anlegt. Diese Faserbahn endet überwiegend kontralateral in vier verschiedenen Kerngebieten des Tegmentum mesencephali, den *Nuclei terminales medialis, lateralis, dorsalis* und *interstitialis tractus optici.*

Hauptaufgabe dieses Systems ist es, Eigenbewegungen des Körpers relativ zu einem unbewegten Gesichtsfeld zu registrieren. Damit ist es Teil des visuomotorischen Systems, das den *optokinetischen Nystagmus* steuert. Zu diesem funktionell definierten System gehören auch die Nuclei vestibulares, mit denen die Kerne des akzessorischen optischen Systems verbunden sind (s. Kap. 9).

 Das akzessorische optische System trägt zur Steuerung des optokinetischen Nystagmus bei.

Form-, Bewegungs- und Farbwahrnehmungen werden durch spezialisierte Regionen im visuellen Cortex ermöglicht

Als visuellen Cortex bezeichnet man die Gesamtheit aller neokortikalen Areale, die durch Lichtreiz aktiviert werden können. Nach den zytoarchitektonischen Untersuchungen von Brodmann wird der visuelle Cortex von der Area 17 *(Area striata)* und der sie umgebenden Area 18 *(Area parastriata)* und Area 19 *(Area peristriata)* gebildet (s. Abb. 7.6). Die Areae 18 und 19 werden auch unter dem Begriff *Area prestriata* zusammengefaßt. Neuere Untersuchungen haben gezeigt, daß die Area prestriata unter funktionellen und Verbindungsgesichtspunkten in weit mehr als zwei Areale gegliedert werden muß. Vor allem die Area 19 zeigt eine Aufteilung in spezialisierte Areale („dritter visueller Ring"), die untereinander und mit dem primären visuellen Cortex in Verbindung stehen. Der visuelle Cortex erstreckt sich vom Pol des Okzipitallappens nach rostral bis zum Sulcus parieto-occipitalis und in das Übergangsgebiet zwischen Okzipital- und Temporallappen hinein (s. Abb. 7.6).

Die verschiedenen Gebiete der Area prestriata erhalten ihre wichtigsten visuellen Afferenzen aus dem *Pulvinar thalami*, das von Faserbahnen aus dem Colliculus cranialis und der Area 17 erreicht wird, direkt aus der *Area 17* und über das *Corpus callosum* vom visuellen Cortex der anderen Hemisphäre. Efferenzen aus dem visuellen Cortex ziehen wiederum in andere, weit entfernte Kortexareale, z. B. in das *frontale Augenfeld*, zur *Area pretectalis*, *Colliculus cranialis* und in die *Formatio reticularis*.

> **!** Der visuelle Cortex besteht aus verschiedenen Arealen, die untereinander durch getrennte Faserbahnen synaptisch verknüpft sind und so ein System paralleler Informationsverarbeitung ermöglichen.

Für das Verständnis der Funktion der Area prestriata ist es wichtig, daß die afferenten Faserbahnen aus dem primären visuellen Cortex und die Verbindungen zwischen den verschiedenen Gebieten der Area prestriata nicht eine einzige Kette neuronaler Schaltstationen mit der Area 17 als Gebiet für Basisfunktionen und den anderen Arealen mit aufsteigender funktionellen Komplexität bilden. Vielmehr stellen die Verbindungen von der Area 17 zu den anderen Gebieten des visuellen Cortex funktionell spezialisierte Verknüpfungen dar, die die anatomische Grundlage *paralleler Informationsverarbeitung im kortikalen visuellen System* bilden.

Nach diesem neuen Konzept werden Area 17 als V1, Area 18 als V2 und die verschiedenen Gebiete der Area 19 als V3, V3A, VP, V4 und V5 (= MT) bezeichnet. Die funktionellen Aspekte dieser Areale sind in Tabelle 7.5 zusammengefaßt.

Die verschiedenen Regionen der Area prestriata projizieren über getrennte Faserbahnen in den temporalen, parietalen und frontalen Cortex, wo visuelle Informationen mit Signalen aus anderen Sinnessystemen zusammenkommen.

Tabelle 7.5: Funktionelle Spezialisation der verschiedenen Areale des visuellen Kortex

Areal	Funktion
V1	Erzeugung von Richtungs-, Orientierungs- und Farbselektivität und Aufteilung auf getrennte Kanäle für die Weiterleitung
V2	Erzeugung von Richtungs-, Orientierungs- und Farbselektivität und Aufteilung auf getrennte Kanäle für die Weiterleitung
V3	Analyse der *Form* visueller Stimuli
V3A	Analyse der *Form* visueller Stimuli
VP	Analyse der *Form* visueller Stimuli
V4	Analyse von Informationen, die für die Wahrnehmung von *Farbempfindung* wichtig sind
V5	Analyse der *Bewegungsrichtung* visueller Stimuli

Der visuelle Cortex zeigt eine periodische Verteilung von Zellpopulationen mit definierten Funktionen

Die genikulokortikalen Afferenzen zur Area 17 enden getrennt nach ihrer Herkunft vom ipsi- oder kontralateralen Auge in periodisch alternierenden Zellpopulationen der Lamina IV C β, den okulären Dominanzsäulen (s. oben). Diese periodischen Strukturen spiegeln einen Aspekt der funktionellen Organisation des visuellen Cortex wider.

Daneben sind Informationen über *Orientierung* und *Farbe* visueller Stimuli weitere wichtige Aspekte, die über jeweils eigene neuronale Systeme von der Retina bis zum Cortex parallel weitergeleitet werden. Entsprechend finden sich in der Area 17 weitere, periodisch auftretende Zellpopulationen, die je einer der beiden Funktionen zugeordnet werden. Zum Teil lassen sich diese Strukturen auch im anatomischen Präparat durch Einsatz enzymhistochemischer und anderer Techniken darstellen und mit den elektrophysiologisch gewonnenen Ergebnissen zu einem Gesamtbild der funktionellen Organisation zusammenfügen (s. Abb. 7.8).

In den Laminae II–III und zu einem geringeren Grad auch in den Laminae I, IV B und V–VI treten nach Darstellung des Enzyms Cytochromoxidase periodisch angeordnete Flecken („blobs") hoher Enzymaktivität in Schnitten parallel zur pialen Oberfläche auf. Diese Flecken bestehen aus Neuronen, die von einem Auge

Input erhalten und auf farbige Stimuli, aber ohne Präferenz für bestimmte Orientierungen reagieren. Ihre Farbempfindlichkeit läßt sie als *„Farbsäulen"* identifizieren. Die Farbsäulen sind voneinander durch Regionen mit niedriger Cytochromoxidaseaktivität getrennt („interblobs"), die Neurone ohne Farb-, aber mit Orientierungspräferenz enthalten. Diese Interblob-Regionen enthalten die daher die *„Orientierungssäulen"*. Die Superstruktur, die aus zwei okulären Dominanzsäulen, allen Orientierungssäulen, die zusammen einen kompletten Durchgang durch alle Orientierungsrichtungen bieten, und den in diesem Bereich auftretenden Farbsäulen besteht, wird als *Hypersäule* bezeichnet (s. Abb. 7.8).

Die periodisch in Richtung der Längsausbreitung der Augendominanzsäulen aufeinanderfolgenden Farbsäulen sind jeweils im Zentrum einer Augendominanzsäule zu finden. Diese Anordnung wird durch den monokulären Input zu einer Farbsäule verständlich. Die Zellpopulationen mit definierter Orientierungsselektivität kreuzen dagegen annähernd rechtwinklig die Augendominanzsäulen. Da Orientierungssäulen Input aus beiden Augen erhalten, ist diese räumliche Anordnung notwendig. Die einzelnen Zellpopulationen, die in einer Orientierungssäule zusammengefaßt sind, sprechen selektiv auf Lichtstimuli einer bestimmten, aber immer gleichen Orientierung an. Die Neurone in den folgenden Orientierungssäulen zeigen eine schrittweise Veränderung ihrer Orientierungsselektivität.

> **!** Die Area 17 zeigt eine komplizierte, netzartige Verteilung von Neuronenpopulationen, die der Farb- und Orientierungswahrnehmung dienen. Diese Neuronenpopulationen weisen eine regelmäßige, periodische Anordnung auf.

> Die Farbsäulen zeichnen sich nicht nur durch ihre hohen Cytochromoxidaseaktivität aus, sondern sie haben gleichzeitig auch eine höhere Dichte myelinisierter Nervenfasern, eine hohe Azetylcholinesterase-, Succinodehydrogenase- und Lactatdehydrogenaseaktivität und eine hohe Dichte von Axonen und Axonterminalen, die den Transmitter GABA enthalten.

Farbsäulen werden nicht nur in der Area 17, sondern auch in Gebieten der Area prestriata gefunden.

8 Auditorisches System

Übersicht

▶ Das Innenohr ist ein Abkömmling der Ohrplakode
▶ Der Ductus cochlearis enthält das Corti-Organ
  mit den Rezeptorzellen (innere und äußere Haarzellen)
▶ Die Struktur des Corti-Organs ermöglicht die Frequenzanalyse
  und ist die Grundlage der Tonotopie
▶ Die primären Neurone der Hörbahn projizieren unter
  Beibehaltung der tonotopen Ordnung in den Hirnstamm
▶ In den Nuclei cochleares beginnt der Lemniscus lateralis
▶ Trapezkörper und obere Olive bestimmen den weiteren Weg
  und ermöglichen unter anderem das Richtungshören
▶ Der Lemniscus lateralis endet im Colliculus caudalis
▶ Über das Brachium colliculi caudalis wird das Corpus geniculatum
  mediale des Metathalamus erreicht
▶ Area 41 des Isocortex ist die oberste Station der Hörbahn

Das Innenohr ist ein Abkömmling der Ohrplakode

In der dritten Embryonalwoche ist eine Epithelverdickung, die *Ohrplakode*, auf Höhe des Rautenhirns erkennbar, aus der sich der häutige Anteil des Innenohrs entwickelt. Die Plakode sinkt in der weiteren Entwicklung als *Labyrinthgrube* in die Tiefe. Am Beginn der vierten Woche hat die Labyrinthgrube ihren Kontakt zur freien Oberfläche verloren und ist als epitheliales, mit *Endolymphe* gefülltes Bläschen, das *Labyrinthbläschen*, erkennbar. In seiner engsten Umgebung baut sich aus mesodermalen Spalträumen ein Hohlraumsystem auf, das mit *Perilymphe* gefüllt ist.

Aus dem Labyrinthbläschen gehen das *Labyrinthorgan* mit *Bogengängen*, *Utriculus* und *Sacculus*, die zusammen mit dem Perilymphraum den *Vestibularapparat* bilden, sowie der *Ductus cochlearis* hervor, die alle zusammen mit dem Perilymphraum das *Innenohr* bilden (Abb. 8.1). Der Vestibularapparat dient der Wahrneh-

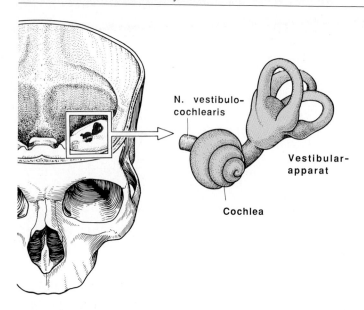

Abb. 8.1. Lage des Innenohrs mit Cochlea und Vestibularapparat im Schädel

mung von Linear- und Drehbeschleunigungen und damit der Gleichgewichtsempfindung; das Innenohr vermittelt die Gehörsempfindung.

Der Ductus cochlearis enthält das Corti-Organ mit den Rezeptorzellen (innere und äußere Haarzellen)

Der Ductus cochlearis erreicht beim Erwachsenen eine Länge von ca. 4 cm. Die sich daraus ergebende Raumforderung wird durch eine spiralige Aufwickelung (ca. 2,5 Windungen) verkleinert; dabei entsteht die Form eines Schneckengehäuses *(Cochlea)*.

Im Querschnitt (Abb. 8.2) durch die Schnecke sind drei voneinander getrennte Räume erkennbar: 1. *Scala vestibuli*, 2. *Scala media* mit Ductus cochlearis und 3. *Scala tympani*. Scala vestibuli und Scala tympani sind perilymphatische Räume, die an der Spitze der Schnecke, dem *Helicotrema*, ineinander übergehen. Der Ductus cochlearis enthält Endolymphe. Zwischen Ductus cochlearis und

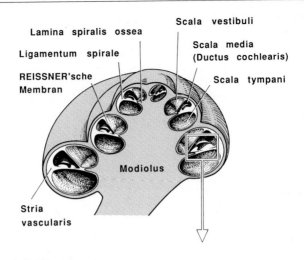

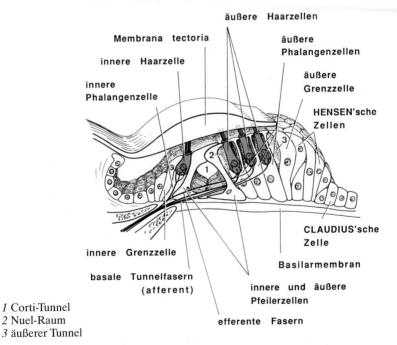

Abb. 8.2. Schnitt durch die Cochlea *(oben)* und Bau des Corti-Organs (unten).

Scala vestibuli liegt die **Reissner-Membran**. Sie ist sehr dünn und stellt kaum eine mechanische, wohl aber eine chemische Barriere dar. Während die Perilymphe ähnlich wie der Liquor cerebrospinalis eine relativ hohen Na^+-Konzentration (140 mval/l) bei geringer K^+-Konzentration (10 mval/l) hat, verhält sich die Endolymphe genau umgekehrt (K^+ 144 mval/l; Na^+ 5 mval/l). Zur Scala tympani hin ist der Ductus cochlearis durch die **Basilarmembran** abgegrenzt. Im Querschnitt erscheint der Ductus cochlearis dreieckig und weist mit der Spitze zum Drehzentrum der Schnecke. Die Basilarmembran liegt hier einem spiralig aufgewundenen Knochenvorsprung, der *Lamina spiralis ossea*, fest auf. An der Außenseite des Ductus cochlearis, an der die gefäßreiche *Stria vascularis* den Endolymphraum begrenzt, ist eine elastische Aufhängung der Basilarmembran über ein *Lig. spirale* realisiert. Die Basilarmembran ist weder in ihrer Dicke noch in ihrer Breite an allen Stellen der Schneckenwindung gleich. Am Beginn des Ductus cochlearis ist sie relativ dick und schmal und damit versteift; an der Spitze ist sie relativ dünn und breit und damit flexibel.

Auf der Basilarmembran liegt das **Corti-Organ**. Dessen Sinneszellen bilden als *innere und äußere Haarzellen* zwei Gruppen, die jeweils von inneren und äußeren Stützzellen *(Phalangenzellen)* getragen werden. Zum Drehzentrum der Schnecke hin und auf der knöchernen Lamina spiralis ossea liegen die ca. 3500 *inneren Haarzellen*. Sie sind in einer den Umläufen des Ductus cochlearis folgenden Reihe angeordnet. Nach außen, über dem elastischen Teil der Basilarmembran, liegen die *äußeren Haarzellen* (Abb. 8.3). Ihre Zahl ist viel größer (ca. 12000–19000) als die der inneren Haarzellen. Sie sind in drei parallelen Reihen angeordnet.

Innere und äußere Haarzellen sind sog. sekundäre Sinneszellen, d. h. sie bilden kein eigenes Axon, sondern werden von den Dendriten des ersten Neurons erreicht. An ihrem apikalen Zellpol sind in der frühen Ontogenese ein *Kinocilium* und zahlreiche *Microvilli* ausbildet. Im Zuge des Reifungsprozesses wird das Kinocilium zurückgebildet, und die Microvilli vergrößern sich zu **Stereovilli**. Bei den inneren Haarzellen des Erwachsenen bleiben 50–60 Stereovilli pro Zelle stehen, die in 3–4 Reihen in der Längsachse des Ductus angeordnet sind.

Von innen nach außen nimmt dabei die Länge der Stereovilli zu. Die äußeren Haarzellen tragen im adulten Zustand etwa

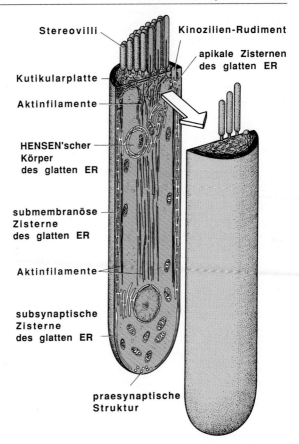

Abb. 8.3. Bau einer äußeren Haarzelle. Man beachte die Zisternensysteme des glatten endoplasmatischen Retikulums *(ER)*

60–120 Stereovilli pro Zelle, die W-förmig und in 3–7 Reihen angeordnet sind, wobei die Öffnungen des W nach medial weisen. Auch hier steigt die Länge der Stereovilli nach lateral hin an. Die Stereovilli sind durch ein Bündel von ***Aktinfilamenten*** verstärkt, das basal in einer *intrazellulären Kutikularplatte* verankert ist. Nahe der Zellwand und im Inneren der Zelle liegen ebenfalls Aktinfilamente. Sie bilden hier ein längsangeordnetes System und stehen ebenfalls mit der Kutikularplatte in Verbindung. Ein weiteres Charakteristikum der äußeren Haarzellen ist das **submembranöse Zisternensystem**. Es hat Ähnlichkeit mit dem Zisternensystem in der Muskelfascr und speichert wic dieses Kalzium.

Die Stereovilli der äußeren Haarzellen sind mit ihren Spitzen in die gallertige *Membrana tectoria* versenkt und wahrscheinlich hier mechanisch fixiert. Auch die inneren Haarzellen scheinen in Kontakt mit der Membrana tectoria zu stehen, wobei noch unklar ist, ob sie ebenfalls eine mechanische Ankoppelung erfahren.

> **!** Die Stereovilli tragenden Haarzellen bilden eine innere und eine äußere Gruppe; die letzteren Zellen sind sehr zahlreich und weisen ein submembranöses Zisternensystem zusammen mit Aktinfilamenten auf.

Die Struktur des Corti-Organs ermöglicht die Frequenzanalyse und ist die Grundlage der Tonotopie

Leistungen des Hörsystems sind *Frequenzanalyse, Richtungshören und Mustererkennung*. Während die strukturelle Basis für das Richtungshören in der bilateralen Ausbildung des Innenohrs und der zentralnervösen Verschaltung zu sehen ist und Mustererkennung eine Leistung von Kerngebieten in der aufsteigenden Hörbahn darstellt, spiegelt der Aufbau des Corti-Organs die Anpassung an die Frequenzanalyse wider. Der Schalldruck wird vom Trommelfell über die Gehörknöchelchen des Mittelohrs (Malleus, Incus, Stapes) und direkt über das Os temporale („Knochenleitung") auf den perilymphatischen Raum der Scala vestibuli übertragen. Die Weiterleitung der Druckwelle erfolgt über die Scala tympani, wobei deren mit einer Membran verschlossene Öffnung zur Paukenhöhle, die *Fenestra cochleae*, einen Druckausgleich ermöglicht, der im Verlauf der knöchernen Begrenzung der Schnecke nicht möglich ist. Vom Perilymphraum wird der Druck über die Reissner-Membran direkt an die Endolymphe im Inneren des Ductus cochlearis weitergegeben. Bei Druckschwankungen ermöglicht die Inkompressibilität der Flüssigkeiten eine Auslenkung der Basilarmembran. Diese Auslenkung kann nicht im Bereich der inneren Haarzellen erfolgen, denn hier ist die Basilarmembran unbeweglich an der Lamina spiralis ossea fixiert. Sie erfolgt im Bereich der äußeren Haarzellen. Dadurch werden die Stereovilli der äußeren Haarzellen gegen die Membrana tectoria geschert. Dies stellt den adäquaten Reiz für die Sinneszellen des Innenohrs dar und leitet den *Transduktionsprozeß* ein, in dessen Verlauf Ionenkanäle in der Zellmembran geöffnet werden. Angesichts des chemischen Milieus im Endolymphraum (s. oben) führt das zu einem *Rezeptorpotential*: Die Haarzelle depolarisiert.

Es wurde gezeigt, daß die Auslenkung der Basilarmembran als Reaktion auf den Schalldruck einer Welle gleicht, die sich an der Basilarmembran entlang fortsetzt. Die Form dieser Welle wird entscheidend durch die Struktur der Basilarmembran modifiziert. Die Auslenkung der Basilarmembran ist dort geringer, wo sie dicker ist (am Anfang, basal) und stärker, wo sie dünn ist (am Ende, apikal) (Abb. 8.4).

Dieser von der Basilarmembran abhängige mechanische Vorgang ist die Grundlage der *Frequenzanalyse*: Die Basilarmembran zerlegt durch ihre ortsspezifischen Schwingungseigenschaften die eintreffende Druckwelle in einzelne Frequenzanteile, die jeweils zu definierten und lokal begrenzten maximalen Auslenkungen der Basilarmembran führen. Man nennt diese räumliche Gliederung der Schallwelle *Tonotopie*: Hohe Frequenzen werden basal, tiefe Frequenzen apikal auf der Basilarmembran abgebildet.

Die Dicke der Basilarmembran nimmt nicht kontinuierlich ab.

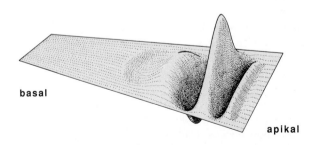

basal

apikal

Abb. 8.4. Räumliche Darstellung einer Wanderwelle mit einem deutlichen Schwingungsmaximum an einer definierten Stelle. Der Endolymphschlauch mit der Basilarmembran bildet diese Welle ab

Diese Inhomogenität führt dazu, daß bestimmte Frequenzbereiche sehr fein analysiert werden können, andere nur gröber. Besonders der Frequenzbereich, den unsere Sprache nutzt (200–4000 Hz), ist in einer *„akustischen Fovea"* besonders gut differenziert, d. h. ihm steht ein besonders großer Bereich der Basilarmembran zur Verfügung.

> **!** Die Schalldruckwelle wird durch die mechanischen Eigenschaften der Basilarmembran in einzelne Frequenzanteile gegliedert, die tonotop über die Länge der Basilarmembran angeordnet sind.

Die Reaktion der äußeren Haarzellen auf den Reiz besteht in einer mehr oder weniger schnellen Kontraktion in Richtung ihrer Längsachse. Dies ist ein aktiver Prozeß, der ähnlich wie in Muskeln über Kalzium gesteuert wird. So sind die kalziumspeichernden Zisternen im submembranösen Raum der äußeren Haarzellen funktionell begründet. Das Ergebnis dieser Kontraktionen, die als eine Modulation des Reizes im Sinne einer aktiven Verstärkung angesehen werden, ist die sog. *otoakustische Emission* (= Schall, den das Ohr selbst aussendet): Die äußeren Haarzellen bringen als Eigenleistung eine Schwingung hervor und wirken so als Verstärker.

> **!** Die otoakustische Emission ist eine Eigenleistung der äußeren Haarzellen.

Die primären Neurone der Hörbahn
projizieren unter Beibehaltung der tonotopen Ordnung
in den Hirnstamm

Die Haarzellen haben synaptische Kontakte mit afferenten Neuronen, die bipolare Nervenzellen sind. Deren Perikarya liegen im *Ganglion cochleare (Ganglion spirale cochleae)*. In dieser synaptischen Verschaltung der Sinneszellen mit dem ersten Neuron gibt es deutliche Unterschiede zwischen äußeren und inneren Haarzellen: Während der Dendrit eines Neurons in der Regel viele äußere

Haarzellen versorgt, gibt es diese Konvergenz bei den inneren Haarzellen nicht. Hier wird vielmehr eine Haarzelle von den Dendriten vieler einzelnen Neurone erreicht. Daraus ergibt sich, daß die Gesamtheit der Nervenfasern in der *Radix cochlearis* (s. unten) des *N. statoacusticus (vestibulocochlearis)* zu über 90% aus Axonen besteht, die Erregung von den inneren Haarzellen zum Gehirn weiterleiten. Diese intensive nervöse Versorgung macht verständlich, daß nur die inneren Haarzellen in der Lage sind, die Frequenzanalyse auf neuronaler Ebene differenziert zu realisieren. Die scheinbar paradoxe Situation, daß die wegen ihrer nervösen Versorgung zur Frequenzanalyse geeigneten inneren Haarzellen gerade dort liegen, wo sie von den Schwingungseigenschaften der Basilarmembran nicht erreicht werden, löst sich auf, wenn man erkennt, daß die Anregung der inneren Haarzellen über die otoakustische Emission der äußeren Haarzellen anzunehmen ist. Dabei ist allerdings noch nicht ganz geklärt, ob die mechanische Ankopplung der inneren an die äußeren Haarzellen über die Membrana tectoria oder die visköse Endolymphe gegeben ist.

> **!** Die otoakustische Emmission erreicht die inneren Haarzellen, die aufgrund ihrer Verschaltung die Frequenzanalyse weiterleiten.

Jenseits des Ganglion cochleare legen sich die Axone des ersten afferenten Neurons zur Radix cochlearis zusammen, die bald mit den Axonen aus dem Ganglion vestibulare (*Radix vestibularis*; s. unten) den VIII. Hirnnerven, N. statoacusticus, bildet. Die tonotope Ordnung bleibt auch im Hirnnerven erhalten, indem sich die Fasern nach ihrer Herkunft von der Basilarmembran ordnen. Hinter der Brücke treten die Fasern aus der Cochlea mit dem N. statoacusticus in den Hirnstamm ein. Sie erreichen hier die *Nuclei cochleares*, welche die Perikarya des zweiten Neurons der Hörbahn enthalten.

In den Nuclei cochleares beginnt der Lemniscus lateralis

Die Nuclei cochleares (Abb. 8.5) liegen dorsal und weit lateral im Hirnstamm in der Position der somatosensorischen Längszone (Kap. 2). Beide wölben sich als *Tuberculum acusticum* am Boden

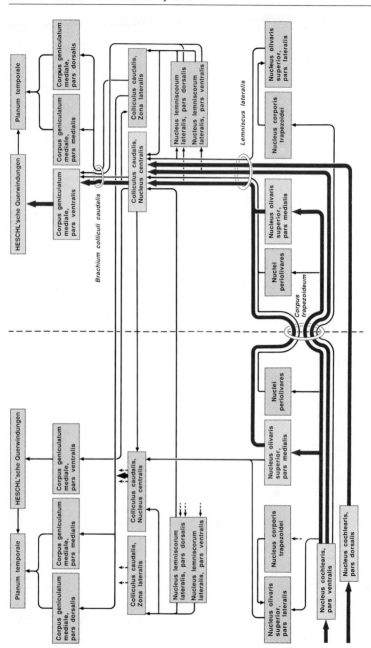

Abb. 8.5. Schematische Darstellung der wichtigsten zentralen Leitungsbahnen des auditorischen Systems (Hörbahn)

der Rautengrube vor. Ein kleiner *Nucleus cochlearis dorsalis* ist von einem größeren *Nucleus cochlearis ventralis* zu unterscheiden. Beide werden durch den Pedunculus cerebellaris caudalis voneinander getrennt.

Die Nuclei cochleares sind obligatorische Umschaltstellen der Hörbahn. Innerhalb der Kerne ist die tonotope Ordnung erkennbar, da hohe Frequenzen in jeweils mehr dorsal gelegenen, tiefe Frequenzen in mehr ventral gelegenen Neuronen lokalisiert sind. Nicht alle Neurone der Nuclei cochleares reagieren aber auf reine Töne (= „primary like"). Es finden sich viele Zellen, die nur bei komplexen Reizen reagieren. Eine integrative Informationsverarbeitung im Sinne einer Mustererkennung beginnt damit bereits auf diesem Niveau der Hörbahn. Das gilt vor allem für die Neurone im Nucleus cochlearis dorsalis.

> **!** Die Nuclei cochleares sind eine obligatorische Umschaltstation und enthalten neben „primary-like"-Neuronen auch solche, die auf komplexere Reize reagieren.

Trapezkörper und obere Olive bestimmen den weiteren Weg und ermöglichen unter anderem das Richtungshören

Die nächste obligatorische Umschaltstation für alle Fasern der Hörbahn ist der *Colliculus caudalis (inferior)*. Dieses Hirngebiet wird aber direkt nur von Axonen erreicht, deren Perikarya im Nucleus cochlearis dorsalis liegen. Sie kreuzen als *Striae acusticae dorsales* (Monakow) und ziehen über den kontralateralen *Lemniscus lateralis* zum Colliculus caudalis.

Die Axone der Perikarya aus dem Nucleus cochlearis ventralis verhalten sich anders. Ihr Faserkontingent ist größer als das aus dem dorsalen Kern und zieht in der Tiefe des Hirnstamms als *Corpus trapezoideum* überwiegend zur kontralateralen Seite (Abb. 8.5).

Diese efferenten Fasern des Nucleus cochlearis ventralis erreichen drei Kerngebiete, die *Nuclei olivares superiores medialis et lateralis* und den *Nucleus corporis trapezoidei*. Diese drei Kerne bilden eine Gruppe, die von dem *periolivären Feld* umgeben ist.

Efferente Fasern aus dem Nucleus cochlearis ventralis erreichen sowohl den ipsi- wie auch den kontralateralen Nucleus olivaris superior medialis. Damit ist dieser Kern die erste Station in der Hörbahn, die Informationen von beiden Cochleae zugeführt bekommt. Dies ist die Grundlage der zweiten wichtigen Leistung des Hörsystems, des *Richtungshörens*. Richtungshören beruht auf der Identifizierung von Zeit- und Intensitätsdifferenzen zwischen dem Schalleintritt in das linke und rechte Ohr.

Im Unterschied zu den beiden anderen Kernen, dem Nucleus olivaris superior lateralis und dem Nucleus corporis trapezoidei, ist der mediale Kern beim Menschen sehr viel größer, was die Bedeutung seiner Funktion unterstreicht. Ein Teil der efferenten Fasern aus einem Nucleus olivaris superior medialis kreuzt auf die Gegenseite und legt sich hier mit efferenten Fasern aus dem kontralateralen Kerngebiet zusammen. Beide bilden einen Teil des Lemniscus lateralis und ziehen dann zum Colliculus caudalis. Ein kleinerer Teil der efferenten Fasern aus dem Nucleus olivaris superior medialis verbleibt auf der ipsilateralen Seite.

> **!** Der Nucleus olivaris superior medialis wird von Erregungen aus beiden Cochleae erreicht und ermöglicht das Richtungshören auf der Ebene des Hirnstamms.

Der Nucleus olivaris superior lateralis und der Nucleus corporis trapezoidei sind in ihrer funktionellen Bedeutung noch nicht gut verstanden. Der Nucleus olivaris superior lateralis entsendet ipsi- und kontralaterale Fasern in den Lemniscus lateralis. Der Nucleus corporis trapezoidei projiziert in den ipsilateralen Nucleus olivaris superior lateralis.

Nicht alle Efferenzen aus dem Nucleus cochlearis ventralis erreichen einen der drei besprochenen Kerne; einige Fasern ziehen als *Striae acusticae intermediae* (Held) in die ipsi- und kontralateralen periolivären Felder und werden hier umgeschaltet. Nach der Umschaltung legen sich auch diese Fasern unter anderem dem ipsi- und kontralateralen Lemniscus lateralis an.

Ein efferentes Faserbündel, dessen Perikarya im periolivären Feld liegen, zieht zu den Cochleariskernen oder als *olivokochleares Bündel* (Rasmussen) in das Innenohr, wo sie die Haarzellen der

Cochlea innervieren. Die Fasern dieses olivokochlearen Bündels verlaufen zunächst mit dem N. vestibularis in den inneren Gehörgang. Kurz vor dem Ganglion spirale treten sie dann als *Oort-Anastomose* in den N. cochlearis über. Die Funktion dieser efferenten, cholinergen Fasern hängt wahrscheinlich mit den otoakustischen Emissionen der äußeren Haarzellen zusammen. Die efferenten Fasern bilden hier synaptische Verknüpfungen. Damit besteht die Möglichkeit, die äußeren Haarzellen aktiv in ihrem Reaktionsverhalten zu beeinflussen.

> **!** Efferente Fasern zum Corti-Organ beeinflussen die Reaktivität der Haarzellen.

In den Lemniscus lateralis sind die *Nuclei lemnisci lateralis dorsalis et ventralis* als langgestreckte Kerngebiete eingelagert. Diese Gebiete sind keine obligatorischen Umschaltstationen. Die dorsalen Kerngebiete des Lemniscus lateralis sind über die Probst-Kommissur miteinander verbunden. Die Efferenzen der Lemniskuskerne ziehen sowohl zum Colliculus caudalis als auch an diesem vorbei zum Diencephalon (Corpus geniculatum mediale, s. unten). Daneben erreichen sie weitere Zielgebiete im übrigen Hirnstamm.

Akustische Signale lassen sich auch im Kleinhirn nachweisen. Als Quellen entsprechender Bahnen sind Kollateralen aus den Fasern des Lemniscus lateralis sowie Projektionen über die Formatio reticularis anzunehmen.

Der Lemniscus lateralis endet im Colliculus caudalis

Alle Fasern des Hörsystems – außer den Efferenzen aus den Lemniskuskernen – erreichen als obligatorische Umschaltstation den *Colliculus caudalis*, in dem der Lemniscus lateralis endet. Die Colliculi caudales, die durch eine Kommissurenbahn miteinander verbunden sind, haben den Charakter eines multimodalen Integrationszentrums, da hier nicht ausschließlich akustische Signale verarbeitet werden. Der Teil des Colliculus caudalis, der überwiegend mit der Hörfunktion zu tun hat, wird *Nucleus colliculi caudalis* genannt. Er zeigt eine tonotope Ordnung: Hohe Frequenzen sind in oberflächenparallelen Bändern in der Tiefe des Colliculus lokalisiert, tiefe Frequenzen in ähnlicher Weise mehr oberflächennah. Die Efferenzen aus dem Colliculus caudalis verlaufen im *Brachium colliculi caudalis* zum Diencephalon und erreichen hier im Metathalamus das Corpus geniculatum mediale. Dabei ist zwischen einer Projektion zu unterscheiden, die direkt aus dem Nucleus colliculi caudalis kommt, und einer solchen, die aus einer randständigen, polymodalen *Zona lateralis* des Colliculus entspringt.

Über das Brachium colliculi caudalis wird das Corpus geniculatum mediale des Metathalamus erreicht

Das *Corpus geniculatum mediale* ist in einen dorsalen, ventralen und medialen Teil zu gliedern. Die dorsalen und ventralen Teile bilden zusammen die lateral gelegene *Pars parvocellularis*, während der mediale Teil auch als *Pars magnocellularis* bezeichnet wird. Die dem akustischen System zugehörigen Efferenzen aus dem ipsi- und kontralateralen Nucleus colliculi caudalis erreichen den ventralen Teil der Pars parvocellularis. Die anderen Abschnitte des Corpus geniculatum mediale sind Zielgebiete der Projektion aus der polymodalen Zona lateralis des Colliculus caudalis, die mit den Nuclei lemnisci lateralis und dem Nucleus colliculi caudalis in Verbindung steht.

Ebenso wie im Colliculus caudalis finden sich auch im Corpus geniculatum mediale Neurone, die auf reine Töne reagieren und eine tonotope Ordnung erkennen lassen. Ein großer Anteil der Neurone im Corpus geniculatum mediale spricht aber nur auf komplexere Reize an. Außerdem liegen in der Pars magnocellularis viele Neurone die somatosensorische Informationen verarbeiten.

> **!** Die Pars parvocellularis des Corpus geniculatum mediale gehört zur Hörbahn im engeren Sinn.

Area 41 des Isocortex ist die oberste Station der Hörbahn

Die Efferenzen des Corpus geniculatum mediale ziehen durch die Pedunculi cerebri und den sublentikulären Teil der Capsula interna als **Radiatio acustica** zum Gyrus temporalis superior. Dort liegt im Bereich der ersten *Heschl-Querwindung* auf der dorsalen Fläche des Gyrus temporalis superior das **primäre akustische Hirnrindenareal**, die **Area 41**, die das Zielgebiet der Projektionen aus dem ventralen Teil der Pars parvocellularis des Corpus geniculatum mediale ist. Die Area 41 hat die typischen zytoarchitektonischen Merkmale eines primären sensorischen Kortexareals, d. h. eine ausgeprägte Lamina granularis interna (Lamina IV) mit einer hohen Dichte kleiner neuronaler Zellkörper. Die Projektionen aus den übrigen Teilen des Corpus geniculatum mediale enden in der **Area 42**, die als sekundäres akustisches Hirnrindenareal die Area 41 teilweise umgibt, und in weiteren Bereichen des Gyrus temporalis superior, die als **akustischer Assoziationskortex** anzusehen sind (Abb. 8.6).

Wie in allen anderen Stationen der Hörbahn lassen sich auch in Area 41 „primary-like"-Neurone nachweisen, die auf reine Töne

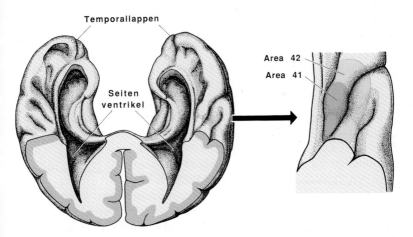

Abb. 8.6. Blick auf die Temporallappen (*links*, restliches Endhirn durch einen horizontalen Schnitt abgetragen); Planum temporale mit Heschl-Querwindungen (Gyri transversi) und Lage der Areae 41 und 42 *(rechts)*

reagieren. Sie liegen nicht verstreut, sondern sind zu Gruppen und Bändern zusammengefaßt, die eine Tonotopie auch auf kortikalem Niveau belegen. Tiefe Frequenzen sind anterolateral, hohe Frequenzen posteromedial in der primären akustischen Hirnrinde lokalisiert. Viele Neurone in der Area 41 reagieren allerdings nicht auf reine Töne, sondern es sind komplexe akustische Reize notwendig, um eine Antwort dieser Neurone zu provozieren. In dieser Gruppe sind auch solche Neurone zu suchen, die eine Mustererkennung akustisch induzierter Erregungen möglich machen.

> **!** Auf kortikaler Ebene werden sowohl reine Töne als auch komplexe Muster erkannt.

Eine Zerstörung der Area 41 führt zu einem völligen Ausfall der akustischen Sinnesempfindung: die sog. *Seelentaubheit* tritt auf. Diese muß von Schädigungen im akustischen Assoziationskortex unterschieden werden, bei denen nicht die Sinnesempfindung, sondern deren gnostische Bewertung – z.B. Bedeutungsanalyse gehörter Wörter und Sätze, Erkennung von Melodien usw. – beeinträchtigt wird.

Im Gyrus temporalis superior ist okzipital der Areae 41/42 das *Wernicke-Sprachzentrum* zu finden. Ein Teil dieses Zentrums schließt unmittelbar kaudal an die erste Heschl-Querwindung an und erstreckt sich über die ganze dorsale Fläche des Gyrus temporalis superior bis zum Ende der Fissura lateralis. Diese dorsale Fläche des Temporallappens wird als *Planum temporale* bezeichnet. Weitere Teile des Wernicke-Zentrums sind aber auch auf der lateralen Oberfläche des Temporallappens gelegen, ihre Abgrenzung gegenüber anderen Hirnrindengebieten ist allerdings unscharf. Das Wernicke-Zentrum unterliegt in seiner Größe einer erheblichen individuellen Variabilität. Das Planum temporale ist jedoch in weitaus den meisten Fällen auf der linken Hemisphäre größer als auf der rechten Seite *(Lateralisation der Sprachfunktion)*. Eine Zerstörung des Wernicke-Zentrums führt zur *sensorischen Aphasie*, bei der ein Verständnis von Gehörtem und der sinnvolle Wortgebrauch beim Sprechen nicht mehr möglich sind. Das Wernicke-Zentrum steht in enger Verbindung mit den Areae 41/42, erhält aber auch Informationen aus dem visuellen und somatosensorischen System. Es schickt eine wichtige Projektion, den *Fasciculus arcuatus*, zum motorischen Sprachzentrum im Frontallappen, dem Broca-Zentrum.

> **!** Area 41 ist das kortikale Primärgebiet der Hörbahn, Area 42 stellt den sekundären auditorischen Cortex dar, und das Wernicke-Zentrum ist als Assoziationsgebiet Grundlage des Sprachverständnis.

9 Gleichgewichtssystem

Übersicht

▶ Das Labyrinthorgan besteht aus den drei Bogengängen, dem Utriculus und dem Sacculus, die Sinnesepithelien in ihrem Inneren enthalten

▶ Ganglion vestibulare und Nervus vestibularis gehören zum ersten afferenten Neuron des Gleichgewichtssystems

▶ Die Nuclei vestibulares enthalten die Perikarya des zweiten Neurons

▶ Die Nuclei vestibulares projizieren weit in das gesamte übrige Gehirn

▶ Die Augenmuskeln werden unter der Kontrolle des Gleichgewichtssystems gesteuert

▶ In der Formatio reticularis werden Kerngebiete der Willkürmotorik erreicht

▶ Über die Bahnen zum Rückenmark werden Motoneurone aktiviert

▶ Das Cerebellum benötigt für die motorische Koordination vestibuläre Informationen

▶ Die Projektion zu Thalamus und Telencephalon zeigt eine Nähe zu den Strukturen des somatosensorischen System

Das Labyrinthorgan besteht aus den drei Bogengängen, dem Utriculus und dem Sacculus, die Sinnesepithelien in ihrem Inneren enthalten

Über den engen *Ductus reuniens* ist der Ductus cochlearis mit dem *Sacculus* des Labyrinthorgans verbunden, das daher ebenfalls mit Endolymphe gefüllt ist. Das Labyrinthorgan besteht aus drei Bogengängen *(Ductus semicirculares anterior, posterior et lateralis)*, die in den drei Ebenen des Raumes zueinander fast senkrecht stehen.

Die drei Bogengänge sind annähernd Halbkreise und münden in den *Utriculus*, der wiederum über einen kleinen Gang, den *Ductus utriculosaccularis*, mit dem *Sacculus* verbunden ist. Der Ductus besteht aus zwei Abschnitten, *Ductus utricularis* und *Ductus saccularis*, die im Anfangsteil, dem *Sinus*, des *Ductus endolymphaticus* zusammenkommen. Der Sinus setzt sich in einen schmalen Abschnitt, den *Isthmus*, fort, der in einem Knochenkanal des Felsenbeins liegt. Der Isthmus mündet schließlich in den *Saccus endolymphaticus*, der aus dem Knochenkanal austritt und auf der hinteren Felsenbeinfläche zwischen Sinus petrosus superior und Sinus sigmoideus in der Dura mater blind endet. Der Saccus endolymphaticus erlaubt den Übertritt von Endolymphe in die Lymphspalten der Dura.

Im Inneren von Utriculus und Sacculus liegen an scharf umschriebenen Stellen die flachen ***Maculae utriculi et sacculi***. Diese bestehen aus Ansammlungen von Sinneszellen, *Haarzellen*, die über ein Stützzellpolster aus dem Niveau des normalen Epithels leicht herausgehoben sind (Abb. 9.1).

Zwei Typen von Haarzellen sind zu unterscheiden: Bauchige Haarzellen vom Typ I werden von dem Fortsatz des ersten Neurons kelchartig umgriffen, und zahlreiche, chemischen und elektrischen Synapsen ähnliche Kontakte werden zwischen dieser Haarzelle und dem dendritischen Kelch gefunden. An den Kelch treten von außen einzelne Axone aus dem Nucleus vestibularis lateralis heran und bilden mit diesem Synapsen.

Schlanke Haarzellen vom Typ II bilden mit den dendritischen Fortsätzen des ersten Neurons und Axonen aus dem Nucleus vestibularis lateralis einzelne Synapsen. Bei beiden Haarzellen ist der apikale Zellpol nicht nur durch *Stereovilli* wie in der Cochlea, sondern zusätzlich auch durch ein ***Kinocilium*** gekennzeichnet. Das Kinocilium ist der längste Fortsatz, und die Stereovilli ordnen sich in absteigender Länge an einer Seite dieses Kinocilium an. Kinocilium und Stereovilli ragen nicht in den freien Endolymphraum, sie sind vielmehr von einer gallertigen Membran, *Membrana statoconiorum*, bedeckt, in die kristalline Strukturen *(Statholithen)* eingebettet sind. Dadurch hat diese ***Statolithenmembran*** ein höheres spezifisches Gewicht als die Endolymphe.

> **!** Maculae sind Sinnesepithelien mit zwei verschiedenen Haarzelltypen, deren apikale Kinozilien und Stereovilli in eine Statolithenmembran hineinreichen.

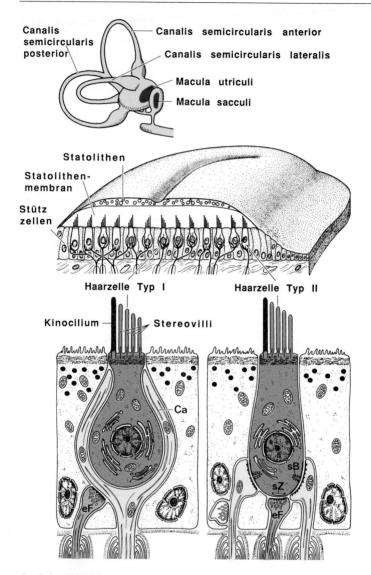

Canalis semicircularis posterior

Canalis semicircularis anterior

Canalis semicircularis lateralis

Macula utriculi

Macula sacculi

Statolithen

Statolithen-membran

Stütz zellen

Haarzelle Typ I

Haarzelle Typ II

Kinocilium

Stereovilli

Ca

sB

sZ

eF

eF

Ca Calyx (Kelch)
eF efferente Faser mit einer inhibitorischen Synapse
sB synaptisches Band („synaptic ribbon")
sZ subsynaptische Zisterne

Auf die Statholithenmembran wirkt die Schwerkraft und führt – je nach Haltung des Kopfes – zu einer Bewegung der Membran gegen die Kinozilien und Stereovilli. Dabei kann es je nach Lage des Kopfes zu einer *Scherung* der Haarzellfortsätze in Richtung zum Kinocilium hin oder von diesem weg kommen. Die Scherung ist der adäquate Reiz für die Sinneszellen, die so auf *lineare Beschleunigung* und Schwerkraft reagieren können. Scherungen gegen das Kinocilium führen zu Erregung, Scherungen vom Kinocilium weg zu Hemmung. Die Macula utriculi reagiert auf horizontal gerichtete, die kleinere Macula sacculi auf vertikal gerichtete Kräfte entsprechend ihrer horizontalen bzw. vertikalen Lage im Raum. Die Macula ist im Utriculus so ausgerichtet, daß sie bei einer Senkung des Kopfes um ca. 30° nicht erregt wird. Die Macula sacculi steht dazu senkrecht.

Die Statolithenmembranen in beiden Maculae sind durch eine Längsrinne (Utriculus) oder eine Längserhebung (Sacculus) jeweils in zwei Abschnitte eingeteilt. Im Fall des Utriculus sind die Haarzellen so angeordnet, daß auf beiden Seiten das Kinocilium jeweils zur Rinne hinweist; bei der Macula sacculi ist es umgekehrt (Polarisation der Haarzellfortsätze). So führt jede Bewegung sowohl zu einer Erregung als auch zu einer Hemmung der Sinneszellen einer Macula.

> **!** Über eine Abscherung der Stereovilli und Kinozilien gegen die Statolithenmembran der Maculae in Utriculus und Sacculus werden Linearbeschleunigungen in horizontaler oder vertikaler Richtung wahrgenommen.

An ihren Basen gegen den Utriculus sind die Anfänge der Bogengänge erweitert: *Ampullae membranaceae anterior, posterior et lateralis*. Im Inneren dieser Ampullen liegen ebenfalls Sinnesepithelien, die aus Haarzellen vom Typ I und II aufgebaut und als *Cristae ampullares* in den Endolymphraum vorgewölbt sind (Abb. 9.2).

Abb. 9.1. Lage der Maculae des Vestibularapparates *(oben)* und Bau der Macula utriculi *(Mitte)* sowie der Sinnesepithelzellen *(unten)*.

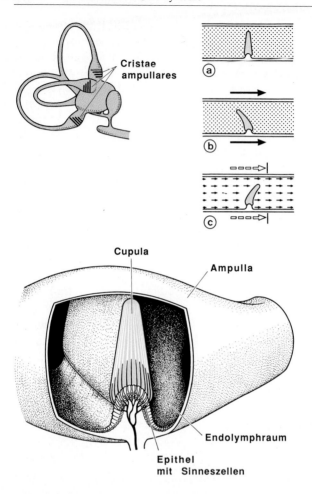

Abb. 9.2. Lage *(oben)* der Ampullen mit den Cristae ampullares und Bau einer Ampulle. *Oben rechts* veranschaulicht ein Schema *(a–c)* die Grundlage des vestibulären Nystagmus: *a* In Ruhe ragt die Cupula als Teil der Wandung in den Endolymphraum eines Bogengangs hinein. *b* Bei Drehung des Kopfes wird die Cupula gegen die träge Endolymphe abgeschert (Remanenzströmungen), die Augen werden sakkadisch in Richtung der Drehung (nach rechts) geführt. *c* Bei Stillstand des Kopfes fließt die träge Endolymphe weiter (Trägheitsströmung) und schert jetzt die Cupula in die andere Richtung ab. Dies wird als Drehung nach links interpretiert, und die Augen werden sakkadisch in diese Richtung geführt (postrotatorischer Nystagmus)

Die Haarzellfortsätze der Ampulla lateralis sind in Richtung des Utriculus polarisiert, d. h. das Kinocilium liegt dem Utriculus am nächsten, die kleinsten Stereovilli am fernsten. In den Ampullae anterior und posterior ist die Polarisierung umgekehrt. Im Unterschied zu den Maculae sind die apikalen Zellfortsätze nicht in eine Statolithenmenbran eingebettet, sondern in eine gallertige *Cupula*.

Die Cupula hat dasselbe spezifische Gewicht wie die Endolymphe und ist deshalb nicht zur Registrierung von Linearbeschleunigungen geeignet. Sie wird vielmehr erregt, wenn der Kopf gedreht wird. In diesem Moment bewegt sich die Wandung des Bogengangs, in dessen Richtung gedreht wird, relativ gegen die Endolymphe, die sich wegen Massenträgheit erst verzögert in Bewegung setzt *(Remanenzströmung)*. Da das Sinnesepithel mit der Cupula Teil der Wandung ist, kommt es zur Abscherung der Cupula und der Zellfortsätze der Haarzellen. Dies bewirkt eine Auslenkung der Sinneszellfortsätze gegen die Bewegungsrichtung. Dies ist der adäquate Reiz, der die Wahrnehmung von *Drehbeschleunigungen* möglich macht. Hält die Bewegung eine gewisse Zeit an, erreicht die Endolymphströmung die Geschwindigkeit der Bewegung, und die Sinneszellfortsätze werden nicht mehr ausgelenkt. Kommt es zu einer schnellen Beendigung der Bewegung, setzt sich die Strömung der Endolymphe noch eine gewisse Zeit fort *(Trägheitsströmung)*, und die Sinneszellfortsätze werden jetzt in entgegengesetzte Richtung ausgelenkt.

> **!** Die Cupulae in der Wand der Bogengänge werden bei Rotation des Kopfes gegen die träge Endolymphe abgeschert, übertragen dies auf die Kinozilien und Stereovilli der Haarzellen und ermöglichen so die Wahrnehmung von Drehbeschleunigungen.

Ganglion vestibulare und Nervus vestibularis gehören zum ersten afferenten Neuron des Gleichgewichtssystems

Alle Haarzellen in den Maculae und Cupulae sind sekundäre Sinneszellen und bilden Synapsen mit den Dendriten des ersten afferenten Neurons. Die Perikarya dieser Fasern sind in einem zweigeteilten *Ganglion vestibulare* lokalisiert. Im hinteren und oberen Teil liegen die Perikarya für die Ampullae anterior und lateralis, den Utriculus sowie Teile des Sacculus, im vorderen und unteren Teil finden sich die Perikarya für Sacculus und Ampulla posterior.

 Das Ganglion vestibulare zeigt eine somatotope Ordnung.

Aus dem Ganglion vestibulare heraus ziehen die Axone dieser Perikarya als *Nervus vestibularis* und bilden zusammen mit den Axonen aus dem Ganglion spirale cochleae den Nervus statoacusticus, der durch den *Meatus acusticus internus* zieht und im *Kleinhirnbrückenwinkel* in den Hirnstamm eintritt. Die Fasern des N. vestibularis erreichen zum größten Teil drei der vier *Nuclei vestibulares* (Abb. 9.3). Einige Fasern allerdings ziehen ohne Umschaltung über den Pedunculus cerebellaris caudalis direkt in das Cerebellum, und zwar in den Bereich der Lingula und des Flokkulonodularkomplexes („Vestibulocerebellum").

Die Nuclei vestibulares enthalten die Perikarya des zweiten Neurons

Die Nuclei vestibulares (Abb. 9.3) liegen in der somatosensorischen Längszone des Hirnstamms medial der Nuclei cochleares. Das Gebiet ist in vier Kerngebiete gegliedert: *Nuclei vestibulares cranialis, medialis, caudalis* und *lateralis*. Der Nucleus vestibularis lateralis nimmt insofern eine Sonderstellung ein, als er Afferenzen nicht aus dem Innenohr, sondern über den propriozeptiven Tractus spinocerebellaris dorsalis (s. Kap. 10) erhält, der aus dem Rückenmark zum Cerebellum aufsteigt. Die übrigen drei Unterkerne werden von afferenten Fasern aus dem Innenohr erreicht, wobei die Somatotopie erkennbar bleibt. Die Fasern von den Cristae der Bogengänge ziehen vornehmlich zu den Nuclei vestibulares cranialis et medialis, die aus den Maculae vornehmlich zum Nucleus vestibularis caudalis.

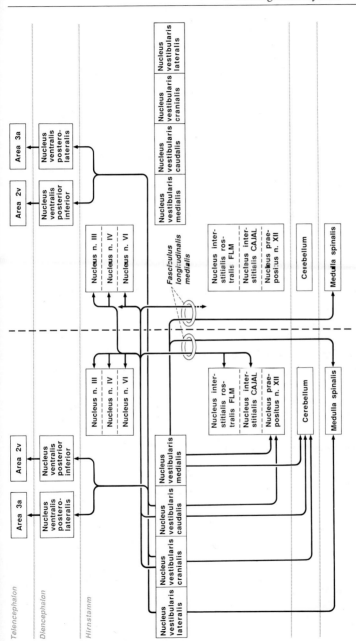

Abb. 9.3. Schematische Darstellung der wichtigsten zentralen Leitungsbahnen des Gleichgewichtssystems

Die Nuclei vestibulares
projizieren weit in das gesamte übrige Gehirn

Die Efferenzen aus den Nuclei vestibulares erreichen Kerngebiete
in Tel- und Diencephalon, Hirnstamm, Cerebellum und Rückenmark (Abb. 9.3). Gewichtet man diese Efferenzen, so wird deutlich, daß die Kontrolle der Augenbewegungen und der Körperhaltung die wichtigste Aufgabe der Vestibulariskerne darstellt.

Die Augenmuskeln werden unter der Kontrolle
des Gleichgewichtssystems gesteuert

Die *äußeren Augenmuskeln* (Mm. recti lateralis, medialis, superior
et inferior und Mm. obliqui inferior et superior) werden über drei
Hirnnerven aktiviert, deren Perikarya im Hirnstamm definierte
Kerne bilden: *Nuclei nervorum oculomotorii, trochlearis* und *abducentis*. Die Aktivierung der äußeren Augenmuskeln ist so organisiert, daß praktisch keine Augenbewegung von einem Nerven allein durchgeführt wird. Die Grundlage für die dabei notwendigen
komplizierten Interaktionen ist eine differenzierte Verschaltung
zwischen den Vestibulariskernen und den Augenmuskelnervenker-
nen. Quellen für die Steuerung der Augenmuskelnervenkerne sind
vor allem der Nucleus vestibularis cranialis und der rostrale Teil des
Nucleus vestibularis medialis. Damit wird deutlich, daß die Kontrolle der Augenbewegungen in erster Linie von den Erregungen
aus den Bogengängen abhängt. Es geht darum, die Augen bei Bewegungen des Kopfes immer so zu stellen, daß ein aufrechtes Bild
entsteht (Abb. 9.4).

> **!** Die Information aus den Bogengängen wird dazu benutzt,
> die Augen so auszurichten, daß immer ein aufrechtes Bild
> gegeben ist.

Die Efferenzen des Nucleus vestibularis cranialis erreichen über
den Fasciculus longitudinalis medialis der ipsilateralen Seite den
Nucleus nervi oculomotorii, der seinerseits den M. rectus medialis
steuert. Auf der kontralateralen Seite wird ebenfalls der Nucleus

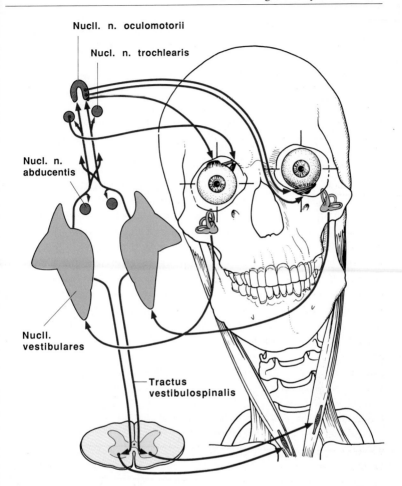

Abb. 9.4. Kontrolle der Augenstellung durch Auswertung der Informationen aus dem Vestibularisapparat. Ziel ist es, unabhängig von der Stellung des Kopfes durch Drehung der Augen ein aufrechtes Bild zu erhalten. Bei dem gezeigten Beispiel spielt der M. rectus medialis keine Rolle

nervi oculomotorii angesteuert. Von hier aus erfolgt dann die Kontrolle des M. rectus superior der kontralateralen Seite und der Mm. obliquus inferior und rectus inferior der ipsilateralen Seite.

Aus dem Nucleus vestibularis medialis ziehen Fasern zum kontralateralen Nucleus nervi oculomotorii, aber auch zum Nucleus nervi trochlearis, der auf der kontralateralen Seite den M. obliquus superior aktiviert. Über eine weitere Projektion werden der ipsilaterale und der kontralaterale Nucleus nervi abducentis erreicht. Im kontralateralen Kern entspringen zurückkreuzende Fasern zum Nucleus nervi oculomotorii, der dann den M. rectus medialis innerviert. Der kontralaterale Nucleus nervi abducentis inneviert gleichzeitig den M. rectus lateralis auf seiner Seite.

Der Nucleus vestibularis caudalis entsendet kreuzende Fasern, die im Fasciculus longitudinalis medialis aufsteigen, um die Nuclei nervorum trochlearis und oculomotorii zu erreichen.

Diese Bahnen mit z. T. nicht mehr als zwei Synapsen sichern zum einen eine sehr schnelle Kontrolle der Augenbewegungen: Bei Kippungen des Kopfes zur Seite scheinen die Augen fast ohne Zeitverzögerung in der Senkrechten stehen zu bleiben. Zum anderen ist so auch das synchrone Bewegungsverhalten beider Augen (*konjugierte Augenbewegungen*) sichergestellt.

Klinik

In der neurologischen Diagnostik spielen besondere Formen des Nystagmus eine wichtige Rolle. Damit sind ruckartige (sakkadische) Augenbewegungen gemeint, die dazu dienen, bei einem Vorbeigleiten des zu Sehenden das Auge immer wieder neu einzustellen. Das ist notwendig, weil die Struktur der Sinneszellen und der Retina während des Sehvorgangs immer wieder das Fixieren eines Punktes im Gesichtsfeld erfordert. Der *vestibuläre Nystagmus* stellt sich ein, wenn der Proband in eine Rotation gebracht und dann plötzlich angehalten wird (postrotatorischer Nystagmus). Während der Bewegung werden die Augen immer in die Richtung der Bewegung ruckartig vorspringen. Die Trägheit der Endolymphe (s. oben) wird allerdings auch nach dem abrupten Stop den Eindruck einer Rotation vermitteln – jetzt allerdings in die andere Richtung –, und die Augen zucken sakkadisch in eben dieser vermeintlichen Richtung, um der scheinbaren Bewegung zu folgen. Dies ist ein Reflex, der die enge Verbindung des Labyrinthorgans mit der Augensteuerung unterstreicht.

In der Formatio reticularis werden Kerngebiete der Willkürmotorik erreicht

In der Formatio reticularis liegen zwei Kerngebiete, die ebenfalls Ziel efferenter Bahnen aus den Vestibulariskernen sind: ***Nucleus interstitialis Cajal*** (einschließlich des *Nucleus interstitialis rostralis* des Fasciculus longitudinalis medialis) und ***Nucleus praepositus hypoglossi***. Diese Kerne sind Schaltstellen für eine kortikal gesteuerte (willkürliche) Bewegung der Augen (s. Kap. 14). Der Nucleus interstitialis Cajal ist Ursprung einer zum Rückenmark absteigenden motorischen Bahn (Tractus interstitiospinalis).

Über die Bahnen zum Rückenmark werden Motoneurone aktiviert

Die Nuclei vestibulares cranialis, medialis und caudalis entsenden efferente Bahnen in das Rückenmark. Diese Fasern ziehen zunächst im Fasciculus longitudinalis medialis. Die Efferenzen des medialen und kaudalen Kerns bilden dabei den ***Tractus vestibulospinalis medialis***, der an den Motoneuronen für die Nackenmuskulatur endet. Über diese Bahn erfolgt die reflektorische Abstimmung von Augen- und Kopfbewegungen, die zum Ziel hat, immer ein aufrecht stehendes Bild wahrzunehmen (s. oben). Andere Wege verlaufen über die Formatio reticularis, wobei dann der Tractus reticulospinalis als absteigende Wegstrecke benutzt wird.

Eine besondere Rolle spielt der *Nucleus vestibularis lateralis* Deiters. Seine Axone bilden den ***Tractus vestibulospinalis lateralis***. Das Zielgebiet dieser vestibulospinalen Bahn sind nach Einschaltung von Interneuronen die α- und γ-Motoneurone der Extensorenmuskulatur. Über diese Bahn kann damit reflektorisch die Haltung des Körpers und seiner Teile gesteuert werden. In diesem Funktionskreis findet auch die Aufschaltung von Kollateralen aus dem propriozeptiven *Tractus spinocerebellaris dorsalis* auf den Vestibulariskernkomplex ihren Sinn, denn für die Koordination der Körperhaltung ist neben der Information aus dem Innenohr die Kenntnis der Position der Körperteile zueinander, wie sie über das propriozeptive System erfolgt, notwendig. Eine besondere Wertigkeit bekommt diese Bahn dadurch, daß Efferenzen aus dem Vermis cerebelli hier direkt – ohne Zwischenschaltung der Nuclei cerebellares – aufschalten (s. Kap. 14). Damit hat das Cerebellum über diesen Vestibulariskern einen ungewöhnlich direkten Zugriff auf die Bewegungssteuerung.

> **!** Die Tractus vestibulospinales medialis und lateralis koordinieren die Haltung von Kopf und Körper über eine vestibulär induzierte Aktivierung der Streckermuskulatur für Nakken und Rumpf.

Das Cerebellum benötigt für die motorische Koordination vestibuläre Informationen

Die Rolle des Vestibularissystems bei der Bewegungskoordination läßt auch eine Verbindung mit dem Cerebellum erwarten (s. Kap. 14). Diese Verbindung verläuft über den **Pedunculus cerebellaris caudalis**. Ein Teil der Fasern kommt auf der ipsilateralen Seite direkt aus den Nuclei vestibulares cranialis, medialis und caudalis. Zielgebiete sind Nodulus, Uvula und der Vermisanteil im Lobus cranialis. Der Flocculus erhält sowohl ipsi- als auch kontralaterale Zuflüsse. Diese Projektionen sind Teil des cerebellären Moosfasersystems (s. Kap. 14). Daneben projizieren alle drei Kerne auf den Nucleus olivaris inferior, dessen Axone als Kletterfasersystem in den hinteren Bereich des Vermis aufsteigt.

Die Projektion zu Thalamus und Telencephalon zeigt eine Nähe zu den Strukturen des somatosensorischen System

Die bisherige Darstellung hat deutlich gemacht, daß die Aufgaben des Gleichgewichts- und Vestibularissystems vornehmlich reflektorischer Art sind und auf dem Niveau des Hirnstamms geregelt werden. Es werden aber auch Bahnen zu Thalamus und Endhirn entsandt. Sie haben ihren Ursprung in den Nuclei vestibulares cranialis, medialis und lateralis, kreuzen auf die Gegenseite und verlaufen im **Tractus vestibulothalamicus** in das Zwischenhirn. Dort werden der **Nucleus ventralis posterolateralis** und der **Nucleus ventralis posterior inferior** des lateralen Thalamus erreicht. Der Nucleus ventralis posterolateralis wird als ein Kerngebiet der somatosensorischen Bahn genannt werden (s. Kap. 10). Er projiziert in das somatosensorische Primärgebiet der Hirnrinde, die Area 3a im rostralen Teil des *Gyrus postcentralis*. Hier kommt es auch zur bewußten Wahrnehmung der Erregungen aus dem vestibulären Teil des Innenohrs. Der Nucleus ventralis posterior inferior stellt ebenfalls eine Verbindung zur Großhirnrinde im Übergangsbereich vom Gyrus postcentralis zum rostralen Ende des Sulcus intraparietalis her (Area 2v).

10 Mechanorezeption

Übersicht

▶ Wirkungen mechanischer Kräfte auf den Organismus
werden durch Rezeptoren registriert

▶ Langsam adaptierende SA-(„slowly-adapting"-)Rezeptoren
registrieren Druck

▶ Schnell adaptierende RA-(„rapidly-adapting")Rezeptoren
nehmen Berührungen wahr

▶ Vibrationsrezeptoren sind extrem schnell adaptierende Rezeptoren

▶ Propriozeptoren informieren über Stellung und Bewegung
der Gelenke

▶ Das erste, afferente Neuron reicht vom Rezeptor
über den peripheren Fortsatz, das Spinalganglion
und den zentralen Fortsatz bis in das Rückenmark

▶ Das Perikaryon des ersten Neurons liegt im Spinalganglion

▶ Der Nervus trigeminus enthält das erste afferente Neuron
der mechanorezeptiven Bahn aus dem Kopfbereich

▶ Das zweite Neuron des Hauptweges der Mechanorezeption
liegt im Rhombencephalon

▶ Nuclei gracilis und cuneatus, Nucleus proprius und Substantia
gelatinosa finden ihre Entsprechung in den sensorischen
Kerngebieten des Nervus trigeminus

▶ Der Nucleus thoracicus enthält die Perikarya der zweiten Neurone
der Propriozeption für die untere Körperhälfte und Extremität

▶ Der Nucleus cuneatus externus enthält die Perikarya der zweiten
Neurone der Propriozeption für die obere Körperhälfte und
Extremität

▶ Über den Nucleus Z ist der Tractus spinocerebellaris dorsalis
an den Thalamus angeschlossen

▶ Der propriozeptive Nucleus mesencephalicus nervi trigemini
liegt im rostralen Teil des Hirnstamm

▶ Wie in den Hinterstrangbahnen ist auch im Thalamus
eine somatotope Repräsentation erkennbar

▶ Der primäre somatosensorische Cortex
wird von den Areae 3, 1 und 2 gebildet

▶ Kolumnäre, laminäre und somatotope Organisationen
sind verschiedene, sich überlagernde Ordnungsprinzipien
im somatosensorischen Cortex

▶ Der somatosensorische Cortex projiziert weiter in subkortikale
und kortikale Regionen

▶ Der supplementäre somatosensorische Cortex S II enthält
die Repräsentationen der ipsi- und kontralateralen Körperseiten
in geringer Ortsauflösung

Wirkungen mechanischer Kräfte auf den Organismus werden durch Rezeptoren registriert

Die Mechanorezeption ist Teil der allgemeinen Somatosensorik und dient einmal dazu, Einflüsse wahrzunehmen, die aus der Umwelt stammen, und zum anderen, Veränderungen in der Position der einzelnen Körperteile zueinander, z. B. als Längenveränderungen der Muskulatur, zu registrieren. Dementsprechend liegen die Rezeptoren als *Exterozeptoren* in der Körperoberfläche, der Haut, und als *Enterozeptoren* in der Tiefe, insbesondere als *Propriozeptoren* in den Muskeln, Sehnen und Gelenken.

Es gibt verschiedene Mechanorezeptoren in der Haut, die unterschiedlich auf Druck, Berührung und Vibration reagieren. Allen gemeinsam ist, daß sie aus einem mechanorezeptiven Zentrum, das zumeist ein Fortsatz des ersten afferenten Neurons ist, und einer umgebenden bindegewebigen oder gliösen *(Lemnozyten)* Hülle bestehen.

Auf der Grundlage ihrer Antworteigenschaften kann man sie in langsam, schnell und extrem schnell adaptierende Rezeptoren gliedern.

Langsam adaptierende SA-(„slowly-adapting"-)Rezeptoren registrieren Druck

Merkel-Zellen, *Pinkus-Iggo-Tastscheiben* und *Ruffini-Körperchen* sind Rezeptoren, die nur langsam adaptieren, d. h. sie bleiben bei anhaltendem Druckreiz über einen längeren Zeitraum elektrisch aktiv. Weil ihre Aktivität mit der Stärke des Drucks ansteigt, nennt man sie auch Intensitätsdetektoren.

Merkel-Zellen liegen in der Basalschicht der unbehaarten Epidermis und sind durch einen unregelmäßigen Kern und viele elektronendichte Granula (100 nm) charakterisiert (Abb. 10.1). Sie haben fingerförmige Ausläufer, die sich in den Zwischenräumen zwischen den Epithelzellen des Stratum basale der Epidermis ausdehnen. Merkel-Zellen gelten als spezialisierte Epidermiszellen, werden aber wegen ihrer Ähnlichkeit mit Nervenzellen auch als *Paraneurone* interpretiert. Ihre rezeptiven Felder sind relativ klein und scharf begrenzt (SA-I-Sensor der Physiologie), d. h. sie können

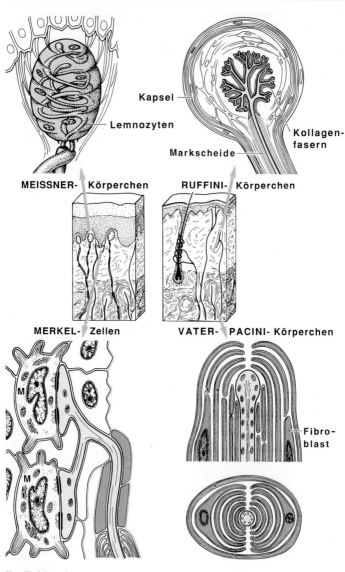

MEISSNER- Körperchen

Kapsel

Lemnozyten

RUFFINI- Körperchen

Kollagenfasern

Markscheide

MERKEL- Zellen

VATER- PACINI- Körperchen

Fibroblast

Ep Epidermis
Co Corium
M Merkel-Zelle
Sc Subcutis

Druckeinwirkung mit hoher Ortsauflösung und damit genau lokalisiert registrieren. Die Zellen sind synaptisch mit der ableitenden Nervenendigung einer Aβ-Faser verbunden (Merkel-Zell-Neuritkomplex), die basal an sie herantritt. Ein Dendrit kann mehrere Merkel-Zellen versorgen, die dann auch eine Gruppe aus mehreren Rezeptorzellen bilden *(Tastscheibe)*. Im Bereich der behaarten Epidermis konzentrieren sich Merkel-Zellen direkt unter der Hautoberfläche, die sie vorwölben. Sie werden dann als **Pinkus-Iggo-Tastscheiben** bezeichnet.

Auch **Ruffini-Körperchen** sind langsam adaptierende Mechanorezeptoren (SA-II-Sensor der Physiologie). Man findet sie im Corium und subkutanen Gewebe der behaarten und unbehaarten Haut sowie im submukösen oder intermuskulären Bindegewebe (Abb. 10.1). Sie bestehen aus einem langgestreckten Geflecht markloser Nervenfaserendigungen, die von einer bindegewebigen Kapsel umgeben sind. Im Unterschied zu den Merkel-Zellen ist ihr rezeptives Feld relativ groß.

> **!** Merkel-Zellen, Pinkus-Iggo-Tastscheiben und Ruffini-Körperchen sind Druckrezeptoren in der behaarten und unbehaarten Haut.

Schnell adaptierende RA-(„rapidly-adapting")Rezeptoren nehmen Berührungen wahr

Meissner-Körperchen (s. Abb. 10.1) sind schnell adaptierende Mechanorezeptoren und als solche geeignet, immer neu Berührungen wahrzunehmen. Man nennt sie zusammen mit den *Krause-Endkolben* auch Geschwindigkeitsdetektoren, weil ihre Entladungsfrequenz mit der Geschwindigkeit der Reizbewegung ansteigt. Ihre Struktur ist charakteristisch: Keilförmige Schwann-Zellen (hier Lemnozyten genannt) bilden übereinandergeschichtet einen Zell-

Abb. 10.1. Bau der exteroceptiven Mechanorezeptoren und ihre Lage in der behaarten und unbehaarten Haut. Der mechanische Reiz wird von spezialisierten Zellen aufgenommen und an die Aβ Nervenendigung *(gelb)* weitergegeben.

stapel. Die Faser des ableitenden Neurons schiebt sich von einem Pol des Körperchens zickzackartig zwischen die Lemnozyten bis zum anderen Pol. Meissner-Körperchen liegen in den Koriumpapillen der unbehaarten Haut (besonders zahlreich in der Haut der Fingerbeere) und haben dort sehr kleine rezeptive Felder. In der behaarten Haut tritt an Stelle des Meissner-Körperchens der Haarfollikelsensor auf, der aus einem Nervenende besteht, das die Basis eines Haarfollikels umschlingt.

Krause-Endkolben liegen unmittelbar unter der Epidermis, besonders aber in der Tunica propria des Schleimhäute. Der Fortsatz teilt sich sehr stark auf, und die einzelnen Äste haben ein geschlängelten Verlauf. Dieser Dendritenbaum ist von einer bindegewebigen Hülle aus dem Perineurium umgeben.

Meissner-Körperchen und Krause-Endkolben
sind Berührungsrezeptoren.

Vibrationsrezeptoren sind extrem schnell adaptierende Rezeptoren

Vater-Pacini-Körperchen und **Golgi-Mazzoni-Körperchen** sind extrem schnell adaptierend und antworten auf Geschwindigkeitsänderungen des mechanischen Reizes. Sie sind Beschleunigungsdetektoren (PC-Sensor der Physiologie) und können als Vibrationsrezeptoren sehr schnell nacheinander eintreffende Reize als getrennte Ereignisse wahrnehmen. In einem Vater-Pacini-Körperchen ist eine marklose ableitende Nervenfaser von konzentrisch angeordneten Fibroblastenlamellen umgeben. Die Körperchen sind sehr groß (4 mm) und in der Subcutis von Handfläche und Fußsohle lokalisiert, kommen aber auch andernorts im Bindegewebe vor (s. Abb. 10.1).

Propriozeptoren informieren über Stellung und Bewegung der Gelenke

Die Propriozeptoren der Muskulatur sind Dehnungsrezeptoren und als **Muskelspindeln** ausgebildet (Abb. 10.2). Es handelt sich um

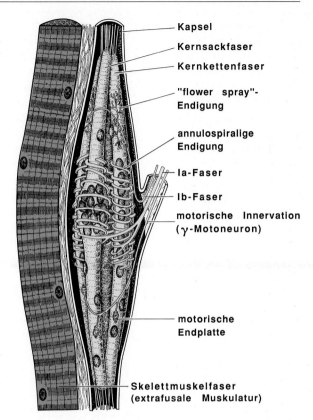

Abb. 10.2. Muskelspindel (intrafusale Muskelfaser) mit nervöser Versorgung

lange (2 mm und mehr), spindelförmige Gebilde, bestehend aus perineuriumähnlichen Kapseln, in denen modifizierte dünne, quergestreifte Muskelfasern liegen *(intrafusale Fasern)*. Sie haben Kontakt mit dem umgebenden Bindegewebe. In der Kapsel liegt ein Dendrit. Die intrafusalen Muskelfasern werden in Kernhaufen(sack)fasern und Kernkettenfasern unterschieden, je nachdem ob ihre Kerne an einer Stelle konzentriert die Muskelfaser aufwölben oder in der Längsrichtung der Faser hintereinander angeordnet sind.

Der ableitende Dendrit ist stark myelinisiert (Ia, Aα) und umschlingt als annulospirale Endigung die intrafusale Muskelfaser in deren Mitte. Hinzu kann vor allem bei Kernkettenfasern eine etwas dünnere dendritische Faser kommen (Aβ), die mehr an der Peripherie der Muskelfasern ansetzt und hier spezialisierte „flowerspray"-Endigungen aufbaut.

γ-Motoneurone des Vorderhorns entsenden dünne Axone in die Muskelspindeln, die dort an den intrafusalen Muskelfasern motorische Endplatten bilden. Sie dienen dazu, durch Kontraktion der intrafusalen Fasern deren Empfindlichkeit auf Dehnungsreize zu verändern.

Anstelle der Muskelspindeln treten in der Sehne die seriell angeordneten *Sehnenorgane* als Dehnungsrezeptoren auf. Im Inneren liegen kollagene Fasern, die sowohl in die Muskulatur als auch in die eigentliche Sehne einstrahlen. Stark myelinisierte (Aβ) afferente Nervenfasern treten in die Sehnenorgane ein, verzweigen sich – jetzt ohne Myelinscheide – und liegen dann mit Verdickungen zwischen den Faserbündeln, wo sie bei Spannung der Sehne einer Druckbelastung ausgesetzt sind.

In den Kapseln der Gelenke finden sich Ruffini- und Vater-Pacini-Körperchen, die über die Stellung des Gelenks und seine Bewegungen informieren.

Freie Nervenendigungen, Nervengeflechte von Gefäßen, des Herzen, der Lunge und des Magen-Darm-Trakts können ebenfalls in den Dienst der Propriozeption treten.

> **!** Muskelspindeln, Sehnenorgane, Ruffini- und Vater-Pacini-Körperchen sind Propriozeptoren.

Das erste, afferente Neuron reicht vom Rezeptor über den peripheren Fortsatz, das Spinalganglion und den zentralen Fortsatz bis in das Rückenmark

Die peripheren Fortsätze des ersten Neurons haben eine unterschiedliche Dicke. Weiter sind sie oft mit einer Myelinscheide versehen, deren Stärke wiederum differiert. Beides steht in direkter Beziehung zu der Erregungsleitungsgeschwindigkeit, die damit z. T. rezeptorspezifisch verschieden ist (Tabelle 10.1).

Tabelle 10.1: Systematik der Nervenfasern, Durchmesser, Leitungsgeschwindigkeit und periphere Rezeptoren, bzw. Zielorgane und Funktion

Fasertypen		Durchmesser	Geschwindigkeit	Peripherie
Myelinisierte Fasern:				
Ia	Aα	13–20 μm	70–120m/sec	Muskelspindeln, Skelettmuskel
Ib	Aβ	6–12 μm	30–70m/sec	Sehnenorgan,
II		9 μm	25–70m/sec	SA I, SAII, RA Rezeptor, Haarfollikel-Sensor, Vibration
III	Aγ	5 μm	15–30m/sec	efferente motorische Faser zu den Muskelspindeln
	Aδ	1–3 μm	12–30m/sec	freie Nervenendigungen, Schmerz
	B	3 μm	3–15m/sec	präganglionäre Fasern des vegetativen Nervensystems
Nicht-myelinisierte Fasern:				
IV	C	1 μm	0,5–2m/sec	Schmerz, Temperatur und postganglionäre Fasern des vegetativen Nervensystems

In einer formalen Terminologie sind die besprochenen Fortsätze als Dendriten zu bezeichnen. Allerdings nehmen sie eine gewisse Sonderstellung ein, man spricht vom *dendritischen Axon* oder auch von *Neuriten*. Zum einen werden sie extrem lang und übernehmen damit eine Erregungsleitung über weite Strecken, wie es sonst für Axone typisch ist. Zum anderen tragen sie auch eine Myelinscheidenumhüllung. Schließlich bilden sie Aktionspotentiale, ebenfalls ein typisches Merkmal des Axons. Besonders schwierig wird die Situation dann, wenn die Erregungsleitungsrichtung sowohl zum Perikaryon hin als auch von ihm weg möglich ist. Dies steht wohl hinter dem „Axonreflex", bei dem z. B. auf eine mechanische Reizung der Haut hin sehr schnell eine Rötung durch Erweiterung der Blutgefäße eintritt. Hier muß man annehmen, daß von einer Fortsatzverzweigung der Reiz aufgenommen und über eine andere Fortsatzverzweigung desselben Neurons auf die Muskulatur der Gefäßwand übertragen wird.

Das Perikaryon des ersten Neurons liegt im Spinalganglion

Das Perikaryon des ersten Neurons liegt im Spinalganglion nahe des Rückenmarks oder im entsprechenden Ganglion des V. Hirnnerven (Ganglion trigeminale). Innerhalb des Ganglions sind große (Typ A) von kleinen Perikarya (Typ B) zu unterscheiden. Die schnell leitenden Fasern der Mechanorezeption werden von den großen Perikarya gebildet. Alle Neurone in den Spinalganglien gehören zum pseudounipolaren Typ, d. h. von Perikaryon geht ein kurzes, stark geschlängeltes Segment aus, das sich dann in einen peripher- und einen zentralwärts gerichteten Fortsatz teilt. Das Aktionspotential erreicht in diesen Neuronen das Perikaryon nicht mehr, sondern geht vom peripheren Fortsatz direkt auf den zentralen Fortsatz über.

> Die Spinalganglien enthalten die Perikarya pseudounipolarer Neurone.

Über die dorsale Wurzel gelangen die zentralen Fortsätze der ersten afferenten Neurone in das Rückenmark und erreichen hier das *Hinterhorn, Cornu dorsale*, das aufgrund seiner Architektur in verschiedene Bereiche untergliedert werden kann. Neben einer älteren anatomischen Terminologie (s. Abb. A.18) setzt sich zunehmend eine Identifizierung von Schichten in der grauen Substanz des Rückenmarks durch, die mit römischen Zahlen benannt werden (*Rexed-Schema*, s. Abb. A.18).

Die stark myelinisierten Fasern, die der Mechanorezeption zuzuordnen sind, ziehen von dorsal und medial in das Hinterhorn (Abb. 10.3 a, b). Jeder Fortsatz teilt sich und gibt einen aufsteigenden Ast ab, der im *Hinterstrang*, dem *Funiculus dorsalis,* hirnwärts zieht. Die aufsteigenden Fasern bilden Fasciculi. Dabei ist eine systematische Anordnung der Fasern im Sinne einer *Somatotopie* er-

Abb. 10.3. a Schematische Darstellung des Hauptweges im Bahnverlauf der Mechanorezeption (Exterozeption). **b** Schematische Darstellung des Bahnverlaufs der Mechanorezeption über den Tractus spinothalamicus ventralis (Exterozeption)

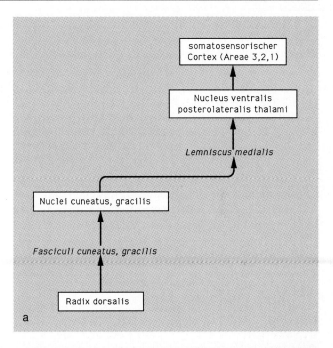

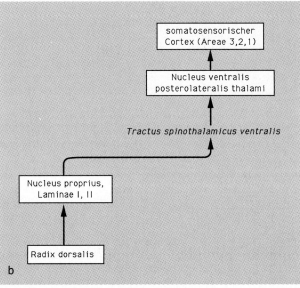

kennbar: Leitungsbahnen aus der unteren Extremität lagern sich nahe dem *Sulcus medianus dorsalis* an. Je weiter man im Funiculus dorsalis hirnwärts aufsteigt, um so mehr kommen Fasern aus der jeweils kopfnäheren Peripherie hinzu und lagern sich zwiebelschalenförmig lateral an den vorhandenen Faserbestand an. Auf Höhe des Halsmarks ist dann die gesamte postkraniale Peripherie mit den mechanorezeptiven Fasern auf einem Querschnitt vertreten. Dabei trennt jetzt ein Septum eine mediale Funiculushälfte, *Fasciculus gracilis Goll*, der die Afferenzen aus der unteren Körperhälfte führt, von einem lateralen Anteil, *Fasciculus cuneatus Burdach*, der die Afferenzen aus der obere Körperhälfte repräsentiert.

Der andere Ast des primär afferenten Neurons zieht als Kollaterale in die graue Substanz und endet hier am zweiten Neuron (s. Abb. 10.3 a, b). Kollateralen der Fasern von Mechanorezeptoren der Haut erreichen Neurone des *Nucleus proprius*, vor allem in den Laminae V–VII, und angrenzende Regionen. Als Teil des *Tractus spinothalamicus ventralis* (s. Kap. 11), der in den Nucleus ventralis posterolateralis (VPL) des Thalamus projiziert, läuft so auch mechanorezeptive Information im **Seitenstrang**, dem *Funiculus lateralis*, hirnwärts.

> **Klinik**
>
> Diese Situation zeigt, daß auch andere Bahnen als die Hinterstränge mechanorezeptive Informationen hirnwärts senden. Gleichzeitig wird deutlich, daß der Tractus spinothalamicus nicht nur der Schmerzleitung dient (s. Kap. 11). In der Tat ist der mechanorezeptive Anteil wohl nicht unbedeutend, denn nach Durchtrennung der Hinterstränge kann Mechanosensibilität erhalten bleiben.

Der Nervus trigeminus enthält das erste afferente Neuron der mechanorezeptiven Bahn aus dem Kopfbereich

Im Kopfbereich übernehmen die drei Äste des *N. trigeminus* die Erregungsleitung von den Mechanorezeptoren zum Gehirn (s. Tabelle 4.1). Der *N. ophthalmicus (V1)* versorgt dabei den Nasenrücken und die Region oberhalb der Augen. Der *N. maxillaris (V2)* hat sein Einzugsgebiet im Schläfenbereich sowie unterhalb der Augen, über dem Jochbogen bis zum Oberkiefer. Der *N. mandibularis (V3)* ist für den Unterkiefer und die Kinnregion zuständig. Analog zu den Verhältnissen im Spinalnerven sind die Perikarya der ersten afferenten Neurone in einem Ganglion außerhalb des ZNS konzentriert *(Ganglion trigeminale [semilunare] Gasseri)*.

Das zweite Neuron des Hauptweges der Mechanorezeption liegt im Rhombencephalon

Über die *Fasciculi cuneatus* und *gracilis* werden die gleichnamigen Kerngebiete im kaudalen Rhombencephalon als wichtigste Stationen einer Umschaltung auf das zweite Neuron erreicht (Abb. 10.3). Daneben enden aber auch Axonkollaterale des ersten Neurons in *Lamina I*, *Substantia gelatinosa (Lamina II)* und *Nucleus proprius* des Rückenmarks.

Die **Nuclei cuneatus** und **gracilis** liegen an der Grenze des Rückenmarks im Hirnstamm und reichen nach rostral bis an den IV. Ventrikel. In diesen Kernen findet eine **Konvergenz** der Erregungsleitung statt, da die Anzahl der Fasern im Hinterstrang die der Neurone in den Kerngebieten übertrifft. Innerhalb der beiden Kerne werden neben den Projektionsneuronen auch zahlreiche GABAerge Interneurone gefunden. Die Projektionsneurone benutzen wahrscheinlich Glutamat und Aspartat als Transmitter. Diese efferenten Bahnen der Hinterstrangkerne kreuzen in der *Decussatio lemniscorum* des Hirnstamms und bilden den kontralateralen *Lemniscus medialis*, der den **Nucleus ventralis posterolateralis (VPL)** des Thalamus erreicht.

> **!** Die Axone der Nuclei cuneatus und gracilis bilden den Lemniscus medialis.

Nuclei gracilis und cuneatus, Nucleus proprius und Substantia gelatinosa finden ihre Entsprechung in den sensorischen Kerngebieten des Nervus trigeminus

Über den N. trigeminus erreichen zentralwärts gerichtete Fortsätze die **Nuclei pontinus (sensorius principalis)** und **spinalis nervi trigemini**, die damit den *Nuclei gracilis* und *cuneatus* bzw. dem *Nucleus*

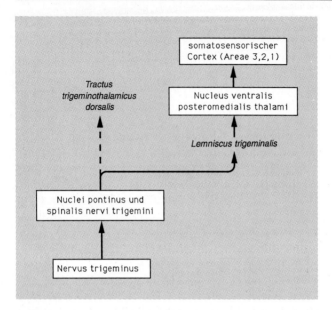

Abb. 10.4. Schematische Darstellung des Bahnverlaufs der Mechanorezeption (Exterozeption) aus dem Gesichtsbereich über den N. trigeminus

proprius und der *Substantia gelatinosa* vergleichbar sind (s. Abb. 10.4). Die topographische Ordnung der Peripherie wird auch in diesem Fall auf der Ebene des zweiten Neurons des mechanorezeptiven Trigeminussystems erhalten. Sie ist besonders im spinalen Kern gut erkennbar. Die Region um Nasenspitze und Mund ist am weitesten rostral abgebildet, der anschließende Ring unter Einschluß der Augenregion weiter kaudal, und am Ende des Kerns findet sich der dritte Kreis mit Stirnregion, Schläfe und Unterkiefer. Die meisten Efferenzen aus diesen Kerngebieten kreuzen auf die kontralaterale Seite und legen sich als *Lemniscus trigeminalis* dem Lemniscus medialis von medial an. Der kleinere Teil der Efferenzen verbleibt ipsilateral und zieht im *Tractus trigeminothalamicus dorsalis* nach rostral. Ziel dieser Bahnen ist in beiden Fällen der *Nucleus ventralis posteromedialis (VPM)* des Thalamus, der medial in enger Nachbarschaft zum Nucleus ventralis posterolateralis (VPL) gelegen ist.

> **!** Der Lemniscus trigeminalis ist die dem Lemniscus medialis vergleichbare Leitungsbahn der Mechanorezeption aus dem Kopfbereich.

Der Nucleus thoracicus enthält die Perikarya der zweiten Neurone der Propriozeption für die untere Körperhälfte und Extremität

Die Perikarya der zweiten Neurone der Propriozeption für die untere Extremität liegen medial an der Basis des Hinterhorns und bilden dort die **Stilling-Clarke-Säule** (= *Nucleus thoracicus* oder *Nucleus dorsalis, Lamina VII*), die auf die thorakalen Segmente des Rückenmarks beschränkt ist (s. Abb. 10.5). Die Perikarya dieser Zellen entsenden Axone, die über den *Tractus spinocerebellaris dorsalis* ipsilateral zum Cerebellum ziehen. Über den *Pedunculus cerebellaris caudalis* erreichen die Axone als ein Teil des *Moosfasersystems* (s. Kap. 14) das Stratum granulosum des Cortex cerebelli und über Kollateralen die Kleinhirnkerne.

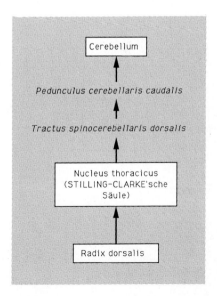

Abb. 10.5. Schematische Darstellung des Bahnverlaufs der Propriozeption aus unterer Körperhälfte und Extremität zum Cerebellum

**Der Nucleus cuneatus externus enthält die Perikarya
der zweiten Neurone der Propriozeption für die obere
Körperhälfte und Extremität**

Die Erregungsleitung aus der oberen Extremität geht einen eigenen Weg. Die Axone laufen hier nicht über den Tractus spinocerebellaris dorsalis, sondern ziehen ohne Umschaltung im *Funiculus dorsalis* zum **Nucleus cuneatus externus**, um von dort über den *Pedunculus cerebellaris caudalis* in das Cerebellum weitergeleitet zu werden (s. Abb. 10.6).

**Über den Nucleus Z ist der Tractus spinocerebellaris dorsalis
an den Thalamus angeschlossen**

Die kleinhirnwärts strebenden Axone der Propriozeptoren aus der unteren Extremität geben Kollateralen ab, die zu einem Kerngebiet ziehen, das rostral vor dem Nucleus gracilis gelegen ist (s. Abb. 10.7). In diesem *Nucleus Z* erfolgt eine Umschaltung. Die

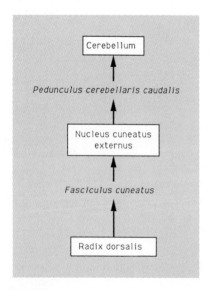

Abb. 10.6. Schematische Darstellung des Bahnverlaufs der Propriozeption aus oberer Körperhälfte und Extremität zum Cerebellum

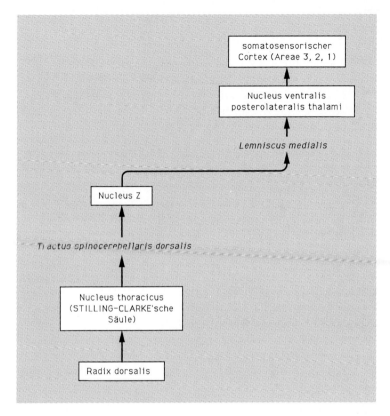

Abb. 10.7. Schematische Darstellung des Bahnverlaufs der Propriozeption aus der unteren Körperhälfte zum somatosensorischen Cortex

Axone der Perikarya des Nucleus Z erreichen im lateralen Thalamus den Nucleus ventralis posterolateralis (VPL).

Die Afferenzen aus der oberen Extremität werden auf ihrem Weg zum Thalamus wahrscheinlich im Nucleus cuneatus externus umgeschaltet.

Der propriozeptive Nucleus mesencephalicus nervi trigemini liegt im rostralen Teil des Hirnstamm

Eine Sonderstellung im propriozeptiven System nimmt die Kontrolle der **Kaumuskulatur** (Mm. massetericus, temporalis, pterygoidei medialis und lateralis) ein. Wie in anderen Muskeln finden sich auch im Kauapparat Propriozeptoren. Anders als sonst liegen hier aber die Perikarya der ersten afferenten Neurone nicht in einem Ganglion außerhalb des Gehirns; sie sind vielmehr im Hirnstamm zu einem *Nucleus mesencephalicus nervi trigemini*, der aus pseudounipolaren Neuronen besteht, zusammengefaßt. Die Axone aus diesem Kern ziehen ohne Umschaltung als *Tractus mesencephalicus nervi trigemini* zu den Neuronen des *Nucleus motorius nervi trigemini*, der ebenfalls im Hirnstamm liegt. So wird ein *monosynaptischer Reflexbogen* aufgebaut, der Grundlage einer sehr schnellen Feinabstimmung des Kauvorgangs und des *Masseterreflexes* (Kap. 19) ist.

> **!** Der Kauvorgang wird unter anderen über einen monosynaptischen Reflexbogen kontrolliert.

Wie in den Hinterstrangbahnen ist auch im Thalamus eine somatotope Repräsentation erkennbar

Der laterale Thalamus ist das Zielgebiet der lemniscalen Fasern. In dieser Region liegt ein lateraler *(VPL)* und medialer *(VPM)* Unterkern. Der laterale Unterkern erhält die spinalen Afferenzen. Hier ist von lateral nach medial die Sequenz Rumpf, Bein, Arm der kontralateralen Körperseite abgebildet (Abb. 10.8). Der mediale Unterkern erhält die trigeminalen Afferenzen. Auch hier ist eine Somatotopie erkennbar; lateral sind größere Bereiche des Gesichts, medial die Lippen und weiter medial die Schlundregion repräsentiert.

Über die **Radiatio thalami** laufen die glutamatergen thalamofugalen Projektionen im Crus posterius der Capsula interna. Ihr Ziel ist der *somatosensorische Cortex* im Bereich des Gyrus postcentralis.

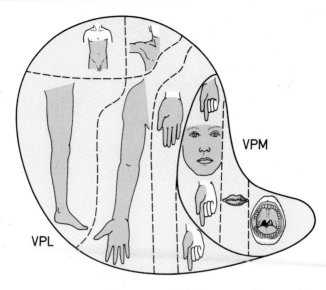

Abb. 10.8. Somatotope Gliederung der Nuclei ventralis posterolateralis *(VPL)* und posteromedialis *(VPM)* thalami (nach Untersuchungen am Affen auf den Menschen übertragen)

Der primäre somatosensorische Cortex wird von den Areae 3, 1 und 2 gebildet

Der Gyrus postcentralis liegt zwischen dem Sulcus centralis und dem Sulcus postcentralis (Abb. 10.9). Er wird in rostrokaudaler Abfolge von den Brodmann-Areae 3a, 3b, 1 und 2 eingenommen. Diese Rindengebiete haben den typischen Aufbau eines sensorischen Cortex, d. h. eine gut ausgebildete Lamina granularis interna (Lamina IV). Die Mehrheit der thalamofugalen Fasern erreicht das Gebiet der Area 3, von dort gehen weitere Projektionen in die Areae 1 und 2. Das ganze Gebiet zusammen ist der *primäre somatosensorische Cortex (S I)*. Ventrokaudal von SI findet sich ein kleines Rindenfeld, das ebenfalls in die somatosensorische Repräsentation eingebunden ist, der *supplementäre somatosensorische Cortex (S II)*. Auch hier enden thalamofugale Bahnen, allerdings nicht nur von einer, wie in S I, sondern von beiden Körperseiten.

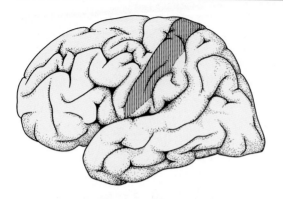

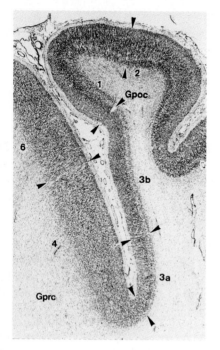

Abb. 10.9. Lateralansicht *(oben)* auf das Hirn mit dem somatosensorischen Cortex *(grün)* im Bereich des Gyrus postcentralis, histologischer Schnitt *(unten)* durch den Sulcus centralis mit den Gyri precentralis *(Gprc)* und postcentralis *(Gpoc)* und den dort gelegenen somatosensorischen Areae 3a, 3b, 1 und 2 sowie den motorischen Areae 6 und 4

Innerhalb der S-I-Region ist die somatosensorische Repräsentation differenziert abgebildet, wobei sowohl zwischen den Submodalitäten als auch der Lage der peripheren Rezeptoren unterschieden wird. Generell gilt, daß jede der vier Areae die gesamte Körperoberfläche in Form eines *Homunculus* repräsentiert (Abb. 10.10).

In Area 3a sind die Muskelspindeln repräsentiert. Area 3b erhält Afferenzen von SA- und RA-Rezeptoren der Haut. In Area 1 sind vor allem die RA-Rezeptoren vertreten. Area 2 verarbeitet Erregungen aus Druck- und Gelenkrezeptoren.

> **!** Im primären somatosensorischen Cortex ist die Peripherie mehrfach und rezeptorspezifisch abgebildet.

Kolumnäre, laminäre und somatotope Organisationen sind verschiedene, sich überlagernde Ordnungsprinzipien im somatosensorischen Cortex

Innerhalb der Areae geht die somatotope Ordnung mit einer vertikalen und horizontalen Differenzierung der Hirnrinde einher. Die vertikale Differenzierung gliedert die Hirnrinde innerhalb eines Areals in streifenförmige Unterareale, die ca. 200–800 μm breit und senkrecht zur Hirnoberfläche ausgerichtet sind. Diese Funktionseinheiten lassen sich als *Module* verstehen; sie werden als *Kolumnen* bezeichnet. Die horizontale Differenzierung gliedert die Hirnrinde in einzelne Schichten, *Laminae*, die durch alle Module hindurchlaufen. Beide Organisationsprinzipien, die nicht nur die somatosensorische Hirnrinde kennzeichnen (s. Kap. 7), spiegeln eine funktionelle Separierung wieder. Am Beispiel der Repräsentation von RA- und SA-Rezeptoren der Hand, insbesondere der Fingerspitzen, läßt sich das gut demonstrieren (Abb. 10.11).

Die Kolumnen sind hier Zielgebiete definierter Afferenzen. Dabei wird den RA-Afferenzen, deren Rezeptoren in der Peripherie ein eng begrenztes rezeptives Feld haben, eine breite kortikale Kolumne zugeordnet. Den SA-Afferenzen, deren rezeptives Feld in der Peripherie vergleichsweise groß ist, entspricht hingegen im Cortex nur eine schmale Kolumne. Die jeweiligen Kolumnen aus

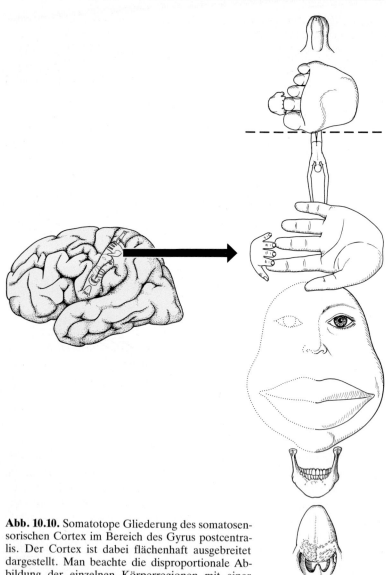

Abb. 10.10. Somatotope Gliederung des somatosensorischen Cortex im Bereich des Gyrus postcentralis. Der Cortex ist dabei flächenhaft ausgebreitet dargestellt. Man beachte die disproportionale Abbildung der einzelnen Körperregionen mit einer starken Betonung von Hand und Gesichts bzw. Mundregion. (Nach Penfield und Rasmussen sowie Whitsel et al.)

Abb. 10.11. Kortikale Repräsentation im Gyrus postcentralis von SA- (Ruffini-Körperchen) und RA-Mechanorezeptoren (z. B. Meissner-Körperchen) in der Fingerbeere. Man beachte die kolumnäre und laminäre Organisation des somatosensorischen Cortex. D2–D5 markieren die Repräsentationsfelder der Finger (D) 2 bis 5. Die römischen Ziffern bezeichnen die isokortikalen Schichten I–VI. SA slowly adapting, RA rapidly adapting. (Nach Kaas et al.)

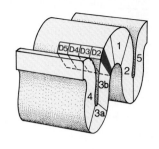

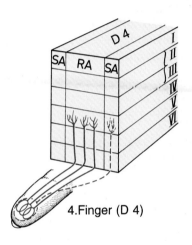

4.Finger (D 4)

z. B. einem Finger liegen dabei direkt aneinander angrenzend, so daß die zentrale Repräsentation der räumliche Situation in der Peripherie entspricht. Die relativ große Kolumnenbreite der RA-Afferenzen spiegelt die höhere räumliche Auflösung der Rezeptoren in der Peripherie wider, die so auch auf kortikalem Niveau beibehalten wird *(Zweipunktdiskrimination)*. Sie ist Grundlage der taktilen Mustererkennung. Wegen ihres großen rezeptiven Feldes sind die SA-II-Rezeptoren nicht geeignet, zu einer derartigen Mustererkennung beizutragen; demzufolge kann hier die kortikale Kolumne schmaler bleiben.

> **!** Die Kolumnen sind rezeptorspezifisch und somatotop organisiert, wobei kleine rezeptive Felder in der Peripherie mit einer breiten Kolumne einhergehen und umgekehrt.

Die *horizontale Gliederung* spiegelt ganz allgemein die Organisation der Verbindungen des Cortex mit anderen Hirngebieten wider. Die Lamina IV ist die Schicht, in der konzentriert thalamofugale Fasern enden. Die Neurone der Laminae II/III projizieren u. a. in das ipsilaterale SII Gebiet und zum hinteren parietalen Cortex, der vor allem bei der Steuerung der Motorik eine wichtige Rolle spielt (s. Kap. 14). Die Perikarya in der Lamina V entsenden Axone zu den Basalganglien, dem Hirnstamm und dem Rückenmark. Kortikothalamische Fasern haben ihren Ursprung in Lamina VI.

Der somatosensorische Cortex projiziert weiter in subkortikale und kortikale Regionen

Die Nuclei intralaminares sowie die VPM- und VPL- Kerne des Thalamus sind Zielgebiete kortikofugaler Fasern. Darüber hinaus entspringen vom somatosensorischen Cortex auch Fasern, die die Basalganglien, die Zona incerta, die Nuclei pontis und schließlich auch das Rückenmark erreichen.

Innerhalb des somatosensorischen Cortex sind die Beziehungen zu motorischen oder prämotorischen Feldern besonders wichtig. Eine direkte Projektion zur Area 4 geht nur von den Areae 1 und 2 aus. So wirkt sich nur die Information der RA-Afferenzen, der Druckrezeptoren und der Gelenkkapselrezeptoren hier direkt aus. Die Areae 3a und 3b sind mit den Areae 1 und 2 reziprok verbunden und so indirekt an Area 4 angekoppelt. Aus den Areae 3b, 1 und 2 schließlich ziehen Efferenzen zum supplementärmotorischen Cortex, von dem aus dann ebenfalls eine Verbindung zu Area 4 besteht.

Zu der bereits erwähnten Verbindung in den hinteren parietalen Cortex kommen Anbindungen an den präfrontalen Cortex über den *Fasciculus frontooccipitalis inferior* hinzu. Kommissurenbahnen über das Corpus callosum verknüpfen die somatosensorischen Areale der beiden Hemisphären miteinander.

Der supplementäre somatosensorische Cortex S II enthält die Repräsentationen der ipsi- und kontralateralen Körperseiten in geringer Ortsauflösung

Das kleine, supplementäre Feld S II zeigt wiederum eine somatotope Repräsentation der Peripherie, wenn auch mit geringerer Ortsauflösung und auf der Grundlage einer weniger differenzierten architektonischen Gliederung. Die Verbindungen sind denen in S I grundsätzlich ähnlich mit Ausnahme der Tatsache, daß hier eine Repräsentation beider Körperhälften gefunden wird, nicht nur der kontralateralen Seite wie in S I.

11 Schmerz und Temperatur

Übersicht

▶ Schmerz kann durch verschiedene Reize ausgelöst werden
▶ Schmerz wird an der sensiblen Endstrecke von nicht- oder schwach
  myelinisierten Nervenfasern registriert
▶ Die Schmerzerregung wird im Hinterhorn des Rückenmarks
  und in einer analogen Struktur des Hirnstamms vom ersten
  auf das zweite Neuron umgeschaltet
▶ Die zweiten Neurone der Schmerzbahn gehören
  zwei verschiedenen Populationen an, den Strangzellen
  und den Interneuronen des Rückenmarks
▶ Absteigende Bahnen aus dem Hirnstamm stellen weitere Systeme
  zur Beeinflussung der Nozizeption dar
▶ Die Nozizeption aus dem Kopfbereich gelangt über
  den Nervus trigeminus und das trigeminothalamische System
  zum Diencephalon
▶ Weitere Zielgebiete der Schmerzbahn liegen im
  Rhombencephalon, im Diencephalon und im Cortex cerebri
▶ Der übertragene Schmerz kann ein klinisch wichtiges Anzeichen
  für Erkrankungen innerer Organe sein

Die Wahrnehmung von Schmerzen ist eine für das Überleben des Gesamtorganismus entscheidende Funktion. Dabei können Schmerzen durch schädliche Einwirkungen aus der Umgebung auf die Haut oder durch Erkrankungen an inneren Organen ausgelöst werden. Da die auslösenden Reize (z. B. mechanische Reize und Hitze) unterschiedliche Modalitäten darstellen können, muß das neuronale Schmerzsystem über Rezeptorzellen verfügen, die einem breiten Modalitätsspektrum gerecht werden. Es werden deshalb *mechanische, thermische und mechanothermische (polymodale) Nozizeptoren* unterschieden.

Bei der Darstellung des Schmerzsystems müssen zwei grundsätzliche Aspekte des Schmerzes unterschieden werden: ein Schmerz, der schnell und mit einer präzisen Lokalisation wahrgenommen wird (1. Schmerz), und ein Schmerz, der zu einer lang anhaltenden, dumpfen und quälenden Wahrnehmung führt

(2. Schmerz). Dieser letzte Aspekt ist für die klinische Medizin von besonderer Bedeutung.

Es muß außerdem beachtet werden, daß nicht jede Schmerzempfindung von einer Reizung der Nozizeptoren begleitet ist und umgekehrt nicht jede Reizung von Nozizeptoren zur Schmerzempfindung führt. Subjektives Erleben und neurophysiologische Meßbarkeit von Aktivität im Schmerzsystem sind zwei getrennte Aspekte des Phänomens Schmerz.

Schmerz kann durch verschiedene Reize ausgelöst werden

Starke mechanische, thermische (über 45 °C) und chemische Reize (z. B. Azetylcholin, Histamin, Prostaglandin, Bradykinin, Serotonin, Laktat, Kaliumionen) können Schmerzen auslösen (Nozizeption). K^+ wird z. B. aus durch starke mechanische Einwirkungen zerstörten Zellen freigesetzt und vermittelt dann als chemischer Reiz die Nozizeption.

> **Klinik**
>
> Die seit langem bekannte schmerzlindernde Wirkung von Azetylsalizylsäure bei entzündungsbedingten Schmerzen kann durch seine Eigenschaft als Hemmer der Prostaglandinsynthese erklärt werden.

Alle diese Reize wirken auf Endverzweigungen von peripheren Nerven (*„Nozizeptoren"*) in der Haut und inneren Organen. Schmerzen aus dem Hautbereich werden als Oberflächenschmerz, aus Muskeln, Knochen, Gelenken und Bindegewebe als Tiefenschmerz bezeichnet. Beide Schmerzarten werden unter dem Begriff somatischer Schmerz zusammengefaßt und dem viszeralen Schmerz aus den Eingeweiden gegenübergestellt. Schmerzempfindung ohne feststellbare körperliche Ursache wird als psychogener Schmerz bezeichnet.

Schmerz wird an der sensiblen Endstrecke von nicht- oder schwach myelinisierten Nervenfasern registriert

Nozizeptoren werden in allen Organen des Körpers gefunden. Die Schmerzempfindlichkeit der jeweiligen Stelle ist mit der Packungsdichte der Nozizeptoren korreliert. In besonders schmerzempfindlichen Organen (z. B. Cornea, Zahnpulpa, Haut, Peritoneum) kommen daher zahlreiche dünne, variköse und nichtmyelinisierte Nervenfasern vor (C-Fasern oder Gruppe-IV-Fasern), die der Nozizeption dienen. Auch schwach myelinisierte Aδ-Fasern (Gruppe-III-Fasern) können Schmerz registrieren.

Die eigentlichen Nozizeptoren sind meist nicht einzelne, „freie" Nervenendigungen, sondern ganze Felder von Endverzweigungen der C- und Aδ-Fasern. Diese verfügen über zahlreiche variköse Auftreibungen (*„sensible Endstrecke"*), die nicht von Perineurium und Markscheiden umhüllt sind und die auf verschiedene Reize (s. oben) reagieren (Abb. 11.1). Sie werden daher als **polymodale Rezeptoren** bezeichnet. Diese Nervenfasern der Spinalnerven und des N. trigeminus enthalten zahlreiche Neuropeptide: Tachykinine (z. B. Substanz P , Neurokinin), Calcitonine-gene-related peptide (CGRP), vasoaktives intestinales Polypeptid (VIP) und Cholecystokinin (CCK) und die Aminosäure L-Glutamat. Betrachtet man das nozizeptive System in seiner Gesamtheit, dann kann festgestellt werden, daß alle klassischen Transmitter und Neuropeptide mit unterschiedlichen lokalen Präferenzen nachweisbar sind (Tabelle 11.1).

Substanz P, Neurokinin A, CGRP, Glutamat und Aspartat fördern die Schmerzleitung, Galanin, CCK, Neurotensin, Neuropeptid Y, Prodynorphin, Proenkephalin, Serotonin, Noradrenalin,

Tabelle 11.1: Bisher bekannte, wichtige Transmitter und Neuropeptide in den einzelnen Abschnitten der Schmerzbahn. ANF, atrialer natriuretischer Faktor; CCK, Cholecystokinin; CGRP, calcitonin-gene-related peptide; NPY, Neuropeptid Y; VIP, vasoaktives intestinales Polypeptid

Abschnitt	Transmitter	Neuropeptid
1. Neuron (peripheres Neuron)	Glutamat, Aspartat	CGRP, Substanz P, Neurokinin A, Somatostatin, VIP
2. Neuron (Strangzelle oder Interneuron)	GABA, Glycin, Serotonin, Dopamin, Acetylcholin	Pro-enkephalin, Pro-dynorphin, Somatostatin, CCK, Neurotensin, Substanz P, Galanin, Neurokinin A, NPY
Absteigende Bahnen	Serotonin, Noradrenalin, Histamin	Substanz P, Pro-enkephalin, NPY, ANF, β-Endorphin

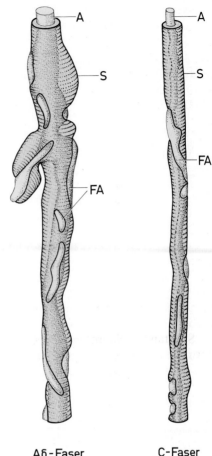

Aδ-Faser   C-Faser

Abb. 11.1. Sensorische Endstrecken von nozizeptiven Aδ- und C-Fasern (nach Heppelmann et al.). Die sensorischen Endstrecken beider Fasertypen bestehen nur noch aus dem Axon *(A)*, das partiell von Schwann-Zellen *(S)* umhüllt ist; Markscheiden und Perineurium fehlen. Das Axon teilt sich mehrfach auf (nicht dargestellt) und bildet so ein sensorisches Endbäumchen. Daher beschreibt die alte Bezeichnung „freie Nervenendigung" nur unzureichend den Aufbau der nozizeptiven Elemente. Jedes Axon besteht aus spindelförmig aufgetriebenen Segmenten *(FA)*, die von Einschnürungen getrennt sind. In den Auftreibungen, die nicht von Schwann-Zellen bedeckt sind, finden sich zahlreiche Vesikel, Mitochondrien und Glykogenpartikel. Sie zeigen das typische Erscheinungsbild rezeptiver Strukturen

Tabelle 11.2: Arten der Schmerzauslösung und Neuropeptide, die aus dem primär afferenten Neuron im Rückenmark freigesetzt werden. CGRP, calcitonin-gene-related peptide; VIP, vasoaktives intestinales Polypeptid

Schmerzauslösender Reiz	Neuropeptid
Mechanische Stimulation	Substanz P, Neurokinin A, CGRP
Thermische Stimulation	Substanz P, Neurokinin A, CGRP, Somatostatin, VIP
Entzündung	Substanz P, CGRP
Chemische Stimulation	Substanz P

GABA, Adenosin und Glyzin wirken antinozizeptiv. Je nach Wirkungsstelle im neuronalen Schaltkreis kann dieselbe Substanz entgegengesetzte Wirkungen entfalten (z. B. Somatostatin).

Verschiedene Arten schmerzauslösender Reize verursachen eine Freisetzung verschiedener Neuropeptide aus dem primär afferenten Neuron im Rückenmark (Tabelle 11.2).

Schmerzfasern finden sich in den peripheren Nerven des somatischen und vegetativen Nervensystems. Sie sind ausnahmslos periphere Fortsätze kleiner, pseudounipolarer Zellkörper, die in den Spinalganglien und dem Ganglion trigeminale liegen. C- und Aδ-Fasern übertragen den somatischen, C-Fasern den viszeralen Schmerz.

Kleine, pseudounipolare Neurone zeigen im histologischen Routinepräparat eine dunklere Färbung, einen hohen Azetylcholinesterasegehalt und weisen eine hohe Konzentration von fluoridresistenter alkalischer Phosphatase (FRAP) auf, die im endoplasmatischen Retikulum dieser Perikarya verteilt ist.

Da schwach myelinisierte Aδ-Fasern eine höhere Leitungsgeschwindigkeit (12–30 m/sec) als die nicht-myelinisierten C-Fasern (0,5–2 m/sec) haben, sind sie für die Weiterleitung der schnellen, stechenden und besser lokalisierten Schmerzerregung zuständig. Die nicht-myelinisierten Fasern werden dagegen für die Weiterleitung der langsamen, lang anhaltenden und brennend bis dumpfen Schmerzerregung verantwortlich gemacht.

! Die Nozizeption findet an den sensiblen Endstrecken von C- und Aδ-Fasern statt. Diese Fasern sind die peripheren Fortsätze (Dendriten) kleiner, pseudounipolarer Neurone, deren Perikarya in den Spinalganglien und im Ganglion trigeminale liegen.

Die Schmerzerregung wird im Hinterhorn des Rückenmarks und in einer analogen Struktur des Hirnstamms vom ersten auf das zweite Neuron umgeschaltet

Die zentralen Fortsätze (Axone) der ersten Neurone der Schmerzbahn, deren Perikarya in den Spinalganglien liegen, gelangen beim Eintritt in das Rückenmark lateral vom Hinterhorn in den ***Lissauer-Trakt***. Dort teilen sie sich T-förmig und steigen ca. zwei Segmente auf und ab, um dann vor allem in den Laminae I–III des Rückenmarks Synapsen mit den zweiten Neuronen der Schmerzbahn zu bilden.

Klinik Die laterale Position der Schmerzfasern in der Hinterwurzel (getrennt von den medial eintretenden Fasern der Mechanorezeption) gestattet die Operationsmethode der partiellen, dorsalen Rhizotomie, die bei anders nicht behandelbaren schweren Schmerzzuständen angewendet wird. Da dabei nur der laterale Teil der Hinterwurzeln durchschnitten wird, kommt es nicht zu einer nennenswerten Beeinträchtigung der Tastempfindung.

Während in Rexeds Lamina I *(Lamina Waldeyer)* vor allem Aδ- und C-Fasern enden, ziehen zusammen mit diesen in die Laminae II *(Substantia gelatinosa Rolandi)* und III auch zahlreiche, stark myelinisierte Aβ-Fasern. Die letzteren dienen allerdings der Tast- und nicht der Schmerzempfindung.

Die Dichte der C-Faserendigungen in der Lamina II ist so hoch, daß die Substantia gelatinosa in der FRAP-Reaktion (s. oben) deutlich vom übrigen Rückenmark abgegrenzt werden kann. Eine entsprechende Reaktion findet sich auch im Nucleus spinalis nervi trigemini, der damit der Lamina II im Rückenmark entspricht und im Hirnstamm für die Nozizeption im Gesichtsbereich zuständig ist.

Die im Elektronenmikroskop nachweisbaren Terminale der Axone aller primär afferenten Neurone (Mechano- und Nozizeption) lassen sich in drei Klassen einteilen:

- **DSA** (= „*d*ense *s*inusoid *a*xon"); diese stellen präsynaptische Terminalen der C-Fasern dar und kommen vor allem in Lamina II vor. Sie enthalten immer Vesikel mit einem elektronendichten Inhalt („dense core vesicles").

- **LDCV** (= „*l*arge *d*ense *c*ore *v*esicles"); diese stellen präsynaptische Terminalen der Aδ-Fasern dar und kommen vor allem in Lamina I vor.

- **RSV** (= „*r*egular *s*ynaptic *v*esicles"); diese stellen präsynaptische Endigungen der Aβ-Fasern dar und kommen vor allem in Lamina III und tieferen Schichten vor. Sie enthalten immer runde, klare Vesikel.

Alle drei Klassen dieser Endigungen, vor allem aber die der Aγ- und C-Fasern bilden *synaptische Glomeruli* im Hinterhorn. Ein Glomerulus besteht aus einem der drei Terminaltypen im Zentrum und den umgebenden dendritischen und axonalen Strukturen, die postsynaptisch zur primären sensorischen Endigung liegen. Einige der Dendriten sind aber gleichzeitig präsynaptisch für andere Dendriten und die Endigung des primär afferenten Neurons im Glomerulus, so daß sich eine dendritische *Triadenschaltung* ergibt (Abb. 11.2). Nur für die RSV-Terminalen sind Axone der Substantia-gelatinosa-Zellen als postsynaptische Zielstrukturen nachgewiesen, die ihrerseits wieder präsynaptisch zu Dendriten liegen oder reziproke Synapsen mit den RSV-Terminalen bilden.

Die zweiten Neurone der Schmerzbahn gehören zwei verschiedenen Populationen an, den Strangzellen und den Interneuronen des Rückenmarks

Die zweiten Neurone der Schmerzbahn sind Strangzellen, die ihre Axone zum Rhomb- und Diencephalon senden, oder Interneurone, deren Axone im Rückenmark verbleiben.

Viele *Strangzellen* liegen im lateralen Teil der Lamina V, die den *Nucleus proprius* des Hinterhorns enthält. Daneben kommen Strangzellen der Schmerzbahn aber auch in den Laminae I und II–X vor. Die Dendriten der in den tieferen Schichten gelegenen

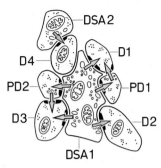

Abb. 11.2. Verschaltung der Axonendigungen primär afferenter Neurone *(DSA1, DSA2)* im Hinterhorn des Rückenmarks in Form synaptischer Glomeruli (nach Csillik und Knyihar-Csillik). *D1–D4* sind ausschließlich postsynaptische Dendriten, *PD1* und *PD2* sind sowohl postsynaptische als auch präsynaptische Dendriten. Es kommen axodendritische (DSA1 → D1, D2, D3, PD1, PD2; DSA2 → D4), axoaxonische (kommt nur im Fall des nicht-nozizeptiven RSV-Terminals vor) und dendrodendritische (PD1 → D1; PD2 → D3) Synapsen vor. Je eine Triade ergibt sich zwischen DSA1 → PD1 → D1 ← DSA1 und zwischen DSA1 → PD2 → D3 ← DSA1

Perikarya ziehen bis in die oberflächlich gelegenen Schichten des Hinterhorns, wo sie synaptische Kontakte mit den primären Afferenzen haben. Die Neurone der Laminae V–VIII erhalten außer Schmerzafferenzen auch Fasern, die der nicht schmerzhaften Thermo- und Mechanorezeption dienen. Die schwach myelinisierten Axone der Strangzellen bilden zusammen das *anterolaterale System (=Fasciculus anterolateralis)*, zu dem im vorderen Teil des Seitenstrangs der *Tractus spinothalamicus lateralis (= Tractus neospinothalamicus)* und im Vorderstrang der *Tractus spinothalamicus ventralis (=Tractus palaeospinothalamicus)* zu rechnen sind. Das anterolaterale System beinhaltet aber noch weitere Bahnen *(Tractus spinoreticularis, spinotectalis, spinoolivaris)*, die ebenfalls an der Schmerzleitung beteiligt sind. Zusätzlich zur Lokalisation der nozizeptiven Fasern im anterolateralen Teil des Seitenstrangs werden spinothalamische, nozizeptive Fasern auch im dorsolateralen Teil des Seitenstrangs gefunden. Ihre Zielgebiete im Thalamus überlappen breit mit den Gebieten, die vom anterolateralen System erreicht werden. Das dorsolaterale System soll der Lokalisation des Schmerzreizes, das anterolaterale System der Intensitätswahrnehmung dienen.

Anmerkung zur Nomenklatur.
Aus historischen Gründen hat sich ein verwirrender Gebrauch der Namen der verschiedenen schmerzleitenden Bahnen im Rückenmark eingebürgert. Der Tractus spinothalamicus lateralis, dessen Strangzellen vor allem in der Lamina I liegen, ist eine klar abgegrenzte und eindeutig definierte Bahn. Er wird auch oft einfach als Tractus spinothalamicus bezeichnet; der Tractus spinothalamicus ventralis wird in diesem Falle dann nicht mehr getrennt aufgeführt, sondern unter der Bezeichnung Tractus spinoreticularis subsummiert. Dafür spricht, daß die Tractus spinoreticularis und spinothalamicus ventralis beide ihre Strangzellen vor allem in den intermediären Schichten (Laminae V–VIII) der grauen Substanz des Rückenmarks haben und ihre Fasern etwa im selben Bereich des Rückenmarksquerschnittes zu finden sind. Wir möchten aber nicht den Begriff des Tractus spinothalamicus ventralis völlig im Tractus spinoreticularis aufgehen lassen, da seine Axone ohne Unterbrechung direkt zum Thalamus ziehen, während die Fasern des Tractus spinoreticularis in der Formatio reticularis des Rhombencephalons enden und erst nach Umschaltung zum Thalamus ziehen.

> **!** Aus den Strangzellen der Laminae I–X entstehen drei verschiedene Fasersysteme, die als Schmerzbahnen zum Rhombencephalon und Diencephalon ziehen. Im Gegensatz zum lemniscalen System, das der Mechanorezeption dient, kreuzt der größte Teil des nozizeptiven Systems schon im Rückenmark zur kontralateralen Seite.

Die Fasern des Tractus spinothalamicus lateralis kreuzen im selben Rückenmarkssegment oder ein Segment höher in der *Commissura ventralis alba* zum anterolateralen System der Gegenseite. Eine somatotope Ordnung bleibt erhalten, wobei die Fasern aus unteren Segmenten weiter lateral und die aus oberen Segmenten weiter medial liegen. Im Rhombencephalon lagert sich der Tractus spinothalamicus lateralis dem Lemniscus medialis an und gelangt zusammen mit ihm zum Thalamus, wo die dritten Neurone der Schmerzbahn liegen.

Der ungekreuzte Verlauf der Bahnen für Tast-, Berührungs- und Vibrationsempfindung im Hinterstrang und der gekreuzte Verlauf der Schmerzleitungsbahnen im anterolateralen System ist die anatomische Grundlage des Phänomens der „dissoziierten Empfindungslähmung", das in der neurologischen Diagnostik von Rückenmarkserkrankungen eine große Rolle spielt, wenn die Erkrankung nur eine Seite erfaßt (z. B. Halbseitenläsion nach Brown-Séquard). Bei der dissoziierten Empfindungslähmung sind unterhalb der Läsion die Mechanosensibilität der ipsilateralen und die Schmerzsensibilität der kontralateralen Seite ausgefallen.

Nur ein Teil der Fasern der Tractus spinoreticularis und spinothalamicus ventralis kreuzen im Rückenmark zur Gegenseite. Der Tractus spinoreticularis und Kollateralen des Tractus spinothalamicus ventralis enden im medialen Bereich der Formatio reticularis des Rhombencephalons. Von dort zieht ein Fasersystem zu den dritten Neuronen der Schmerzbahn, die für diese Projektion in den Nuclei intralaminares des Thalamus zu finden sind.

Bei sonst nicht mehr behandelbaren Schmerzen kann auch eine laterale Chordotomie vorgenommen werden, die in einer Durchschneidung des Tractus spinothalamicus lateralis besteht. Allerdings wurde nach diesem Eingriff in einigen Fällen ein Wiederauftreten der Schmerzen beobachtet. Die neuroanatomische Grundlage dafür ist das dorsolaterale System, das durch die laterale Chordotomie nicht ausgeschaltet wird. Durchschneidungen der Schmerzbahn können auch im Bereich des rostralen Rhombencephalons durchgeführt werden *(mesenzephale Traktotomie)*, da hier die Schmerzbahn ebenfalls in einer lateralen, oberflächennahen Position zu finden ist. Das gelegentliche Wiederauftreten von Schmerzen nach lateraler Chordotomie kann mit dem ungekreuzten Anteil der Schmerzbahn zusammenhängen, der bei einem einseitigen Eingriff nicht durchschnitten wird.

Der Tractus spinotectalis entspringt in den tieferen Schichten des Hinterhorns, kreuzt zur Gegenseite und lagert sich dem Tractus spinothalamicus lateralis von medial her an. Er endet vor allem in den tieferen Schichten des Colliculus cranialis und des Colliculus caudalis, einige Fasern sollen auch direkt zum Thalamus (Nuclei intralaminares) aufsteigen. Diese Fasern dienen ebenfalls der Nozizeption.

Schließlich enden noch nozizeptive Fasern aus dem anterolateralen System im *Griseum centrale* des rostralen Hirnstamms. Von dort ziehen Axone zum unmittelbar periventrikulär gelegenen Teil des Diencephalons über den *Fasciculus longitudinalis dorsalis* und zum Hypothalamus. Von dort steigen wieder Fasern zum unteren Hirnstamm und Rückenmark ab. Diese Teile des nozizeptiven Systems sollen vor allem für die Beeinflussung der Schmerzempfindung durch den emotionalen Status verantwortlich sein.

Neben den Strangzellen spielen *Interneurone* im Hinterhorn des Rückenmarks als Zielstrukturen der primären Afferenzen eine wichtige Rolle. Die Axone dieser Interneurone enden an Strangzellen, so daß eine Modulation der Nozizeption durch die Interneurone bewirkt werden kann. Gleichzeitig sind Interneurone auch Zielstrukturen der absteigenden Faserbahnen (s. unten) aus dem Hirnstamm. Dadurch kann die Schmerzleitung zusätzlich vom Gehirn aus moduliert werden. Neben GABA und Glyzin spielen Prodynorphin und Proenkephalin als Botenstoffe der Interneurone eine besonders wichtige Rolle, da diese endogenen Opioide antinozizeptiv wirken. Rezeptoren für die Opioide sind im Hinterhorn und im Nucleus spinalis nervi trigemini besonders hoch konzentriert. Das Nervensystem hat sich so einen endogenen Mechanismus zur Schmerzlinderung geschaffen (Abb. 11.3).

> **!** Spinale Interneurone beeinflussen auf der Ebene des Rückenmarks die Nozizeption.

Absteigende Bahnen aus dem Hirnstamm stellen weitere Systeme zur Beeinflussung der Nozizeption dar

Im Rhombencephalon finden sich verschiedene Gebiete, die absteigende Faserbahnen zum Nucleus spinalis nervi trigemini und in die Laminae I, II, V, VI und VII des Rückenmarks senden, wo sie an nozizeptiven Strangzellen und Interneuronen enden. Als rhombencephale Ursprungsgebiete wurden der Nucleus raphe magnus mit der ventralen Formatio reticularis und der dorsolaterale Teil des Tegmentum auf der Höhe der Pons identifiziert. Die absteigenden Bahnen enthalten Serotonin, Noradrenalin und Histamin als

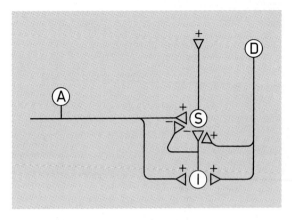

Abb. 11.3. Schema der Verschaltung zwischen primär afferentem Neuron *(A)*, Strangzelle *(S)*, Interneuron *(I)* und dem aus dem Gehirn absteigenden Fasersystem *(D)*. Exzitation ist durch +, Inhibition durch – angezeigt

Transmitter (s. Tabelle 11.1). Die Ursprungsgebiete ihrerseits erhalten Afferenzen aus dem frontalen Cortex, der Amygdala, dem Hypothalamus und dem Griseum centrale des Mesencephalons, das gleichzeitig über aufsteigende nozizeptive Bahnen (Abb. 11.4) afferent versorgt wird. Das absteigende System kann die Nozizeption im Trigeminuskern und dem Hinterhorn des Rückenmarks inhibieren.

> **!** Aus dem Rhombencephalon absteigende Faserbahnen modulieren auf der Ebene des spinalen Trigeminuskerngebietes und des Rückenmarks die Nozizeption.

Die Nozizeption aus dem Kopfbereich gelangt über den Nervus trigeminus und das trigeminothalamische System zum Diencephalon

Die Aδ- und C-Fasern des N. trigeminus erreichen als periphere Fortsätze pseudounipolarer Neurone das Ganglion trigeminale, steigen als zentral gerichtete Fortsätze dieser Neurone nach ihrem

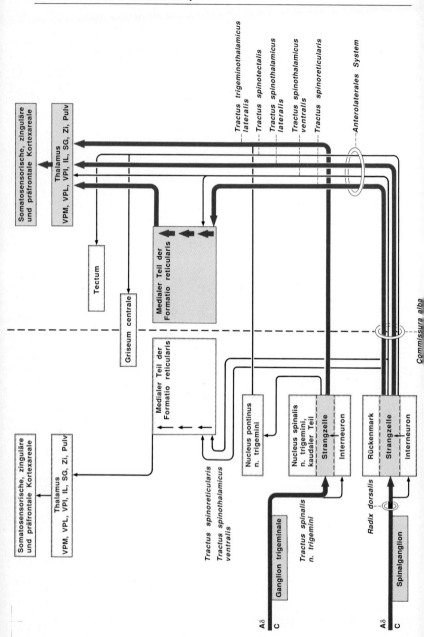

Abb. 11.4. Schema der Schmerzbahnen im Rückenmark und Gehirn.

IL   Nuclei intralaminares thalami
Pulv Pulvinar
SG   Nucleus suprageniculatus
VPL Nucleus ventralis posterolateralis thalami
VPM Nucleus ventralis posteromedialis thalami
VPI Nucleus ventralis posteroinferior thalami
ZI   Zona incerta

Eintritt in das Rhombencephalon im *Tractus spinalis nervi trigemini* ab und erreichen den kaudalen Teil des Nucleus spinalis nervi trigemini und das Hinterhorn der oberen Zervikalsegmente (s. Abb. 11.4). Der *Nucleus spinalis nervi trigemini* zeigt einen mit dem Hinterhorn des Rückenmarks vergleichbaren Aufbau, d. h. Äquivalente der Substantia gelatinosa, des Nucleus proprius, der Interneurone und der synaptischen Verschaltung, die schon für die Schmerzfasern im Rückenmark dargestellt wurden, sind auch in diesem Hirnnervenkern nachweisbar.

Die zweiten Neurone der Trigeminusschmerzbahn senden ihre Axone zur kontralateralen Seite. Sie ziehen dann als *Tractus trigeminothalamicus lateralis* zusammen mit dem Tractus spinothalamicus lateralis zu den dritten Neuronen der Schmerzbahn im Thalamus (s. Abb. 11.4). Zusätzlich zieht noch ein intranukleäres Fasersystem ohne Kreuzung zum ipsilateralen *Nucleus pontinus nervi trigemini*, kreuzt dann erst zur Gegenseite und schließt sich dem Tractus trigeminothalamicus lateralis an (s. Abb. 11.4).

Weitere Zielgebiete der Schmerzbahn liegen im Rhombencephalon, im Diencephalon und im Cortex cerebri

Die Zellkörper der dritten Neurone der Schmerzbahn befinden sich im *medialen Teil der Formatio reticularis* des Rhombencephalons (für den Tractus spinoreticularis und Kollateralen des Tractus spinothalamicus ventralis), den *tieferen Schichten der Colliculi cranialis und caudalis* (für den Tractus tectospinalis) und in verschiedenen Kerngebieten des Thalamus (für die Tractus spinothalamici lateralis und ventralis), den Nuclei ventralis posterolateralis (VPL), ventralis posteromedialis (VPM; Zielgebiet des Tractus trigeminothalamicus lateralis), ventralis posteroinferior (VPI), suprageniculatus, intralaminares und mediodorsalis sowie der Zona incerta und dem Pulvinar. Der Thalamus ist gleichzeitig Zielgebiet für polysynaptische, aufsteigende Schmerzbahnen aus der Formatio reticularis.

Vom Thalamus gelangt die Schmerzleitungsbahn zu *primären und sekundären somatosensorischen Kortexarealen* im Gyrus postcentralis und dem parietalen Operculum (Abb. 11.5). Hier findet vor allem die **Lokalisation des Schmerzreizes** statt. Allerdings muß festgestellt werden, daß beim Menschen auch nach operativer Ent-

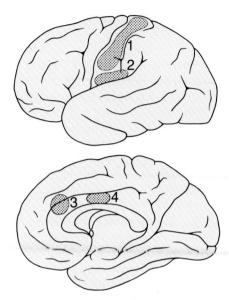

Abb. 11.5. Durch schmerzhafte Reize aktivierbare Hirnrindengebiete des Menschen sind *punktiert* dargestellt (nach Talbot et al.). Diese Areale liegen in primären *(1)* und sekundären *(2)* somatosensorischen Kortexgebieten, im präfrontalen Cortex *(3)* und im zingulären (Area 24 nach Brodmann) Cortex *(4)*

fernung dieser Gebiete noch eine bewußte Schmerzwahrnehmung möglich ist. Dies kann auf weitere kortikale Areale im *Gyrus cinguli* und dem *präfrontalen Cortex* (Abb. 11.5) zurückgeführt werden, die bei der Schmerzwahrnehmung zusammen mit den Gebieten im Lobus parietalis aktiviert werden. Die Beziehung der zingulären und präfrontalen Areale zum kortikalen limbischen System legt nahe, daß hier eine *emotionale Bewertung des Schmerzes* stattfindet.

> ! Die bewußte Schmerzwahrnehmung findet in mehreren Arealen des Cortex cerebri statt. Dabei werden Lokalisation und emotionale Bewertung getrennt repräsentiert.

Der übertragene Schmerz kann ein klinisch wichtiges
Anzeichen für Erkrankungen innerer Organe sein

Bei Erkrankungen innerer Organe wird oft ein dumpfer Schmerz in Hautbereichen des Rumpfes oder der Extremitäten wahrgenommen, die topographisch nichts mit der Lage der erkrankten Organe zu tun haben. So wird z. B. bei Störungen der Blutversorgung der Herzmuskulatur von manchen Patienten ein in den linken Arm ausstrahlender Schmerz angegeben. Der ischämische Schmerz (z. B. bei Angina pectoris oder Herzinfarkt) löst dabei offensichtlich zusätzlich oder in einigen Fällen sogar ausschließlich eine Schmerzlokalisation in einer primär nicht betroffenen Körperregion aus. Der Schmerz wird *„übertragen"*. Es wurden zahlreiche solcher Hautregionen, sog. **Head-Zonen**, identifiziert, die mit Erkrankungen innerer Organe korreliert werden können.

Die neuroanatomischen Grundlagen des übertragenen Schmerzes sind nicht ausreichend geklärt. Aus den verfügbaren Befunden ergeben sich zwei Möglichkeiten: Es ist denkbar, daß *ein* Neuron eine Aufzweigung seiner C-Fasern zur Haut und zu einem inneren Organ aufweist. Das ZNS kann dann keine getrennte Lokalisation der Schmerzursache mehr vornehmen und nimmt Schmerzen in beiden peripheren Gebieten wahr. Eine alternative Erklärung ist die Projektion zweier nozizeptiver Neurone, eines mit dem inneren Organ, das andere mit einer entfernten Hautstelle verbunden, auf eine Strangzelle im Rückenmark. Die Strangzelle kann dann die Schmerzursache nicht mehr eindeutig lokalisieren. Wahrscheinlich durch Erfahrung geprägt, wird unter diesen Bedingungen der Schmerz dem Hautareal zugerechnet.

12 Olfaktorisches System

Übersicht

▶ Das Sinnesepithel des Geruchssystems liegt in der Nasenhöhle
▶ Die Glomeruli sind der Ort der Umschaltung
  zwischen Rezeptorzellen und nachfolgenden Neuronen
▶ Büschel- und Mitralzellen sind die Projektionsneurone des Bulbus
▶ Die Interneurone hemmen die Büschel- und Mitralzellen
▶ Die Areale des Palaeocortex sind das Ziel der bulbären Efferenzen
▶ Über die Stria olfactoria medialis werden Tuberculum olfactorium
  und – indirekt – Septum erreicht
▶ Die Stria olfactoria lateralis zieht zu den Regiones praepiriformis
  und periamygdalaris
▶ Über den Thalamus erreicht die Geruchsinformation auch den
  Isocortex
▶ Neben den ubiquitären Transmittern GABA und Glutamat
  enthält der Bulbus olfactorius als einzige Endhirnregion
  dopaminerge Neurone

Riechen ist ein Prozeß der Chemorezeption. Er beruht auf der Bindung von in wäßrigem Milieu gelösten Molekülen an spezialisierten Zellmembranen von Rezeptorzellen. Dies führt zur Bildung eines depolarisierenden Rezeptorpotentials. Die Moleküle erreichen die Rezeptororgane über die eingeatmete Luft.

Das Sinnesepithel des Geruchssystems liegt in der Nasenhöhle

Oberhalb der Mundöffnung bildet sich in der frühen Ontogenese als *Riechgrube* eine Einsenkung des Epithels der *Riechplakode*. Die Riechgrube wird in der weiteren Entwicklung in die Tiefe verlagert. Sie bricht bald zum Mundraum durch. Vorsprünge des Os intermaxillare und der Ossa maxillaria teilen dann vom Mundraum den darüber gelegenen Nasenraum ab, dessen Wand durch muschelartige Auswüchse die epitheliale Oberfläche stark vergrößert. Der Na-

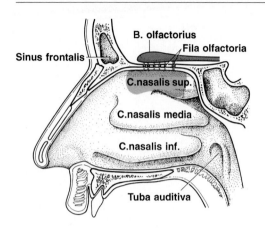

Abb. 12.1. Lage von Riechepithel *(braun)* und Bulbus olfactorius *(braun)* (paramedianer Sagittalschnitt durch den Gesichtsschädel)

senraum wird beim Ein- und Ausatmen belüftet und trägt eine *respiratorische Schleimhaut* und *ein olfaktorisches Epithel*, das **Riechepithel**, das aus der Plakode abzuleiten ist (Abb. 12.1).

Das olfaktorische Epithel nimmt beim Menschen nur einen kleinen Teil der gesamten Nasenschleimhaut, die **Regio olfactoria**, ein. Es liegt auf der oberen Nasenmuschel. Innerhalb des Riechepithels sind drei Zelltypen zu erkennen (Abb. 12.2): An der Basis liegen undifferenzierte *Basalzellen*, denen die Regeneration des Epithels zukommt. Schlanke *Stützzellen* definieren die Höhe des Epithels und tragen an ihrer Oberfläche einen *Mikrovillisaum*. Dazwischen eingebettet liegen die eigentlichen *Rezeptorzellen*. Während ihre Zellkörper in der unteren Hälfte des Epithels bleiben, reichen *apikale Fortsätze* bis zur Oberfläche und ragen dort etwas aus dem Epithel heraus. Hier ist der Fortsatz zu einem kleinen **Riechkolben** verdickt. Auf dem Riechkolben sitzen als *Riechhärchen* zahlreiche Zilien. Die Oberfläche des Epithels ist mit einem Schleimfilm bedeckt, in den die Riechhärchen hineinragen. Der Schleimfilm wird von tubulösen, verzweigten *Glandulae olfactoriae* der Schleimhaut sezerniert. Die Riechhärchen sind der Ort, an dem mit der Atemluft herangebrachte Duftmoleküle spezifisch gebunden werden. Der Schleimfilm schafft das wäßrige Milieu, das die Reizaufnahme erst möglich macht.

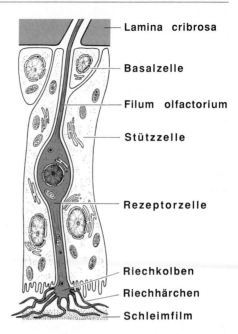

Abb. 12.2. Ausschnitt aus dem Riechepithel mit einer Rezeptorzelle *(rot)* sowie Stützzellen und Basalzellen; man beachte den ableitenden Fortsatz der Rezeptorzelle, der die Lamina cribrosa durchstößt und als Filum olfactorium zum Bulbus olfactorius zieht

> **!** Das olfaktorische Epithel ist dorsal in der Nasenhöhle gelegen und mit einem Flüssigkeitsfilm bedeckt, in den Riechhärchen als Strukturen der eigentlichen Reizperzeption hineinragen.

Die Erfahrung lehrt, daß *unterschiedliche Gerüche* wahrgenommen werden können. Obwohl es schwer ist, diese Eindrücke objektiv zu klassifizieren, scheinen sieben verschiedene Gerüche die Bandbreite zu erfassen (Kampfer, Moschus, blumig, Pfefferminz, ätherisch, faulig, stechend). Die strukturelle Grundlage dieser Unterscheidungsfähigkeit ist in der unterschiedlichen Gestalt und Größe der entsprechenden Duftmoleküle zu sehen, die nur an jeweils unterschiedliche Rezeptormoleküle in der Membran der Sinneszellen binden können (***Schlüssel-Schloß-Prinzip***).

Nach basal entsenden die ***primären Sinneszellen***, die als das erste Neuron der Riechbahn zu verstehen sind, einen Fortsatz, der die Basalmembran durchstößt und als Axon *(Filum olfactorium)* die Erregung an die nächste zentralnervöse Station, den *Bulbus olfactorius* weitergibt. Die Gesamtheit der Fila olfactoria bilden den ersten Hirnnerv, *N. olfactorius.*

> Der N. olfactorius wird von den Fila olfactoria gebildet.

Der Bulbus olfactorius liegt über dem Dach der Nasenhöhle, das hier vom Os ethmoidale gebildet wird. Die Axone der Rezeptorzellen ziehen durch die *Lamina cribrosa* des Os ethmoidale. Der Bulbus olfactorius ist ein Abschnitt des Telencephalons, der weit in die Peripherie vorgeschoben ist. Daran anschließend verbindet der ***Tractus olfactorius*** den Bulbus mit dem restlichen Telencephalon.

> Der Tractus olfactorius ist eine zentralnervöse Bahn, die durch Verlagerung des Bulbus in die Peripherie entsteht.

Ähnlich wie die Retina ist der Bulbus nicht nur eine einfache Umschaltstation der Efferenzen des Sinnesepithels, sondern bereits eine Informationsverarbeitungsstation. In Anpassung an diese komplexe Aufgabe ist er geschichtet (Abb. 12.3):

- An der Oberfläche liegt das zellkörperarme *Stratum fibrosum externum.*
- Das *Stratum glomerulosum* ist durch perikaryenarme Neuropilbezirke, die *Glomeruli*, charakterisiert.
- Das *Stratum fibrosum (plexiforme) externum* ist erneut arm an Perikarya.
- Im *Stratum mitrale* liegen die Perikarya relativ großer Neurone, der *Mitralzellen.*
- Das *Stratum fibrosum (plexiforme) internum* enthält die Perikarya der *Vertikal-* und *Horizontalzellen.*
- Das *Stratum granulosum* ist zellkörperreich und enthält *Körnerzellen, Golgi-Zellen* und *Blane-Zellen.*

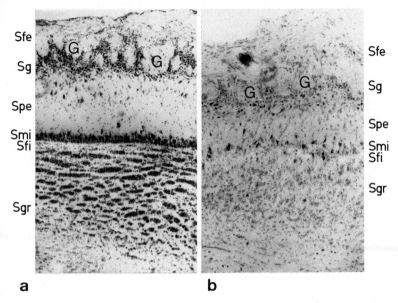

Abb. 12.3 a, b. Bulbus olfactorius bei Echinops (a), einem makrosmatischen madagassischen Insektenfresser, und dem mikrosmatischen Menschen (b). Die Schichten im Bulbus olfactorius des Menschen sind viel weniger deutlich differenziert als bei Echinops und unterstreichen den relativ geringen Differenzierungsgrad des olfaktorischen Systems beim Menschen. Allerdings ist das Schichtungsmuster bei beiden gleich.

G   Glomerulus
Sfe Stratum fibrosum externum
Sg Stratum glomerulosum (incl. Stratum granulosum externum)
Spe Stratum plexiforme externum
Smi Stratum mitrale
Sfi Stratum fibrosum internum
Sgr Stratum granulosum (internum)

Die Glomeruli sind der Ort der Umschaltung zwischen Rezeptorzellen und nachfolgenden Neuronen

Die Zellen der verschiedenen Bulbusschichten stehen in definierter Weise miteinander in Verbindung (s. Abb. 12.4). Afferenzen aus dem Riechepithel liegen im Stratum fibrosum externum und tau-

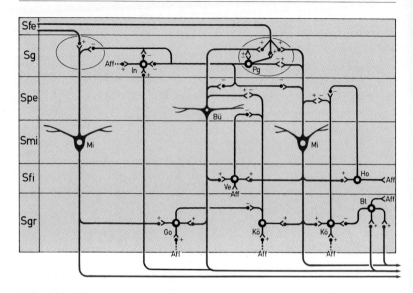

Abb. 12.4. Schema der Verschaltung in den Schichten des Bulbus olfactorius; Mitralzellen und Büschelzellen (beide *rot*)sind die einzigen Projektionsneurone, deren Axone aus dem Bulbus herausziehen + Exzitation, – Inhibition.

Sfe Stratum fibrosum externum
Sg   Stratum glomerulosum (incl. Stratum granulosum externum)
Spe Stratum plexiforme externum
Smi Stratum mitrale
Sfi Stratum fibrosum internum
Sgr Stratum granulosum (internum)
Aff. Afferenzen zum Bulbus
Bl   Blane-Zelle
Bü   Büschelzelle
Go   Golgi-Zelle
Ho   Horizontalzelle
In   Interneuron
Kö   Körnerzelle
Mi   Mitralzelle
Pg   periglomeruläre Zelle
Ve   Vertikalzelle

chen von dort in das Stratum glomerulosum ein. Hier treten sie in synaptischen Kontakt mit den Dendritenbäumen der *Mitralzellen* aus dem Stratum mitrale sowie mit sog. *Büschelzellen*, deren Perikarya im Stratum plexiforme externum gelegen sind. Die Kontaktregion bilden die perikaryafreien Glomeruli im Stratum glomerulosum. An der Grenze der Glomeruli liegen *Periglomerularzellen*, deren Dendriten ebenfalls im Glomerulus synaptische Kontakte mit allen dort vorkommenden Zelltypen bilden, den Axonen der Rezeptorzellen, den Dendriten der Büschelzellen und den Dendriten der Mitralzellen.

Büschel- und Mitralzellen sind die Projektionsneurone des Bulbus olfactorius

Die Büschelzellen entsenden ein langes Axon aus dem Bulbus in den *Tractus olfactorius*. Dabei geben sie Kollateralen in das Stratum plexiforme internum ab, die hier Vertikalzellen erreichen. Im Stratum granulosum internum sind *Körner-, Golgi-* und *Blane-Zellen* Zielneurone der Kollateralen. Schließlich steigen auch Kollateralen bis in das Stratum glomerulosum auf, um mit hier liegenden Interneuronen Kontakte zu knüpfen, die außerhalb der Glomeruli gelegen sind.

Die Mitralzellen projizieren ebenfalls aus dem Bulbus heraus über den Tractus olfactorius in das Endhirn. Im Stratum plexiforme internum erreichen außerdem Kollateralen die *Vertikal-* und die *Horizontalzellen*. In Stratum granulosum internum besteht eine Verbindung zu den anaxonischen Körnerzellen, Blane- und Golgi-Zellen.

Die Interneurone hemmen die Büschel- und Mitralzellen

Alle bisher genannten Zellen außer den Büschel- und Mitralzellen sind inhibitorische Interneurone, die auch Ziel afferenter Fasern zum Bulbus aus den paläokortikalen Hirnregionen (s. unten) sind. Die Interneurone im Stratum glomerulosum werden daneben auch von den Axonen der periglomerulären Zellen erreicht.

Periglomerular- und Körnerzellen können mit den Mitral- und Büschelzellen *reziproke Synapsen* bilden. In diesem Fall liegen synaptische Strukturen ganz nahe beieinander, ihre Erregungsübertragungsrichtung ist jeweils entgegengesetzt. So ist jede Seite gleichzeitig prä- und postsynaptisch.

Die Areale des Palaeocortex sind das Ziel der bulbären Efferenzen

Die Axone der Mitral- und Büschelzellen bilden den Tractus olfactorius und erreichen vier kortikale Regionen des Riechhirns, **Rhinencephalon** oder *Palaeocortex*, der ein Teil des *Allocortex* ist (Abb. 12.5).

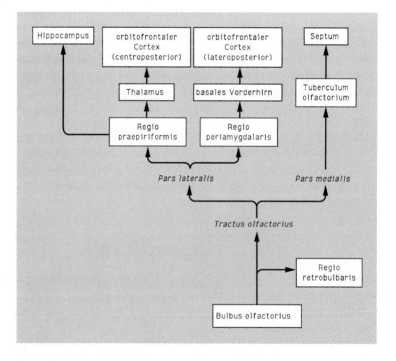

Abb. 12.5. Schematische Darstellung der wichtigsten zentralen (ipsilateralen) Leitungsbahnen des olfaktorischen Systems (Riechbahn)

Noch im Verlauf des Tractus olfactorius liegt hinter dem Bulbus die *Regio retrobulbaris*, die von Kollateralen der Büschel- und Mitralzellaxone erreicht wird. Eine wichtige Aufgabe der Regio retrobulbaris besteht darin, mit ihren Axonen über die *Commissura rostralis* eine Verbindung zum kontralateralen Bulbus herzustellen.

Daneben projiziert die Regio retrobulbaris auch zu allen übrigen Arealen des Palaeocortex sowie in das Diencephalon (Epithalamus, Thalamus, Hypothalamus).

Über die Stria olfactoria medialis werden Tuberculum olfactorium und – indirekt – Septum erreicht

Der Tractus olfactorius teilt sich in einen medialen und einen lateralen Anteil, Striae olfactoriae medialis und lateralis. Zielgebiet des medialen Anteils sind Tuberculum olfactorium und Septum (Abb. 12.5).

Das *Tuberculum olfactorium* nimmt den vorderen Teil der *Substantia perforata* ein, die vor dem Chiasma opticum an der Basis des Endhirns liegt. Es ist ein dreischichtiger Cortex, dessen zweite und dritte Schicht allerdings kaum voneinander zu trennen sind. Hier konzentrieren sich die Perikarya in größeren Gruppen und bilden charakteristische *Calleja-Inseln*. Das Tuberculum erhält direkt Afferenzen aus dem Bulbus und allen anderen Gebieten des Palaeocortex sowie aus dem Hippocampus. Gleichzeitig ist es mit diesen Gebieten rückläufig verbunden, so daß hier die Basis für eine Integration der Geruchsanalyse beider Hemisphären auch mit anderen Hirnteilen gegeben ist.

Das *Septum* liegt in der vorderen, medialen Hemisphärenwand und tritt hier mit der *Regio periseptalis* und dem *diagonalen Band von Broca* an die Oberfläche des Gehirns. Das erstgenannte Gebiet ist Ziel olfaktorischer Projektionen nach Umschaltung in der Regio retrobulbaris und dem Tuberculum olfactorium. Auch präpiriforme Rinde und Corpus amygdaloideum entsenden Efferenzen in das Septum. Gleichzeitig ist das Septum mit vielen anderen Hirngebieten verbunden, u. a. dem Hippocampus. Dadurch ist der Weg olfaktorischer Information in den Hippocampus und damit in das limbische System möglich. Zu den anderen Teilen des Septums s. Kap. 15.

Die Stria olfactoria lateralis zieht zu den Regiones praepiriformis und periamygdalaris

Die *Regio praepiriformis* ist ein dreischichtiger Cortex mit den Strata moleculare, densocellulare und multiforme. Sie stellt die primäre Riechrinde dar und ist bei Makrosmatikern sehr ausgedehnt. Beim mikrosmatischen Menschen ist sie nur klein und schließt sich kaudolateral an das Tuberculum olfactorium an. Diese Region ist ein Ziel der bulbären Efferenzen, die über den lateralen Teil des System laufen (Abb. 12.5). Diese Fasern stellen den größten Teil der Afferenzen zur präpiriformen Rinde dar. Auch die anderen olfaktorisch dominierten Gebiete stehen mit der Regio praepiriformis in Verbindung.

Die *Efferenzen* der Regio praepiriformis ziehen zu den anderen olfaktorischen Gebieten, aber auch zum Hippocampus, insbesondere in das Subiculum, die CA1-Region des Cornu ammonis und schließlich zur Regio entorhinalis, die ihrerseits wieder in den Hippocampus projiziert. Nucleus basalis Meynert, Area preoptica, Hypothalamus, Nucleus medialis thalami und Nucleus lateralis habenulae sind weitere nichtkortikale Zielgebiete. Damit zeigt auch dieser Teil des Riechhirns, daß die Geruchsinformation in das limbische System (s. Kap. 15) und den Hypothalamus eingespeist wird und hier vegetative Funktionen direkt beeinflußt.

Auch die *Regio periamygdalaris* empfängt Afferenzen aus dem Bulbus olfactorius via Striae olfactoriae laterales (Abb. 12.5). Diese Rinde ist ein Teil des Mandelkernkomplexes *(Corpus amygdaloideum)*, der in eine *Formatio centromedialis* und eine *Formatio corticobasolateralis* zu gliedern ist. Die Regio periamygdalaris gehört zum kortikobasolateralen Anteil. Auch hier vermitteln die Verbindungen zwischen olfaktorischen und thalamischen bzw. hypothalamischen Gebieten.

Über den Thalamus erreicht die Geruchsinformation auch den Isocortex

Die Regio praepiriformis und der kortikomediale Anteil des Mandelkernkomplexes projizieren zur Substantia innominata (Teil des basalen Vorderhirns) sowie zum Nucleus medialis thalami. Von diesen beiden Regionen ziehen aufsteigende Fasern an die Unterseite des Frontallappens und enden getrennt im hinteren Teil des orbitofrontalen Cortex. Damit erreicht die Geruchsinformation den Isocortex und kann bewußt wahrgenommen werden.

Neben den ubiquitären Transmittern GABA und Glutamat enthält der Bulbus olfactorius als einzige Endhirnregion dopaminerge Neurone

Über die Transmitter im olfaktorischen System und ihre funktionelle Bedeutung besteht noch kein abgeschlossenes Bild. Mitral- und Büschelzellen benutzen Glutamat für die exzitatorische Projektion in die telencephalen Zielgebiete. Daneben ist GABA als inhibitorischer Transmitter nachgewiesen (Periglomerularzellen und innere Körnerzellen im Bulbus olfactorius; Tuberculum olfactorium; Mandelkernkomplex; Septum). Außerdem wurde Dopamin in Periglomerularzellen (andere als die oben erwähnten GABAergen Zellen) und Büschelzellen gezeigt. Daneben werden zahlreiche Neuropeptide gefunden.

13 Gustatorisches System

Übersicht

▶ Geschmack wird über Rezeptorzellen in der Mundhöhle perzipiert
▶ Drei Hirnnerven dienen als Wegstrecke für Geschmacksfasern
▶ Der Nucleus solitarius im Hirnstamm enthält die Perikarya der zweiten Neurone
▶ In den somatosensorischen Regionen von Thalamus und Cortex finden sich zusätzlich Bereiche der viszerosensorischen Geschmacksrepräsentation

Geschmack wird über Rezeptorzellen in der Mundhöhle perzipiert

In das Epithel der Zunge (besonders an ihrem Rand und im Zungengrund), des weichen Gaumens, des Pharynx und des Larynxeingangs sind *Geschmacksknospen* eingebettet (Abb. 13.1). Sie bestehen aus einem in die Tiefe des Epithels verlagerten Zellverband, der annähernd Kugelform hat. Er ist aus *Stützzellen* und den eigentlichen *Sinneszellen* zusammengesetzt. Letztere sind langgestreckte Zellen, deren apikale Fortsätze Microvilli tragen. Sie ragen in den *Geschmacksporus* hinein, über den die Geschmacksknospe in offener Verbindung zur Epitheloberfläche steht.

Die zungenständigen Geschmacksknospen liegen in besonders gestalteten *Papillen*. Sie kommen in den Wänden der Wallpapillen, den *Papillae vallatae*, vor, die von einem ringförmigen Graben umgeben sind. In die Tiefe des Grabens münden *Spüldrüsen*, die *Ebner-Drüsen*, die Geschmacksstoffe wieder aus dem Graben herausspülen können. Diese Papillen sind für den Zungengrund charakteristisch. *Papillae foliatae* tragen ebenfalls Geschmacksknospen und liegen seitlich an der Basis des Zungenrückens. Sie sind den Wallpapillen ähnlich, besitzen aber keine Spüldrüsen und sind kleiner. *Papillae fungiformes* sitzen an der Zungenspitze. Sie bilden pilzartige Ausstülpungen, die auf ihrer Oberseite Geschmacksknospen tragen.

Geschmacksporus

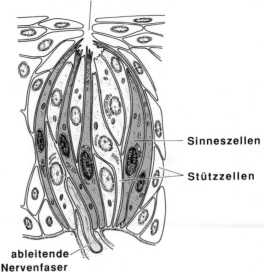

Sinneszellen

Stützzellen

ableitende Nervenfaser

Abb. 13.1. Schema einer Geschmacksknospe, wie sie in den Wänden der Geschmackspapillen gefunden wird

Durch die Geschmacksknospen können vier Submodalitäten wahrgenommen werden: *süß, sauer, bitter* und *salzig*. Dabei spielt die Lage der Geschmackspapillen eine Rolle: Süß wird an der Zungenspitze, sauer an der Zungenseite und bitter am Zungengrund wahrgenommen. Das Repräsentationsgebiet für salzig liegt in der vorderen Hälfte der Zungenseite und überschneidet sich mit den Arealen für süß und sauer.

> **!** Geschmacksknospen kommen in Papillae vallatae, foliatae und fungiformes vor und nehmen süß, sauer, bitter und salzig wahr.

Obwohl verschiedene Typen von Geschmackssinneszellen beschrieben werden (Typ I–IV), ist eine Zuordnung zu den Submodalitäten nicht möglich. Es handelt es sich bei den verschiedenen

Typen vielmehr um unterschiedliche Entwicklungsstadien heranreifender Sinneszellen. Dieser Reifungsprozeß hängt mit der kurzen Lebensdauer der Geschmackszellen zusammen, die nicht länger als 10 Tage funktionstüchtig sind und dann durch neue ersetzt werden.

Drei Hirnnerven dienen als Wegstrecke für Geschmacksfasern

Im Unterschied zu den Riechzellen verfügen die Geschmackszellen nicht über ein eigenes Axon: Es handelt sich um **sekundäre Sinneszellen**, deren Rezeptorpotentiale über Synapsen marklose Nervenfasern erregen, die als peripherere Fortsätze der ersten Neurone zu verstehen sind. Über drei Hirnnerven wird die Information der Geschmacksfasern zum Gehirn geleitet (Abb. 13.2). Der Larynx-Pharynx-Bereich wird über sensorische Fasern des *N. vagus* versorgt. Die Perikarya liegen außerhalb des Hirnstamms im *Ganglion inferius (= nodosum)*. Die Geschmacksknospen des Zungengrund erhalten ihre Nervenfasern aus dem *N. glossopharyngeus*. Die Perikarya bilden das *Ganglion inferius (= petrosum)*. Die Zungenspitze ist das Einzugsgebiet sensorischer Fasern aus dem *N. facialis (N. intermedius, Chorda tympani)*, deren Perikarya im *Ganglion geniculi* lokalisiert sind.

 Die Perikarya der ersten Neurone des gustatorischen Systems liegen in sensorischen Ganglien der Hirnnerven VII, IX und X.

Der Nucleus solitarius im Hirnstamm enthält die Perikarya der zweiten Neurone

Die Gesamtheit der Geschmacksfasern erreicht über den zentralen Fortsatz des ersten Neurons den Hirnstamm. Zielgebiet ist hier der langgestreckte **Nucleus solitarius** (Abb. 13.2). Dort werden die Fasern aus den Nn. VII, IX und X auf das zweite Neuron umgeschaltet.

Der Nucleus solitarius liegt in der Zone der viszeralen Sensorik (s. Kap. 2.1). Er reicht nach kranial mit einem schmalen Ausläufer

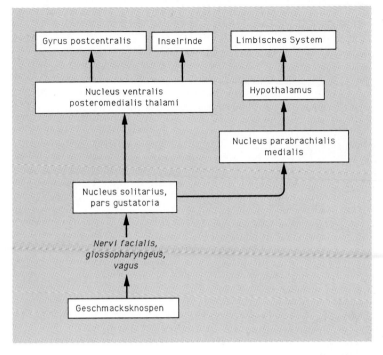

Abb. 13.2. Schematische Darstellung der wichtigsten zentralen (ipsilateralen) Leitungsbahnen des gustatorischen Systems (Geschmacksbahn)

bis auf die Höhe des Nucleus pontinus nervi trigemini. Nach kaudal zieht er bis zum Ende des IV. Ventrikels. Dort verschmilzt er mit dem kontralateralen Kerngebiet. Als *Pars gustatoria* des Nucleus solitarius erhält der rostrale Teil des Kerns Afferenzen aus dem Geschmackssystem.

In den somatosensorischen Regionen von Thalamus und Cortex finden sich zusätzlich Bereiche der viszerosensorischen Geschmacksrepräsentation

Die Axone aus der Pars gustatoria erreichen aufsteigend den Thalamus (Abb. 13.2). Auffällig im Vergleich zu anderen Systemen ist die Tatsache, daß keine Kreuzung auf die Gegenseite stattfindet.

Axonkollateralen steigen zu den *Nuclei salivatorii* und dem *Nucleus dorsalis nervi vagi* ab und initiieren reflektorisch Speichel- und Magensaftsekretion.

Zielgebiet im Thalamus ist der kleinzellige, mediale Anteil des **Nucleus ventralis posteromedialis**. Die Perikarya dieses Kerngebietes entsenden ihre Axone in den *Gyrus postcentralis*. Ventral und rostral des somatosensorischen Repräsentationsgebiets der Zunge im Gyrus postcentralis liegt das viszerosensorische, somatotop organisierte Geschmacksfeld. Eine zweite Repräsentation der Geschmacksempfindung ist im Bereich der *Inselrinde* nachweisbar.

Eine weitere Bahn geht vom Nucleus solitarius zunächst zum *Nucleus parabrachialis medialis* im rostralen Rhombencephalon. Dieses Kerngebiet ist mit dem *Hypothalamus* und dem *limbischen System* (s. Kap. 15 und 16) verbunden. So kann die Geschmacksinformation auch affektives Verhalten beeinflussen.

14 Motorisches System

Übersicht

▶ Drei Regionen des Cortex bereiten eine Bewegung vor
▶ Der primäre motorische Cortex (Area 4) ist der wichtigste Ursprung absteigender Bahnen
▶ Der Tractus corticospinalis ist eine direkte, schnelle Verbindung zwischen Hirnrinde und Rückenmark
▶ Der Tractus corticonuclearis stellt die Verbindung zum Hirnstamm her und ermöglicht so die kortikale Kontrolle der motorischen Hirnnervenkerne
▶ In der Formatio reticularis endet eine Faserbahn aus dem motorischen Cortex
▶ Der Tractus corticostriatalis stellt die Verbindung zu den Basalganglien her
▶ Striatum und Globus pallidus werden in dorsale und ventrale Anteile gegliedert, die mit iso- bzw. allokortikalen Abschnitten der Hirnrinde verbunden sind
▶ Das Striatum ist in funktionelle und morphologische Untereinheiten gegliedert
▶ Glutamaterge, kortikofugale Fasern erregen das Striatum
▶ GABAerge, striatofugale Fasern hemmen die Zellen des Globus pallidus
▶ Parallelismus und Disinhibition in den Basalganglien
▶ Weitere neuronale Schaltkreise gehören zum extrapyramidalen System
▶ Efferenzen aus dem extrapyramidalen System ermöglichen den Zugriff auf die motorische Endstrecke
▶ Die Tractus corticorubralis und rubrospinalis bilden einen parallelen Weg zum kortikospinalen System
▶ Der Tractus corticopontinus ist Teil einer Verbindung zwischen Neocortex und Cerebellum
▶ Das Cerebellum erhält Afferenzen aus allen Teilen des Zentralnervensystems
▶ Die Kleinhirnrinde integriert Informationen aus Moos- und Kletterfasersystem und greift über die Purkinje-Zellen in die motorische Steuerung ein
▶ Über Umschaltungen im Thalamus nimmt das Kleinhirn Einfluß auf weitere motorische Systeme
▶ Auch über den Nucleus ruber greift das Cerebellum in die Motorik ein
▶ Das Cerebellum sichert die zeitliche Abstimmung kontinuierlicher Bewegungsabläufe
▶ Im Vorderhorn des Rückenmarks wird von allen absteigenden Faserbahnen die gemeinsame motorische Endstrecke der postkranialen Muskulatur erreicht

Die sensorische Information wird im ZNS ausgewertet und kann zu willkürlichen und unwillkürlichen, motorischen Aktionen führen. Unwillkürliche Motorik liegt den Reflexen zugrunde (Kap. 19). Die dabei beteiligten Neuronenpopulationen sind in der Regel in Rückenmark und Hirnstamm angesiedelt. Andere Hirngebiete, wie Cerebellum oder Großhirn, können eingeschaltet werden. Dieses Kapitel konzentriert sich auf die morphologische Grundlage willkürlicher motorischer Aktionen.

An Planung, Vorbereitung, Umsetzung und Kontrolle der Motorik sind verschiedene Ebenen beteiligt, die in einem hierarchischen Verhältnis zueinander stehen. Intention und Konzeption eines Bewegungsablaufes sind im *prämotorischen, supplementärmotorischen* und im hinteren *parietalen Cortex* lokalisiert. Der eigentliche Aktivierungsprozeß geht vom *primären motorischen Cortex* aus. *Hirnstamm* und *Rückenmark* sind Ebenen, auf denen die *gemeinsame motorische Endstrecke* erreicht wird, die zur Muskulatur führt. *Basalganglien* und *Cerebellum* greifen modulierend und kontrollierend in das motorische System ein.

Drei Regionen des Cortex bereiten eine Bewegung vor

Rostral vor dem primären motorischen Cortex liegen zwei Hirnareale und hinter dem Gyrus postcentralis ein weiteres Rindengebiet, die mit der Vorbereitung einer motorischen Aktion befaßt sind (Abb. 14.1).

An die zinguläre Rinde angrenzend und etwas über die Mantelkante hinwegreichend liegt das sog. **motorische Supplementärfeld**. Es bildet den dorsomedialen Anteil der *Area 6* von Brodmann und ist agranulär, d. h. es fehlt eine Lamina granularis interna. Nach lateral schließt sich der **prämotorische Cortex** an. Auch dieses Gebiet ist agranulär und entspricht ungefähr dem lateralen Rest der Area 6. Die dritte Region ist der **hintere parietale Cortex** mit den Brodmann-Areae 5 und 7.

Ungeachtet der Verbindung zum primären motorischen Cortex verfügen alle drei Gebiete auch über eigene *Efferenzen* aus dem Telencephalon heraus. Diese erreichen vor allem die *Formatio reticularis* beider Seiten des Hirnstamms. Von dort aus kann über den *Tractus reticulospinalis* und den Eigenapparat des Rückenmarks Einfluß auf α- und γ-Motoneurone genommen werden. Periphere

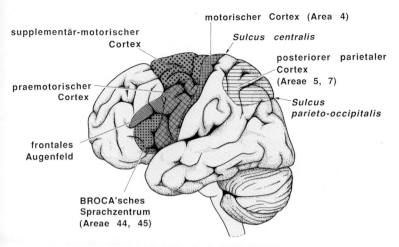

supplementär-motorischer
Cortex

motorischer Cortex (Area 4)

Sulcus centralis

praemotorischer
Cortex

posteriorer parietaler
Cortex
(Areae 5, 7)

*Sulcus
parieto-occipitalis*

frontales
Augenfeld

BROCA'sches
Sprachzentrum
(Areae 44, 45)

Abb. 14.1. Lateralansicht auf die Großhirnhemisphäre mit den wichtigsten motorischen Kortexarealen

Ziele sind vornehmlich die *Rumpfmuskulatur* und die *proximale Extremitätenmuskulatur*. Stand- und Gangmotorik z. B. werden über diese Wegstrecke kontrolliert.

> Über die Formatio reticularis können der supplementärmotorische, prämotorische und hintere parietale Cortex auf die Motorik einwirken.

Alle drei Gebiete stehen in reziproker Verbindung miteinander und werden aktiv, wenn eine Bewegung intendiert und der Bewegungsablauf vorbereitet wird. Sie übernehmen dabei aber unterschiedliche Teilaufgaben.

Im *supplementärmotorischen Cortex* wird der **Plan einer Bewegung** entwickelt, und von hier geht die Initiierung der Bewegung aus. Das kortikale Feld ist grob somatotop gegliedert, wobei von rostral nach okzipital die Repräsentation von Gesicht, Arm und Bein zu identifizieren ist. Das supplementärmotorische Feld einer Seite beeinflußt **beide Seiten der Peripherie**. Dabei können die Motoneurone für die proximale Muskulatur über Projektionen zu Hirnstamm und Rückenmark direkt erreicht werden. Distale Muskelgruppen, wie sie etwa zur Versorgung der Hand benötigt werden, sind von hier aus nur über den primären motorischen Cortex anzusprechen.

Der *prämotorische Cortex* ist ebenfalls somatotop organisiert, wobei die Sequenz Bein, Arm, Gesicht von dorsal nach ventral angeordnet ist. Es werden vor allem die proximalen Muskelgruppen beeinflußt. Der prämotorische Cortex als das supplementärmotorische Feld wird mit der *Generierung komplexerer Funktionen* in Verbindung gebracht, wobei die Integration sensorischer, vor allem mechanorezeptiver Information wichtig ist. Auch dieses Hirngebiet aktiviert beide Körperseiten. Allerdings scheinen sehr differenzierte motorische Verhaltensweisen wie Sprechen und Schreiben, aber auch die zeitliche Koordination der Bewegung, lateralisiert zu sein.

Vor der Area 6 liegt das *Broca-Sprachzentrum*, von dem aus über die Area 4 die motorische Kontrolle der am Sprechakt beteiligten Muskulatur durchgeführt wird (s. Abb. 14.1). Es entspricht den Brodmann-Areae 44 und 45, die in den Partes opercularis und triangularis des Gyrus frontalis inferior gelegen sind, und hat eine schwach ausgebildete Lamina granularis interna. Obwohl es architektonisch auf beiden Hemisphären beschrieben ist, besteht funktionell eine starke Lateralisierung, gewöhnlich eine *Dominanz der linken Hemisphäre*.

> **Klinik**
>
> Schädigungen des Broca-Sprachzentrums auf der sprachdominanten Seite führen zu einer *motorischen Aphasie*, oft zusammen mit einer Schreibstörung *(Agraphie)*.

Zu diesen beiden Gebieten des Frontallappens kommt im Parietallappen eine dritte Region, die ebenfalls eine Bewegung vorbereitet und kontrollierend begleitet. Sie wird von den Areae 5 und 7 im *hinteren parietalen Cortex* gebildet. Über diese Areale wird die *räumliche Koordination* des Bewegungsablaufs gesteuert.

> **!**
>
> Im supplementärmotorischen Cortex wird die Bewegung geplant und eingeleitet, durch den prämotorischen Cortex können komplexere Bewegungen ausgeführt werden, im hinteren parietalen Cortex wird Information über die räumliche Dimension in die Motorik integriert.

Alle genannten Regionen stehen untereinander in reziproker Beziehung und projizieren letztlich auf den primären motorischen Cortex.

Der primäre motorische Cortex (Area 4) ist der wichtigste Ursprung absteigender Bahnen

Das wichtigste Areal efferenter, kortikofugaler Bahnen aus der Großhirnrinde ist die *Area 4* des Isocortex (s. Abb. 14.1). Sie liegt in der vorderen Wand des *Sulcus centralis* und erstreckt sich teilweise auf die freie Oberfläche des Gyrus precentralis. Die Architektonik zeigt Anpassungen an die Aufgabe, lange Bahnen aus der Großhirnrinde zu Hirnstamm und Rückenmark zu schicken sowie ein Höchstmaß an Konvergenz auf große Pyramidenzellen zu garantieren.

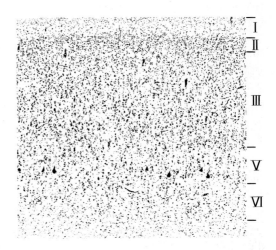

Abb. 14.2. Histologischer Schnitt (Nissl-Färbung) durch die motorische Area 4 im Gyrus precentralis. Man beachte das für diese Region („agranulärer Cortex") typische Fehlen einer Lamina granularis interna (Lamina IV) und das Auftreten sehr großer Pyramidenzellen (Betz-Riesenzellen) in der Lamina ganglionaris (Lamina V)

Der Area 4 fehlt eine Lamina IV (Lamina granularis interna) (Abb. 14.2). Dies ist verständlich, wenn man sich vor Augen hält, daß in der Lamina IV überwiegend solche Perikarya zu finden sind, an denen thalamische Projektionen enden. Derartige Afferenzen spielen in der Area 4 – verglichen mit sensorischen Kortexarealen – eine nachgeordnete Rolle; intrahemisphärische Verbindungen aus dem supplementärmotorischen, prämotorischen und dem hinteren parietalen Cortex sind hier funktionell bedeutsamer. Die Lamina V enthält besonders große Pyramidenzellen *(Betz-Riesenpyramiden)*. Das große Perikaryon spiegelt die gewaltige Länge der Fortsätze wider. Der Dendritenbaum dieser Zellen dehnt sich in alle Schichten aus und entspringt nicht nur wie bei anderen Pyramidenzellen apikal und basal des Somas, sondern dendritische Abgänge sind rund um den Zelleib vorhanden. Damit wird eine große rezeptive Oberfläche geschaffen, die eine starke Konvergenz auf die Betz-Riesenpyramiden ermöglicht. Das myelinisierte Axon ist extrem lang und verläßt das Vorderhirn, um frühestens im Hirnstamm oder erst auf der Ebene des Rückenmarks umgeschaltet zu werden.

> **!** Fehlen der Lamina IV und große Pyramidenzellen in Lamina V kennzeichnen die Area 4 als wichtigste Quelle kortikofugaler Bahnen.

Die Area 4 zeigt eine *somatotope Gliederung*, wie das bereits von den sensorischen Areae 3, 1 und 2 bekannt ist. Dieser *motorische Homunculus* liegt auf dem Gyrus precentralis und grenzt damit an den sensorischen Homunculus des Gyrus postcentralis (Abb. 14.3).

In der Fissura interhemisphaerica und auf der Mantelkante ist die untere Extremität abgebildet. Nach lateral schließen sich Rumpf und vordere Extremität an. Dabei ist die Hand mit den einzelnen Fingern überproportional groß repräsentiert und demonstriert so die biologische Bedeutung beim Menschen. Ebenfalls sehr groß ist das kortikale Feld für das Gesicht, insbesondere für die Lippen, die beim Sprechen oder der Mimik wichtig sind.

> **Klinik** Läsionen der Area 4 führen zu Lähmungen (Paresen) auf der kontralateralen Körperseite.

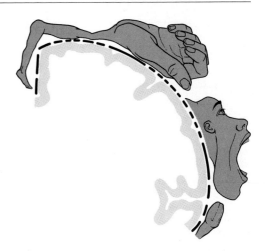

Abb. 14.3. Schema des Gyrus precentralis im Transversalschnitt mit der Somatotopie des primären motorischen Cortex (motorischer Homunculus nach Penfield und Rasmussen). Man beachte die übergroße Repräsentation von Hand und unterer Gesichtshälfte mit Mund

Aus der Area 4 ziehen die efferenten Fasern des *Tractus corticospinalis* durch das Crus posterius der Capsula interna abwärts (Abb. A.16.). Dieser Bahn schließen sich Fasern aus dem gesamten Bereich der Großhirnrinde an. Fasern aus dem Frontallappen liegen im Crus anterius der Capsula interna im *Tractus frontopontinus* und dem *Pedunculus thalami anterior*. Durch das Crus posterius der Capsula interna laufen Fasern aus dem Parietallappen im *Tractus parietopontinus* und dem *Pedunculus thalami superior*. Über den *Pedunculus thalami posterior* entsendet der Okzipitallappen efferente Bahnen durch die Capsula interna.

Die Tatsache, daß die absteigenden Bahnen in der Capsula interna und dem kaudal anschließenden Pedunculus (Crus) cerebri auf engstem Raum konzentriert sind, erklärt, warum selbst kleine raumfordernde Prozesse oder ischämische Schädigungen in dieser Gegend verheerende Folgen haben können.

Klinik

Die aus der Großhirnrinde absteigenden Fasern erreichen Zielgebiete:

- im Rückenmark (Tractus corticospinalis),
- in der Pons (Tractus corticopontinus),
- im Hirnstamm (Tractus corticonuclearis, Tractus corticorubralis, Tractus corticoreticularis),
- im Thalamus (Tractus corticothalamicus) und
- in den Basalganglien des Endhirns (Tractus corticostriatalis).

Sie sind Teilstücke definierter motorischer Systeme mit besonderen
funktionellen Eigenschaften.

Der Tractus corticospinalis ist eine direkte, schnelle Verbindung zwischen Hirnrinde und Rückenmark

Die Fasern des *Tractus corticospinalis*, der *Pyramidenbahn*, ziehen
ohne Umschaltung bis in die Vorderhörner des Rückenmarks. Der
größte Teil kreuzt in der *Deccusatio pyramidum* auf die Gegenseite
und bildet dort den *Tractus corticospinalis lateralis* im Funiculus lateralis. Ein kleiner, ungekreuzter Teil verläuft im Funiculus ventralis als *Tractus corticospinalis medialis*. Seine Fasern kreuzen erst auf
den Ebenen des Rückenmarks auf die Gegenseite, auf denen sie
enden.

Einige Fasern des Tractus corticospinalis enden direkt an α-Motoneuronen. Zwar stellen diese Fasern nur ein kleines Kontingent,
sie belegen jedoch die direkte Möglichkeit des Cortex, unmittelbar
auf die gemeinsame Endstrecke zuzugreifen. Stellt man in Rechnung, daß die Axone dieses Systems stark myelinisiert sind und damit eine hohe Leitungsgeschwindigkeit haben, so wird klar, daß
hier eine besondere Anpassung an eine extrem schnelle Aktivierung gegeben ist.

Der größere Teil der Fasern erreicht allerdings die regionalen
Interneurone des Rückenmarks, die dann die Erregungsweiterleitung auf die Motoneurone kontrollieren.

Bei Läsionen der Pyramidenbahn kommt es zunächst zu einer *schlaffen Lähmung*, die durch Hypotonie der Muskulatur gekennzeichnet ist. Bald schon wandelt sich das klinische Bild, und eine Hypertonie, eine *spastische Lähmung* der Muskulatur tritt auf. Dies steht im scharfen Gegensatz zu Paresen der gemeinsamen motorischen Endstrecke, bei denen immer eine bleibende schlaffe Lähmung zu beobachten ist.

Die Ursache für die spastische Lähmung bei Pyramidenbahnläsionen ist nicht vollständig geklärt. Es wird angenommen, daß durch Wegfall der aus dem Cortex absteigenden Bahnen die Hemmung auf die γ-Motoneurone des Rückenmarks wegfällt und diese dadurch zu einer erhöhten Aktivität in der Lage sind, die letztlich zur Spastik führt. Es werden aber auch vermehrte Aussprossungen von Muskelspindelafferenzen nach Läsion als Ursache einer erhöhten Aktivierung für die Spastik und die sie begleitende Hyperreflexie verantwortlich gemacht.

Wichtigstes diagnostisches Zeichen bei einer Pyramidenbahnläsion ist der *Babinski-Reflex*, der durch Bestreichen der lateralen Fußsohle ausgelöst werden kann. Dieser Reiz wird mit einer tonischen Dorsalflexion der Großzehe und häufig einer Plantarflexion und Spreizen der übrigen Zehen beantwortet. Außerdem treten bei Spastik *Muskelkloni* auf, die z.B. in rhythmischen Zuckungen der Patella durch Kontraktionen des M. quadriceps bestehen, wenn die Patella ruckartig nach distal geschoben wird. Ein Klonus kann auch am Fuß ausgelöst werden, wenn der Fuß nach dorsal flektiert wird. Es kommt dann zu Zuckungen nach plantar, die durch anhaltende Dehnung der Achillessehne hervorgerufen werden.

Der Tractus corticonuclearis stellt die Verbindung zum Hirnstamm her und ermöglicht so die kortikale Kontrolle der motorischen Hirnnervenkerne

Im Hirnstamm liegen Kerngebiete, die die Kopfregion über die Hirnnerven motorisch innervieren:

- Nuclei nervorum oculomotorii, trochlearis und abducentis,
- Nucleus motorius nervi trigemini,
- Nucleus nervi facialis,
- Nuclei salivatorii,
- Nucleus ambiguus, dessen Efferenzen in den Hirnnerven IX, X und XI verlaufen,
- Nucleus dorsalis nervi vagi,
- Nucleus nervi hypoglossi.

Diese Kerngebiete enthalten die Motoneurone, die – vergleichbar den α-Motoneuronen des Rückenmarks – die gemeinsame motorische Endstrecke bilden. Sie werden vom Cortex über den *Tractus corticonuclearis* kontrolliert (Abb. 14.4 und 14.5).

Relativ komplex ist die anatomische Grundlage der willkürlichen Aktivierung der **äußeren Augenmuskulatur,** die letztlich über die Nuclei nervorum III, IV und VI ausgelöst wird. Das kortikale Zentrum für diese Funktion ist das *frontale Augenfeld der Area 8,* das sich rostral an den ventralen Abschnitt der Area 6 anschließt (s. Abb. 14.1).

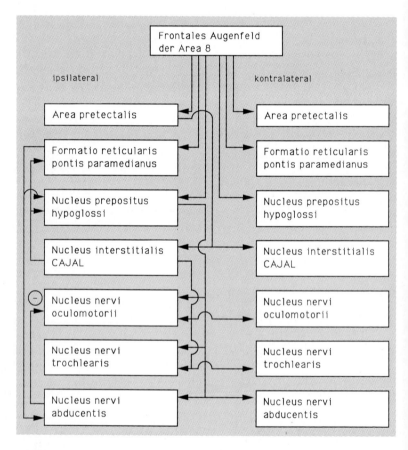

Abb. 14.4. Kortikale Kontrolle der Augensteuerung über die mediale Formatio reticularis und den Nucleus prepositus hypoglossi

Klinik

Nach Zerstörung des frontalen Augenfeldes ist eine willkürliche Bewegung der Augen nicht mehr möglich, und das *Prevost-Zeichen* (konjugierte Bewegungen der Augen zur Gegenseite [= gesunde Seite]) tritt auf.

Von hier steigen Bahnen ab, die zum größten Teil in der *Area pretectalis*, dem *Colliculus cranialis* und der *medialen Zone der Formatio reticularis* in Höhe der Brücke und dem *Nucleus prepositus hypoglossi* enden, so daß der Zugriff auf die Kerngebiete der Augenmuskelnerven erst nach Umschaltungen in diesen Regionen stattfinden kann (Abb. 14.4).

Von der *Area pretectalis* ziehen Fasern zum ipsi- und kontralateralen *Nucleus interstitialis Cajal* (Abb. 14.4), der auch von Efferenzen des Colliculus cranialis erreicht wird. Der Nucleus interstitialis Cajal zieht mit ipsi- und kontralateralen Fasern zum Nucleus nervorum oculomotorii und trochlearis. Ipsilateral sind weitere Zielgebiete die *mediale Zone der Formatio reticularis* und der *Nucleus prepositus hypoglossi* sowie die *Nuclei vestibulares*. Die Formatio reticularis projiziert dann auf den ipsilateralen *Nucleus interstitialis rostralis fasciculi longitudinalis medialis*, den ipsilateralen *Nucleus nervi abducentis* und den *Nucleus prepositus hypoglossi*. Der Nucleus interstitialis rostralis fasciculi longitudinalis medialis erreicht den ipsilateralen Nucleus nervi oculomotorii und initiiert vertikale Augenbewegungen.

Der Nucleus prepositus hypoglossi ist ein „präokulomotorisches Zentrum", das efferente Fasern zu allen Augenmuskelkernen entsendet. Der Nucleus nervi abducentis projiziert in den ipsilateralen Nucleus nervi oculomotorii und hemmt dort die Neurone, die den M. rectus medialis innervieren (Abb. 14.4). So ist eine Koordination der Bewegungen zwischen M. rectus lateralis (aus dem Nucleus nervi abducentis) und M. rectus medialis möglich.

Neben diesen indirekten Wegen aus dem frontalen Augenfeld über den Tractus corticonuclearis zu den Augenmuskelkernen soll aber auch eine direkte Verbindung zum Nucleus nervi oculomotorii vorhanden sein.

Über den Nucleus motorius nervi trigemini wird die gesamte *Kaumuskulatur* aktiviert. Dieser Kern steht über die entsprechenden Anteile des Tractus corticonuclearis der ipsilateralen Seite unter kortikaler Kontrolle (Abb. 14.5).

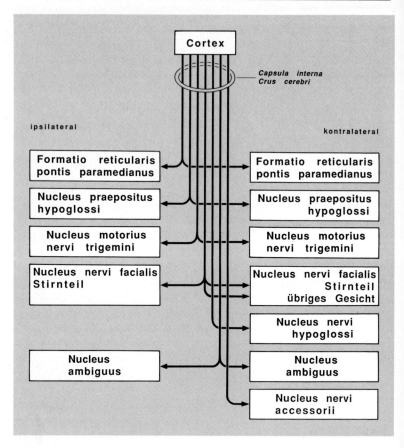

Abb. 14.5. Zielgebiete des Tractus corticonuclearis im Hirnstamm (ohne parasympathische Kerngebiete und Kerne der Augenmuskelnerven)

Der Nucleus nervi facialis bildet die gemeinsame motorische Endstrecke für die *mimische Muskulatur*. Der Kern ist untergliedert in je einen Teil für den Stirn-, mittleren und unteren Gesichtsabschnitt. Das Stirnteilkompartiment wird sowohl von ipsi- als auch kontralateralen Fasern des Tractus corticonuclearis erreicht. Demgegenüber werden die kaudalen zwei Drittel des Kerngebietes für die entsprechenden Abschnitte des Gesichts ausschließlich vom kontralateralen Cortex aktiviert (Abb. 14.5).

Bei einer peripheren Schädigung des N. facialis einer Seite kommt es zu einem kompletten Ausfall der Innervation aller mimischen Muskeln auf dieser Seite und damit zu einer schlaffen Lähmung. Bei einer unilateralen, zentralen Schädigung des für die mimische Muskulatur zuständigen Kortexbereiches oder Teils des Tractus corticonuclearis ist die Aktivierung der Stirnmuskulatur noch möglich, weil der ipsi- und kontralaterale Tractus corticonuclearis im rostralen Drittel des Nucleus nervi facialis endet. Die anderen Teile der mimischen Muskulatur sind dagegen gelähmt, weil sie nur vom kontralateralen Tractus corticonuclearis erreicht werden.

Der Nucleus ambiguus, dessen efferente Fasern auf die Hirnnerven IX, X und XI verteilt sind, wird über die ipsi- und kontralateralen Tractus corticonucleares angesteuert (Abb. 14.5). Die Zielgebiete der efferenten Fasern des Nucleus ambiguus sind *Schlund- und Kehlkopfmuskulatur.*

Der Nucleus nervi hypoglossi wird nur über kontralaterale Fasern aus dem Tractus corticonuclearis innerviert (Abb. 14.5). Seine Zielgebiet ist vor allem die Binnenmuskulatur der Zunge.

Im Fall einer peripheren Schädigung des N. hypoglossus kommt es auf der betroffenen Seite zu einer Muskelatrophie, und die Zunge biegt beim Vorstrecken zur Seite der Läsion ab. Im Fall einer zentralen Schädigung (Cortex oder Tractus corticonuclearis) biegt sich die Zunge von der zentral geschädigten Seite weg, d. h. ebenfalls zur gelähmten Zungenseite hin; im Fall der zentralen Parese fehlt aber die deutliche Muskelatrophie, weil die motorische Endstrecke erhalten ist.

Die *branchiogenen Mm. trapezius und sternocleidomastoideus* werden über den N. accessorius innerviert, dessen Kerngebiet, Nucleus n. accessorii, nach Kreuzung auf die Gegenseite durch Fasern des Tractus corticonuclearis erreicht wird (Abb. 14.5). Allerdings werden diese Muskeln auch von Ästen von Spinalnerven zusätzlich innerviert.

In der Formatio reticularis endet eine Faserbahn aus dem motorischen Cortex

Die Formatio reticularis wird vom motorischen Cortex über den **Tractus corticoreticularis** beeinflußt. Die Information geht damit in ein weitgespanntes System mit integrativen Funktionen auf Hirnstammniveau ein. Weil aus der Formatio reticularis Faserbahnen in das Rückenmark absteigen *(Tractus reticulospinalis)*, besteht über diese Schleife für den motorischen Cortex eine weitere Möglichkeit, die motorische Endstrecke im Rückenmark zu erreichen. Dieser Weg ist allerdings im Gegensatz zum Tractus corticospinalis ein polysynaptisches System. Daher ist die Zugriffsgeschwindigkeit des Cortex auf das Rückenmark über den kortikoretikulospinalen Weg u. a. wegen der vielen Umschaltungen langsamer als über die Pyramidenbahn.

> **Klinik**
>
> Durch die Integrationsmöglichkeiten in der Formatio reticularis ist der polysynaptische Weg gleichzeitig funktionell verschieden vom direkten Zugriffsweg und daher nicht einfach eine „langsame" Alternative zum Tractus corticospinalis.

Der Tractus corticostriatalis stellt die Verbindung zu den Basalganglien her

Zwischen dem Cortex und den *Basalganglien*, insbesondere dem *Corpus striatum* (s. unter 2.1), besteht eine reziproke Verbindung. Sie ist Bestandteil eines größeren Systems, das weitere Kerngebiete im Diencephalon und Rhombencephalon umfaßt, für die der Begriff **extrapyramidalmotorisches System** gebräuchlich ist.

Klinik

Historisch geht der Begriff von der Existenz zweier motorischer Systeme aus, dem pyramidalen, dessen anatomische Grundlage der Tractus corticospinalis ist, und dem extrapyramidalen, als dessen Kernstück die subkortikalen Basalganglien angesehen wurden. Es zeigt sich aber, daß eine derartig scharfe Trennung weder funktionell noch strukturell besteht. Die Begriffe kennzeichnen aus heutiger Sicht Untereinheiten des motorischen Systems, die ineinander übergehen und eng zusammenarbeiten. In diesem Sinn wird auch hier der Begriff „extrapyramidale Motorik" verwendet.

Striatum und Globus pallidus werden in dorsale und ventrale Anteile gegliedert, die mit iso- bzw. allokortikalen Abschnitten der Hirnrinde verbunden sind

Nucleus caudatus, Putamen und Globus pallidus bilden das *dorsale Striatum* bzw. das *dorsale Pallidum*. Dem wird als *ventrales Striatum* der *Nucleus accumbens septi* gegenübergestellt. Die tiefen Schichten des *Tuberculum olfactorium* zusammen mit der *Substantia innominata*, die den *Nucleus basalis Meynert* enthält, werden manchmal ebenfalls dem *ventralen Pallidum* zugerechnet.

Sie enthalten zahlreiche cholinerge Neurone (Kap. 20). In neuerer Zeit werden diese Gebiete zusammen mit dem Septum und dem magnozellulären Teil der Area preoptica, die an der Grenze zwischen Tel- und Diencephalon liegt, als basaler Vorderhirnkomplex bezeichnet, der für die cholinerge Innervation weiter Gebiete des Gehirns verantwortlich ist.

Während dorsales Striatum und Pallidum motorische Funktionen unter der Kontrolle des Isocortex durchführen, arbeiten ventrales Striatum und Pallidum in enger Beziehung zu Allocortex und limbischem System.

Neben der Rolle der Basalganglien im Rahmen des motorischen Geschehens mehren sich Hinweise, die eine Funktion auch in anderen Bereichen vermuten lassen, da das Corpus striatum mit nahezu allen Gebieten des Isocortex verbunden ist. Hier werden die Basalganglien allerdings ausschließlich unter dem Aspekt der Motorik besprochen, an deren Zustandekommen der Isocortex einen entscheidenden Anteil hat. Die anderen Verknüpfungen der Basalganglien mit höher und tiefer gelegenen Hirnarealen und ihre Einbindung in übergreifende Transmittersysteme werden in Kap. 20 angesprochen.

Das Striatum ist in funktionelle und morphologische Untereinheiten gegliedert

Innerhalb des Striatums treten verschiedene Zelltypen auf. Dominierend (etwa 70% der Gesamtpopulation) sind *mittelgroße Neurone*, die mit zahlreichen spine-tragenden Dendriten ausgestattet sind und GABA als Transmitter enthalten. Sie bilden die meisten *Efferenzen* aus dem Striatum. Mit Blick auf ihre kolokalisierten Neuropeptide lassen sich hier weitere Untergruppierungen erkennen. In mittelgroßen Neuronen werden z.B. Substanz P, Dynorphin und Enkephalin gefunden.

Über 20% der Gesamtpopulation werden durch *mittelgroße Interneurone* gestellt, deren Kernmembran eingefaltet ist. Sie können u. a. Somatostatin, GABA oder Neuropeptid Y enthalten.

Hinzu kommen weitere interneuronale Typen, die strukturell und histochemisch voneinander unterschieden sind, z.B. eine kleine Population *cholinerger Interneurone*.

Charakteristisch für die Architektonik des Striatum ist die histochemisch definierbare Kompartimentierung. So hebt die Darstellung der Verteilung von *Azetylcholinesterase* (AChE) als *Striosomen* 300–600 µm breite Inseln im Striatum hervor, in denen dieses Enzym in nur geringer Konzentration erkennbar ist. Die Striosomen werden von Bereichen hoher Azetylcholinesteraseaktivität umgeben, die als *Matrix* bezeichnet wird.

In den Striosomen ist der Somatostatingehalt geringer, die Dichte cholinerger (muskarinischer) Rezeptoren höher als in der Matrix. Zudem sind diese Gebiete als Ziel dopaminerger Efferenzen aus dem Mittelhirn identifiziert (Kap. 20). Gleichzeitig ist vor allem im dorsolateralen Striatum die Konzentration von Dopamin, Enkephalin, Substanz P, GABA und Neurotensin hoch.

> **!** Striosomen als Inseln geringer Azetylcholinesterasedichte und die dazwischen liegende Matrix sind grundlegende Kompartimente des Striatum.

Glutamaterge, kortikofugale Fasern erregen das Striatum

Aus dem prämotorischen Cortex (Area 6) und weiteren Gebieten im frontalen, parietalen, okzipitalen und temporalen Cortex erreichen efferente Fasern das Corpus striatum (Abb. 14.6). Diese Projektionen, die man in ihrer Gesamtheit als **Tractus corticostriatalis** zusammenfaßt, benutzen das exzitatorisch wirksame Glutamat als Transmitter und erreichen die mittelgroßen, bedornten Neurone. Ihr Verlauf behält die räumliche Anordnung aus dem Herkunftsgebiet bei, so daß der Cortex im Corpus striatum lagegerecht abgebildet ist. Ziel im Striatum ist die Matrix zwischen den Striosomen. Die Gliederung des Cortex in Untereinheiten – Areae und Laminae – setzt sich in spezifischen, parallelen Bahnen bis in das Striatum fort. Der motorische Cortex projiziert vornehmlich auf das Putamen. Die Abfolge der Repräsentationen von Bein, Arm und Gesicht ist wie im motorischen Cortex von dorsal nach ventral angeordnet.

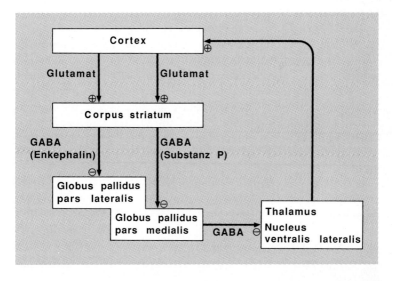

Abb. 14.6. Der kortiko-striato-pallido-thalamo-kortikale Schaltkreis des extrapyramidalmotorischen Systems (– inhibitorische, + exzitatorische Verschaltung)

Die Efferenzen des *präfrontalen Cortex* enden dagegen in den Striosomen. An der Grenze zur Matrix kommt es zu einem synaptischen Kontakt mit Neuronen, die ihrerseits wieder in den Cortex, jetzt allerdings in den gesamten Cortex projizieren. Dies ist eine Möglichkeit für den präfrontalen Cortex, der in Zusammenhang mit komplexen Funktionen wie Antrieb und Motivation in Verbindung gebracht wird, auf die übrige Hirnrinde einzuwirken. Gleichzeitig ist dies ein Beispiel für die allgemeine Beeinflussung des Cortex durch das Striatum.

> **!** Der prämotorische Cortex projiziert in die Matrix, der präfrontale Cortex in die Striosomen des Corpus striatum.

GABAerge, striatofugale Fasern hemmen die Zellen des Globus pallidus

Die efferenten Fasern des Corpus striatum erreichen den Globus pallidus (Abb. 14.6). Vom Putamen ist dieses dienzephale Derivat (s. Kap. 2) durch eine Lamina medullaris externa abgetrennt. Eine Lamina medullaris interna gliedert das Pallidum in eine Pars lateralis und eine Pars medialis, die miteinander reziprok verbunden sind. Beide Regionen werden parallel von striatofugalen, GABAergen Projektionen gehemmt, die aus separaten Zellpopulationen des Striatum stammen. Die Pars lateralis wird von Fasern erreicht, in denen Enkephalin mit GABA, die Pars medialis von Fasern, in denen GABA mit Substanz P und Dynorphin kolokalisiert ist.

Über die *Ansa lenticularis* und den *Fasciculus lenticularis* erreichen GABAerge Projektionsneurone aus dem Globus pallidus, pars medialis im Thalamus den *Nucleus ventralis lateralis*. Vom Thalamus ziehen exzitatorische Efferenzen zum prämotorischen Cortex, Area 6, zurück (Abb. 14.6).

> **!** Cortex → Striatum → Globus pallidus → Thalamus → Cortex.

Parallelismus und Disinhibition in den Basalganglien

Die räumliche Ordnung der kortikostriatalen Projektionen als Ausdruck der regionalen Gliederung der Hirnrinde bleibt auch in der striatopallidalen Verbindung (und darüber hinaus bis in die Substantia nigra) erhalten. So etablieren sich *parallele Schaltkreise* zwischen Cortex, Basalganglien, Thalamus und wieder zurück zum Cortex, die unterschiedlichen Aufgaben dienen (z. B. Schleifen für Rumpf- und Extremitätenmotorik, Schleife für Augenmotorik). Betrachtet man die Abfolge von Erregung und Hemmung in dieser Neuronenkette, dann fällt die Hemmung GABAerger, also hemmender Neurone im Globus pallidus auf (Abb. 14.6). Dies wird auch an anderen Stellen des extrapyramidalen Systems sichtbar. Dieser Mechanismus der *Disinhibition* ist typisch für die Projektionen zwischen den Basalganglien und findet sich auch in anderen Regionen (z. B. im Cerebellum).

Weitere neuronale Schaltkreise gehören zum extrapyramidalen System

Aus der Ansa lenticularis erreichen efferente Fasern des *Globus pallidus, pars medialis*, nicht nur den Nucleus ventralis lateralis thalami, sondern auch *intralaminäre Kerne (Nuclei parafascicularis* und *centromedianus)*, deren Efferenzen nicht zum Cortex aufsteigen, sondern im *Striatum* (Nucleus caudatus bzw. Putamen) enden (Abb. 14.7). Diese Projektion auf mittelgroße, bedornte Striatumneurone ist exzitatorisch.

Striatum → Globus pallidus, pars medialis → intralaminäre Kerne → Striatum.

Beide Teile des *Globus pallidus* bauen eine reziproke Verbindung mit dem *Nucleus subthalamicus* auf (Abb. 14.8). Die Projektion aus der Pars lateralis des Globus pallidus zum Nucleus subthalamicus ist GABAerg und inhibitorisch, die rückläufige Verbindung zur Pars medialis des Globus pallidus glutamaterg und exzitatorisch. Der Nucleus subthalamicus projiziert außerdem mit exzitatorischen glutamatergen Fasern zur Substantia nigra, pars reticularis. Letzte-

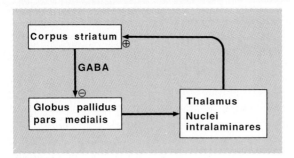

Abb. 14.7. Striato-thalamo-striatale Verbindung im extrapyramidalmotorischen System

re erreicht mit GABAergen, hemmenden Fasern den Thalamus und den Nucleus tegmentalis pedunculopontinus (s. Kap. 20) der Formatio reticularis des Hirnstamms.

 Globus pallidus ⇄ Nucleus subthalamicus.

Ebenso verbindet eine reziproke Bahn das *Striatum* mit der *Substantia nigra* (Abb. 14.9). Während die Pars reticularis der Substantia nigra GABAerg und hemmend zum Thalamus projiziert (Abb. 14.8), ist ihre Pars compacta zusammen mit einer Projektion aus der Area tegmentalis ventralis (Kap. 20) Ausgang für die nigro-striatale, dopaminerge Projektion. Diese Projektion endet in den Striosomen, aber auch in der angrenzenden Matrix. Je nach Verschaltung über lokale interneuronale Netze im Striatum wirkt sie dort:

● exzitatorisch auf GABAerge Zellen, in denen Substanz P kolokalisiert ist. Deren Efferenzen ziehen zum Globus pallidus, pars medialis, und in die pars reticularis der Substantia nigra, die weiter zum Thalamus und in den Hirnstamm projizieren;

● inhibitorisch auf GABAerge Zellen, die Enkephalin enthalten und hemmend auf den Globus pallidus, pars lateralis, einwirken.

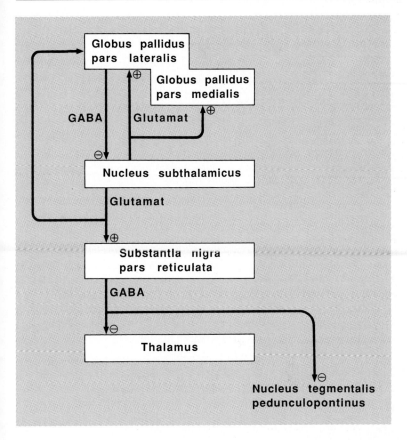

Abb. 14.8. Pallido-subthalamo-pallidale Verbindung im extrapyramidalmotorischen System

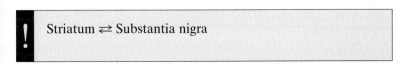

Striatum ⇌ Substantia nigra

Aus dem *präfrontalen Cortex* kommende Bahnen werden im *Corpus striatum* umgeschaltet (Abb. 14.10). Von dort erfolgt dann eine Projektion auf die *Substantia nigra, pars reticularis*, die sowohl im *Nucleus medialis thalami* (MD) als auch im *Nucleus ventralis anteri-*

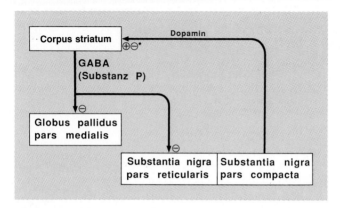

Abb. 14.9. Striato-nigro-striatale Verbindung im extrapyramidalmotorischen System. (Die exzitatorische oder inhibitorische Wirkung der dopaminergen Projektion hängt von den Transmittern der Zielzellen in den lokalen Netzen ab: Sie wirkt exzitatorisch auf GABAerge Zellen, in denen Substanz P kolokalisiert ist, und inhibitorisch auf GABAerge Zellen, in denen Enkephalin enthalten ist)

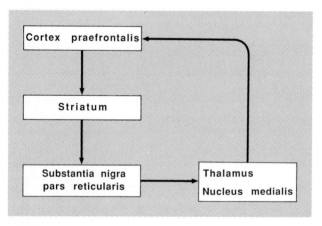

Abb. 14.10. Kortiko-striato-nigro-thalamo-kortikale Verbindung im extrapyramidalmotorischen System

or thalami (VA) endet. Beide Thalamuskerne senden dann Bahnen in den präfrontalen Cortex, das frontale Augenfeld und den supplementärmotorischen Cortex.

> Cortex → Striatum → Substantia nigra, pars reticularis → Thalamus → Cortex

Efferenzen aus dem extrapyramidalen System ermöglichen den Zugriff auf die motorische Endstrecke

An mehreren Stellen besteht die Möglichkeit, aus diesen Schaltkreisen heraus die gemeinsame motorische Endstrecke, die mit Motoneuronen im Hirnstamm und Rückenmark beginnt, zu erreichen. Nucleus subthalamicus, Globus pallidus und Substantia nigra, pars reticularis, können nach Umschaltung im Hirnstamm (Nucleus tegmentalis pedunculopontinus, Pars compacta der Substantia nigra) den *Tractus reticulospinalis* erreichen. Die Substantia nigra projiziert außerdem auf den Colliculus cranialis, der seinerseits einen *Tractus tectospinalis* in das Rückenmark schickt. Hinzukommen die *Tractus vestibulospinalis* (s. Kap. 9) und *rubrospinalis* (s. unten).

An der motorischen Endstrecke endet auch die Pyramidenbahn, der Tractus corticospinalis. Jede motorische Aktion ist daher das Ergebnis der Effekte pyramidaler und extrapyramidaler Projektionen. Durch die Einschaltung des Cortex kommt es auch auf diesem Niveau zu einer Verbindung der extrapyramidalen Kerngebiete mit dem *Tractus corticospinalis*. Damit ist eine Möglichkeit für eine Einflußnahme des extrapyramidalen Systems auf die Pyramidenbahn gegeben.

> Über die Tractus cortico-, reticulo-, tecto-, vestibulo- und rubrospinales und die gemeinsame motorische Endstrecke erfolgt eine Integration von pyramidal- und extrapyramidalmotorischen Funktionen.

> **Klinik**
>
> Charakteristische Störungen der Motorik wie Morbus Parkinson, Chorea Huntington („Veitstanz") oder (Hemi-) Ballismus gehen mit Schädigungen im Bereich der Basalganglien einher (Kap. 20).

Die Tractus corticorubralis und rubrospinalis bilden einen parallelen Weg zum kortikospinalen System

Ausgehend vom Gyrus precentralis besteht eine Verbindung zum *Nucleus ruber*, der im mesenzephalen Abschnitt des Tegmentums gelegen ist. Er ist in einen kleinzelligen *(Pars parvocellularis)* und einen großzelligen *(Pars magnocellularis)* Anteil gegliedert. Vom kleinzelligen Teil ziehen die Efferenzen in der *zentralen Haubenbahn*, dem Tractus tegmentalis centralis, zum *Nucleus olivaris inferior* (caudalis). Über den Nucleus olivaris inferior wird das Cerebellum erreicht (s. unten).

Die Pars magnocellularis des Nucleus ruber ist der Ursprung des *Tractus rubrospinalis*, der in den Seitenstrang des Rückenmarks zieht und dort die gemeinsame motorische Endstrecke erreicht. Im Rückenmark wird der Tractus rubrospinalis in der Substantia intermedia auf Interneurone umgeschaltet, die dann die α-Motoneurone erreichen. Es ist unklar, inwieweit der Tractus rubrospinalis beim Menschen eine scharf umrissene Faserbahn ventral des Tractus corticospinalis lateralis bildet, denn die Axone beider Faserbahnen bilden eine breite Überlappungszone.

> **!**
>
> Die Pars parvocellularis des Nucleus ruber projiziert nach Umschaltung im Nucleus olivaris inferior in das Cerebellum, die Pars magnocellularis des Nucleus ruber über den Tractus rubrospinalis in das Rückenmark.

Der Tractus corticopontinus ist Teil einer Verbindung zwischen Neocortex und Cerebellum

Aus dem motorischen Cortex, aber auch aus allen anderen neokortikalen Gebieten erreichen absteigende Bahnen Kerngebiete in der

Brücke, die *Nuclei pontis*, die basal an den Hirnstamm angelagert sind. Hier erfolgt eine Umschaltung auf die Perikarya dieser Kerngebiete. Deren Axone kreuzen auf die Gegenseite und bilden so die *Pons*. Im *Pedunculus cerebellaris medius* steigen sie dann als ein beim Menschen besonders großer Anteil der Moosfasern zur Kleinhirnrinde auf, nachdem sie vorher Kollateralen zu den Kleinhirnkernen abgegeben haben. Durch die kortikopontinozerebelläre Bahn wird die Kleinhirnrinde über die von der Großhirnrinde initiierte Motorik informiert.

> **!** In der Pons werden kortikofugale Fasern umgeschaltet und gelangen nach Kreuzung in das Cerebellum.

Das Cerebellum erhält Afferenzen aus allen Teilen des Zentralnervensystems

Alle Afferenzen zum Cerebellum erreichen als Teile zweier exzitatorisch wirksamer Fasersysteme (*Moosfasern* und *Kletterfasern*) die Kleinhirnrinde, nachdem sie vorher Kollateralen an die Kleinhirnkerne abgegeben haben.

Die Perikarya des Moosfasersystems liegen in verschiedenen Bereichen des ZNS:

- in der *Pons* (Tractus pontocerebellaris),
- in der *Formatio reticularis* (Tractus reticulocerebellaris),
- in den *Nuclei vestibulares* (Tractus vestibulocerebellaris),
- im *Tectum* (Tractus tectocerebellaris) und
- im *Rückenmark* (Tractus spinocerebellares dorsalis und ventralis).

Damit erhält die Kleinhirnrinde auch Informationen über die Stellung des Kopfs im Raum via Nuclei vestibulares und die Stellung der Körperteile zueinander aus Muskelspindeln und Sehnenorganen via propriozeptive Bahnen (s. Kap. 10). Diese Projektionen zeigen eine Gliederung ihrer Repräsentationsgebiete in der Kleinhirnrinde. Der mittelständige Wurmteil, *Vermis cerebelli*, und seine Derivate, *Flocculus* und *Paraflocculus*, stehen mit dem vestibulären System in Beziehung. Die *Pars intermedia* der Hemisphären ist

Zielgebiet von spinozerebellären Fasern mit Informationen aus dem propriozeptiven System. Die *Pars lateralis* dagegen steht unter dem Einfluß der Großhirnrinde.

Die Kleinhirnrinde integriert Informationen aus Moos- und Kletterfasersystem und greift über die Purkinje-Zellen in die motorische Steuerung ein

In der Ontogenese (Kap. 2) wird im Kleinhirn ein dreischichtiger Cortex aufgebaut. Die Moosfasern erreichen zunächst die dritte, innerste Schicht, das *Stratum granulosum* (Abb. 14.11). Ihre Zielorte in der Kleinhirnrinde sind je nach ihrer Herkunft verschieden. Die retikulozerebellären Fasern aus der Formatio reticularis in Höhe der Pons ziehen durch den Pedunculus cerebellaris caudalis, das *Corpus restiforme*, und enden im *Declive* und der *Uvula*. Die kaudale *Formatio reticularis* sendet Fasern über den Pedunculus cerebellaris caudalis zum hinteren Teil des *Lobus anterior* und zum *Tuber*.

Der *Tractus spinocerebellaris ventralis* wird zum größten Teil von Axonen gebildet, die auf der kontralateralen Seite zu finden sind und deren Perikarya als „border cells" am Rand der grauen Substanz des lumbosakralen Rückenmarks in der Lamina IX liegen. Außerdem entsenden Neurone der Laminae V–VII Fasern in diesen Trakt. Diese Kerngebiete erhalten neben propriozeptiven Afferenzen auch Informationen aus anderen Systemen, z. B. aus dem Schmerz- und dem motorischen System. Der Tractus spinocerebellaris ventralis repräsentiert die untere Extremität und Körperhälfte. Ein entsprechendes Fasersystem für die obere Extremität und Körperhälfte entspringt aus der Intumescentia cervicalis und wird als *Tractus spinocerebellaris rostralis* bezeichnet. Außerdem unterscheidet man noch einen *Tractus spinocerebellaris centralis*, dessen Perikarya, die unter starkem Einfluß der Nuclei vestibulares stehen, in der Lamina VII des zervikalen Rückenmarks liegen und propriozeptive Afferenzen aus der Nackenmuskulatur erhalten. Diese spinozerebellären Bahnen erreichen das Kleinhirn über den Pedunculus cerebellaris cranialis.

Der *Tractus spinocerebellaris dorsalis* aus dem Nucleus thoracicus gelangt über den Pedunculus cerebellaris caudalis in den *Lobus*

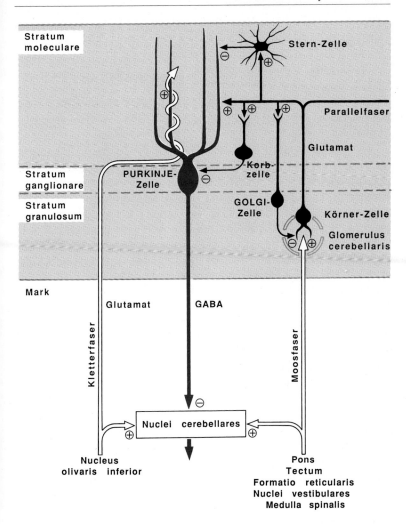

Abb. 14.11. Schema der Verschaltung der Zellen in der Kleinhirnrinde.

anterior und in die *Pyramis*. Er erhält seine propriozeptiven Informationen aus der unteren Extremität und Körperhälfte. Dem entspricht für die obere Körperhälfte und Extremität der **Tractus cuneocerebellaris** aus dem *Nucleus cuneatus lateralis (externus)*.

Der rostrale Teil des *Lobus anterior* und der *Lobus flocculonodularis* werden aus den Nuclei vestibulares über den **Tractus vestibulocerebellaris** erreicht, der durch den Pedunculus cerebellaris caudalis zieht.

Im Stratum granulosum verzweigen sich die Axonendigungen der Moosfasern büschelartig und treten in die **Glomeruli cerebellares** ein, die synaptische Komplexe zwischen diesen Afferenzen, den Dendriten der Körnerzellen und den Axonendigungen der Golgi-Zellen sind (s. Abb. 14.11). Die Axone der Körnerzellen ziehen in die erste Schicht, das *Stratum moleculare*, und verzweigen sich dichotom, um als *Parallelfasern* die Molekularschicht zu durchziehen. Hier stoßen sie auf die Dendritenbäume der **Purkinje-Zellen**, die sich in der Molekularschicht ausbreiten und mit ihren Perikarya die mittlere Schicht, das *Stratum ganglionare*, bilden. Die räumliche Anordnung der Purkinje-Zell-Dendriten ist bemerkenswert. Sie sind nicht baumkronenartig in allen drei Richtungen des Raumes ausgerichtet, sondern bilden ein Spalier, das im rechten Winkel zu den Parallelfasern ausgebreitet ist. Eine Parallelfaser zieht dabei durch viele quergestellte Dendritenbäume, mit denen ihre Kollateralen dann synaptischen Kontakt aufnehmen. Die Parallelfasern benutzen Glutamat als Transmitter und wirken exzitatorisch auf die Dendriten der Purkinje-Zellen.

Auf dem Weg dorthin werden über Kollateralen drei verschiedene Interneurone eingeschaltet (s. Abb. 14.11). Diese Interneurone benutzen alle GABA und sind inhibitorisch. Das erste Interneuron ist die *Golgi-Zelle*, deren Perikaryon im Stratum granulosum liegt. Ihr Axon hemmt die Körnerzellen in den Glomeruli. Das zweite Interneuron ist die *Sternzelle* in der Molekularschicht. Ihr Axon greift hemmend an den Dendriten der Purkinje-Zellen an. Das dritte Interneuron ist die *Korbzelle*, deren Perikaryon an der Basis der Molekularschicht liegt; es umspinnt die Somata der Purkinje-Zellen mit einem Faserkorb und hemmt diese Zellen.

Golgi-, Stern- und Korbzellen sind GABAerge inhibitorische Interneurone in verschiedenen Schichten der Kleinhirnrinde.

Die Perikarya der **Kletterfasern** liegen im *Nucleus olivaris inferior.* Sie enthalten Glutamat als erregenden Transmitter. Ziel der Kletterfasern, die über den Pedunculus cerebellaris caudalis in das Cerebellum gelangen, sind die Dendriten der Purkinje-Zellen im *lateralen Teil der Hemisphäre.* Auch die Kletterfasern geben wie die Moosfasern Kollateralen ab, die die Kleinhirnkerne erregen (s. Abb. 14.11). Der *mediale Hemisphärenabschnitt* und der *Wurm* werden von Kletterfasern erreicht, die aus den kontralateralen *Nuclei olivares accessorii dorsalis* und *medialis* stammen.

Das einzige efferente Fasersystem der Kleinhirnrinde wird von den Axonen der Purkinje-Zellen gebildet, die in den Kleinhirnkernen enden. Die Purkinje-Zellen enthalten GABA als inhibitorischen Transmitter. Die Kleinhirnrinde wirkt damit hemmend auf die Nuclei cerebellares (Abb. 14.11). An einer einzigen Stelle wird eine Modifikation dieses generellen Aufbaus des efferenten Systems im Cerebellum gefunden (Vermis → Vestibulariskerne).

 Nur die GABAergen Purkinje-Zellen bilden die Efferenzen der Kleinhirnrinde.

Die Nuclei cerebellares umfassen vier Kerngebiete. Der bei weitem größte Kern ist der **Nucleus dentatus**, der dorsolateral im Kleinhirn gelegen ist. Nach medial schließen sich die viel kleineren *Nuclei emboliformis* und *globosus* an. Sie werden oft als *Nucleus interpositus* zusammengefaßt. An die Spitze des vierten Ventrikels, des *Fastigiums*, grenzt der kleine *Nucleus fastigii.*

Die Nuclei cerebellares werden aus unterschiedlichen Regionen der Kleinhirnrinde erreicht. Die Pars lateralis der Hemisphäre projiziert auf den Nucleus dentatus und die Pars intermedia auf die angrenzenden Nuclei emboliformis und globosus. Der Nucleus fastigii dagegen wird vom Wurm erreicht. Der laterale Anteil des Vermis nimmt hinsichtlich seiner Zielstruktur eine Sonderstellung ein, als allein diese Rindenregion mit ihren Efferenzen ein Kerngebiet außerhalb des Kleinhirns direkt erreicht, den *Nucleus vestibularis lateralis (Deiters)*, aus dem der *Tractus vestibulospinalis lateralis* entspringt (s. Kap. 9).

> **!** Die Nuclei dentatus, interpositus und fastigii werden jeweils von Hemisphären, Pars intermedia bzw. Vermis kontrolliert.

Über Umschaltungen im Thalamus nimmt das Kleinhirn Einfluß auf weitere motorische Systeme

Die Axone der Nuclei cerebellares bilden efferente Bahnen, die das Cerebellum über die Pedunculi cerebellares cranialis und caudalis verlassen. Die größte efferente Bahn entspringt aus den Nuclei dentatus, emboliformis und globosus, verläßt das Cerebellum über den Pedunculus cerebellaris cranialis und zieht als *Tractus cerebellothalamicus* in das kontralaterale Zwischenhirn (s. Abb. 14.12). Hier sind die *Nuclei intralaminares* und vor allem der *Nucleus ventralis lateralis* das Ziel. Der Nucleus fastigii projiziert ebenfalls auf die Gegenseite und erreicht über den Pedunculus cerebellaris caudalis die Nuclei vestibulares sowie die Formatio reticularis. Aufsteigende Axone aus der Formatio reticularis erreichen ebenfalls die intralaminären Kerne sowie den Nucleus ventralis lateralis des Thalamus.

Der Nucleus ventralis lateralis ist auch Umschaltstation im kortiko-striato-pallido-thalamo-kortikalen Hauptschaltkreis des extrapyramidalen Systems. Über dieses Tor gewinnt das Kleinhirn Einfluß auf die Motorik.

Da das Cerebellum über die Körperstellung durch propriozeptive Afferenzen (Tractus spinocerebellares) informiert ist und „weiß, was die Großhirnrinde vorhat" (Tractus corticopontinocerebellaris), kann es koordinierend auf die Motorik einwirken. Schädigungen und Funktionsausfälle des Kleinhirns zeigen sich daher auch nicht in einem generellen Ausfall der Motorik, sondern in mangelnder Koordination der Bewegungsabläufe.

> **!** Der Tractus cerebellothalamicus bindet das Cerebellum an den extrapyramidalmotorischen Teil des Thalamus an.

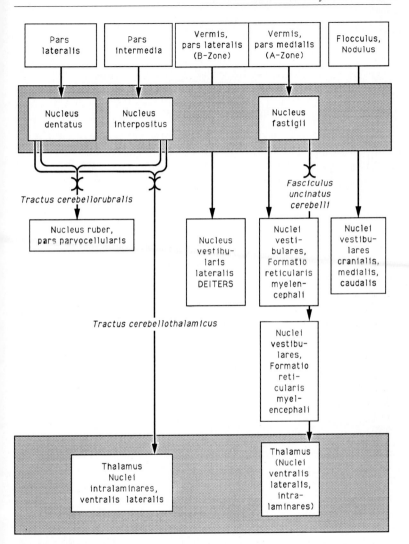

Abb. 14.12. Efferenzen der Kleinhirnrinde zu Kleinhirnkernen sowie Zielgebieten in Hirnstamm und in Thalamus

Auch über den Nucleus ruber greift das Cerebellum in die Motorik ein

Neben dem Tractus cerebellothalamicus erreicht eine zweite große Efferenz des Kleinhirns als *Tractus cerebellorubralis* den Nucleus ruber im rostralen Teil des Hirnstamms (s. Abb. 14.12). Der Nucleus ruber erhält über Kollateralen Afferenzen auch aus den motorischen Bahnen, die aus der Großhirnrinde absteigen, den *Tractus corticorubralis*. Die Efferenzen des Nucleus ruber bilden einen Teil der *zentralen Haubenbahn*, des *Tractus tegmentalis centralis*, und erreichen den Nucleus olivaris inferior.

Damit ist der Nucleus ruber Relaisstation einer Bahn zum Rückenmark, die eine Parallelbahn (allerdings unter der Kontrolle des Kleinhirns) zum Tractus corticospinalis darstellt, und dient gleichzeitig dem Cerebellum als Quelle von Informationen, die aus dem Cortex cerebri über den Nucleus ruber nach Umschaltung im Nucleus olivaris inferior an das Kleinhirn weitergeleitet werden. Es wird die Vorstellung diskutiert, der Nucleus ruber sei eine Schaltstation, die in der Lage ist, zwischen den Tractus corticospinalis und corticorubralis je nach Bedarf umzuschalten. Dabei wird der Tractus corticospinalis primär bei dem „Einüben" neuer Bewegungsmuster eingeschaltet, während der Tractus rubrospinalis automatisch ablaufenden Bewegungsmustern dient.

> **!** Der Nucleus ruber koordiniert die Aktivitäten der Tractus corticospinalis und rubrospinalis unter dem Einfluß des Cerebellums.

Das Cerebellum sichert die zeitliche Abstimmung kontinuierlicher Bewegungsabläufe

Durch die Struktur seiner Verschaltungen ist das Cerebellum in der Lage, den zeitlichen Ablauf der Motorik zu registrieren. Aus den kortikofugalen Bahnen erhält es eine *Efferenzkopie*, die mit einer *Afferenzkopie* verglichen werden kann, die über die propriozeptiven und vestibulären Afferenzen zur Verfügung gestellt wird und über den Istzustand der Muskulatur und damit der Stellung des Körpers und seiner Teile im Raum informiert. Aus der Verschaltung ergibt sich eine Funktionsteilung, da die Wurmregion vor allem Probleme des Gleichgewichts *(Vestibulocerebellum)*, die Pars intermedia Probleme der Stützmotorik *(Spinocerebellum)* und die Pars lateralis mit den Hemisphären Probleme der Feinmotorik *(Cerebrocerebellum)* bearbeiten können. In allen Fällen wird der Körper in der Kleinhirnrinde somatotop abgebildet. Diese Somatotopie ist jedoch sehr stark fraktioniert, d. h. der Körper ist an mehreren Stellen repräsentiert.

Die besondere Funktion des Cerebellums im Rahmen der Motorik ist damit allerdings noch nicht ausreichend erklärt. Die spezifische räumliche Anordnung der Purkinje-Zell-Dendriten und der Parallelfasern hat zu Überlegungen geführt, nach denen das Cerebellum in erster Linie als *Zeitmesser* fungiert. Dabei sind die Parallelfasern die Meßstrecke, und die quergestellten Dendritenbäume definieren durch ihre Abstände die zeitliche Abfolge der Erregungsausbreitung. Damit ist die strukturelle Grundlage dafür geschaffen, daß das Cerebellum die einzelnen Sequenzen einer Bewegung aufeinander abstimmen kann.

Klinik

Auf dem Hintergrund der Vorstellung des Cerebellums als Zeitmesser ist seine Aufgabe bei der motorischen Kontrolle besonders in einer zeitlichen Koordination zu sehen. Dies läßt verstehen, daß Ausfälle der Funktion des Kleinhirns sich nicht im Fehlen von motorischer Aktivierung zeigen, sondern in einem unkoordinierten Zerfall der normalerweise harmonischen Bewegungsabläufe. Zum Beispiel wird der Gang unsicher und komplexe Bewegungsabläufe zerfallen in ihre einzelnen Komponenten *(Ataxie)*, rasch alternierende Bewegungen können nicht durchgeführt werden *(Adiadochokinese)* und gezielte Willkürbewegungen führen z. B. den Zeigefinger zu kurz oder zu weit *(Dysmetrie)*. Wird der Widerstand, gegen den ein Arm gebeugt wird, plötzlich weggenommen, schießt die Beugebewegung unkontrolliert über *(Rebound-Phänomen nach Holmes)*. *Spontannystagmus* tritt auf, und der Sprachfluß ist gestört *(Dysarthrie)*.

Im Vorderhorn des Rückenmarks wird von allen absteigenden Faserbahnen die gemeinsame motorische Endstrecke der postkranialen Muskulatur erreicht

Die gemeinsame motorische Endstrecke für die kopfständige Muskulatur beginnt in den Kerngebieten der motorischen Hirnnerven, der postkranialen Muskulatur im Vorderhorn des Rückenmarks, das die großen Perikarya der α-*Motoneurone* enthält. Sie sind letztlich das Ziel aller absteigenden motorischen Bahnen. Beim Menschen sind diese absteigenden Bahnen (Abb. 14.13) in den lateralen und ventralen Funiculi gelegen.

Im lateralen Funiculus nimmt der *Tractus corticospinalis lateralis* die größte Querschnittsfläche ein. Ventral legen sich ihm die Fasern des *Tractus rubrospinalis* an, der beim Menschen wahrscheinlich nur kraniale Anteile des Rückenmarks erreicht. Diese beiden Bahnen werden zusammen auch als das **laterale motorische System** bezeichnet.

Der ventrale Funiculus birgt Anteile des *Tractus reticulospinalis*, die aus dem pontinen Teil der Formatio reticularis stammen, sowie den *Tractus tectospinalis*. Sehr weit medial, fast an die Fissura mediana ventralis angrenzend, ist der ungekreuzte Teil des *Tractus corticospinalis ventralis* gelegen. Hinzu kommt schließlich in einer Übergangszone zwischen ventralem und lateralem Funiculus der *Tractus vestibulospinalis lateralis*. Alle zusammen bilden das **mediale motorische System**.

Die Anordnung der Motoneurone im Vorderhorn läßt eine topische Ordnung erkennen. Die Zellkörper, die den Flexoren zuzuordnen sind, liegen mehr lateral, die für die Extensoren mehr medial. Diese Zellgruppen bilden so **Nuclei laterales** und **mediales**.

Nur in wenigen Fällen werden die α-Motoneurone direkt über absteigende Fasern erreicht, z. B. durch den Tractus corticospinalis. In der Regel aber werden die Motoneurone über Interneurone erreicht, die zumeist im gleichen Segment gelegen sind. Im Fall des lateralen Systems liegen die Perikarya der Interneurone im dorsolateralen Teil der Substantia intermedia, Lamina VII, und die Verschaltung bleibt ipsilateral. Das mediale System erreicht Interneurone, die in der ventromedialen Substantia intermedia gelegen sind. Solche Interneurone können auch Kommissurenzellen sein und damit eine Verschaltung auf die kontralaterale Seite ermöglichen.

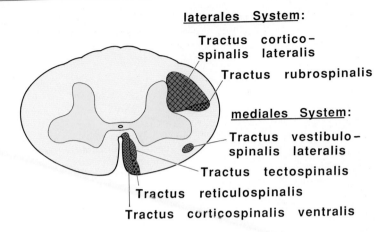

laterales System:

Tractus cortico-
spinalis lateralis

Tractus rubrospinalis

mediales System:

Tractus vestibulo-
spinalis lateralis

Tractus tectospinalis

Tractus reticulospinalis

Tractus corticospinalis ventralis

Abb. 14.13. Lage der motorischen Bahnen auf einem Querschnitt durch das Rückenmark

Die Einschaltung von Interneuronen bedeutet einen Zeitverlust durch die zusätzliche synaptische Verschaltung. Gleichzeitig aber wird eine funktionelle Differenzierung durch die Einschaltung des Eigenapparats erreicht, da über die vorgeschalteten Interneurone eine letzte Abstimmung der Aktivierung der Motoneurone möglich ist. Diese Abstimmung ist wichtig, weil die Motoneurone als gemeinsame Endstrecke *„Diener vieler Herren"* sind.

15 Limbisches System

Übersicht

▶ Septum, Corpus amygdaloideum und Hypothalamus steuern affektives Verhalten und vegetative Funktionen
▶ Der Hippocampus ermöglicht Lernen und Gedächtnis

Kaum ein Begriff der Neuroanatomie wird unter so verschiedenen Gesichtspunkten verwendet wie der des limbischen Systems. Ursprünglich wurde eine Reihe von Endhirnregionen, die alle wie ein Gürtel (= limbus) an der Grenze zwischen Endhirn und Hirnstamm liegen und das Corpus callosum umgeben, als limbisches System bezeichnet. Heute stehen bei Verwendung dieses Begriffes eher funktionelle Gesichtspunkte im Vordergrund. Danach werden als limbisches System Regionen im gesamten Gehirn bezeichnet, die das vegetative Nervensystem (s. Kap. 18) kontrollieren und viszerale Reaktionen mit Emotion und Motivation koordinieren. Auch das neuroendokrine System des Hypothalamus unterliegt der Steuerung durch das limbische System. Nicht zuletzt spielen Teile des limbischen Systems eine wichtige Rolle bei Lern- und Gedächtnisfunktionen. Unter diesen Gesichtspunkten können der *Hippocampus* und Regionen, die mittelbar (via Area entorhinalis) und unmittelbar Zugang zum ihm haben *(Septum, Area entorhinalis)*, *Gyrus cinguli*, Teile des *Corpus amygdaloideum*, rostraler *Thalamus* und Teile des *Epi-* und *Hypothalamus*, des *Mittelhirns* und die *Formatio reticularis* als limbisches System zusammengefaßt werden (Abb. 15.1). Die kortikalen Abschnitte dieses Systems gehören dem *Allocortex* an. Charakteristisch für die limbischen Regionen ist, daß Sinnesorgane keinen unmittelbaren Zugriff auf sie haben.

> **!** Das limbische System ermöglicht affektives Verhalten (Angst, Wut, Sexualität, Aggression) und ist an Lernprozessen und der Gedächtnisbildung beteiligt.

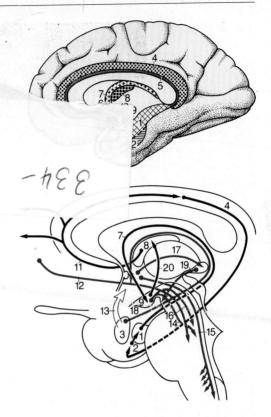

Abb. 15.1. Lage einzelner Regionen und Faserbahnen des limbischen Systems.
Schwarze Pfeile Faserbahnen des Papez-Kreises.
Rote Pfeile übrige Faserbahnen des limbischen Systems.

1 Hippocampus
2 Area entorhinalis
3 Corpus amygdaloideum
4 Gyrus cinguli mit Cingulum
5 Indusium griseum
6 Area septalis
7 Fornix
8 Nucleus anterior thalami
9 Corpus mamillare
10 Hypothalamus

11 Cingulum
12 mediales Vorderhirnbündel
13 ventrale Mandelkernstrahlung
14 Pedunculus mamillaris
15 Fasciculus longitudinalis dorsalis
16 Tractus mamillotegmentalis
17 Stria medullaris
18 Stria terminalis
19 Tractus habenulointerpeduncularis
20 Tractus mamillothalamicus
    (Vicq-d'Azyr-Bündel)

Septum, Corpus amygdaloideum und Hypothalamus steuern affektives Verhalten und vegetative Funktionen

Das *Corpus amygdaloideum (Amygdala, Mandelkern)*, das aus kortexähnlichen und subkortikalen Strukturen besteht (s. Kap. 2.1) und vor allem olfaktorische Afferenzen erhält (s. Kap. 12), umfaßt kappenförmig das rostrale Ende des Unterhorns des Seitenventrikels und liegt unmittelbar vor dem Hippocampus. Die Oberfläche des Gehirns wird im Bereich des *Gyrus semilunaris* erreicht.

Das Corpus amygdaloideum ist über die *Stria terminalis* und die *ventrale Mandelkernstrahlung* mit dem Hypothalamus verbunden (s. Abb. 15.1), der seinerseits rückläufige Projektionen zur Amygdala schickt. Projektionen aus der Amygdala in den medialen Hypothalamus wirken auf die dort lokalisierten Gebiete des neuroendokrinen Systems (s. Kap. 16) ein. Auch mit dem Septum ist der Mandelkern reziprok verknüpft. Aus der Amygdala zieht die *Stria medullaris thalami* in die Habenula des *Epithalamus*. Von dort gelangt der *Tractus habenulointerpeduncularis* zum *Nucleus interpeduncularis* des Mesencephalons. Eine weitere wichtige Bahn im limbischen System ist das *mediale Vorderhirnbündel*, das Septum, Amygdala und Hypothalamus mit der *Formatio reticularis* verbindet. Diese ist mit dem Hypothalamus auch über den *Fasciculus longitudinalis dorsalis Schütz* verknüpft.

Stimulationen der Amygdala oder des Septums führen zu Reaktionen wie Kauen, Speichelfluß, Erbrechen, Nahrungsaufnahme, Miktion und Reaktionen der Genitalorgane. Vergleichbare Verhaltensweisen können auch durch Hypothalamusstimulation ausgelöst werden und deuten darauf hin, daß die Septum-Amygdala-Hypothalamus-Achse der vegetativen Steuerung dient („viszerales Gehirn"). Eine Zerstörung des Mandelkerns ändert das affektive Verhalten im Sinne der Enthemmung oraler und sexueller Triebhaftigkeit *(Klüver-Bucy-Syndrom)*. Angst oder überschießende Aggressivität können ebenfalls hier ausgelöst werden. Stimulationen im lateralen Hypothalamus vermitteln je nach Lokalisation die Empfindungen von Lust und Befriedigung oder Schmerz und Unlust.

Eine Durchschneidung des Cingulums, das auch mit dem Corpus amygdaloideum in Verbindung steht, kann die Schmerzempfindung aufheben und wird gelegentlich bei sonst nicht behandelbaren, chronischen Schmerzzuständen durchgeführt (s. unter 8.5).

Der Hippocampus ermöglicht Lernen und Gedächtnis

Eine beidseitige Zerstörung des Hippocampus führt beim Menschen zum Verlust der Möglichkeit, Neues zu lernen. Außerdem kann ein Patient sich nicht mehr an Dinge erinnern, die er relativ kurz vor der Zerstörung des Hippocampus gelernt hatte. Das Langzeitgedächtnis bleibt jedoch relativ unverändert. Aus diesen Befunden kann auf eine Bedeutung des Hippocampus und anderer, mit ihm in Verbindung stehender Strukturen des limbischen Systems für *Lern- und Gedächtnisfunktionen* geschlossen werden.

Der Hippocampus ist ein Teil des Archicortex, der am Boden und in der medialen Wand des Unterhorns des Seitenventrikels zu finden ist (s. Kap. 2.1). Er liegt im Gyrus dentatus und dem medialen Teil des *Gyrus parahippocampalis (Hippocampus retrocommissuralis)*. Unter dem Splenium corporis callosi geht er in den *Gyrus fasciolaris* über und zieht dorsal auf das Corpus callosum *(Hippocampus supracommissuralis)*. Er endet unter dem Rostrum corporis callosi als *Hippocampus praecommissuralis*. Der retrokommissurale Teil des Hippocampus grenzt lateral im Gyrus parahippocampalis an die periarchikortikalen Gebiete des *Praesubiculum*, das in das *Parasubiculum* übergeht und lateral von der Area entorhinalis umgeben wird (Abb. 15.2). Diese geht dann auf dem Gyrus parahippocampalis, der lateral vom *Sulcus collateralis* begrenzt wird, in die isokortikalen Gebiete des Temporallappens über. Zwischen Isocortex und Hippocampus supra- bzw. praecommissuralis liegen die *Regio retrosplenialis* und der *zinguläre Cortex* als periarchikortikale Regionen des Gyrus cinguli.

Der Hippocampus retrocommissuralis ist der Teil, in dem die strukturelle Differenzierung beim Menschen am stärksten ausgeprägt ist. Neben der Gliederung in die großen hippokampalen Regionen *Subiculum*, *Cornu Ammonis* und *Fascia dentata* ist das Ammonshorn wegen seiner unterschiedlichen Architektonik und Ver-

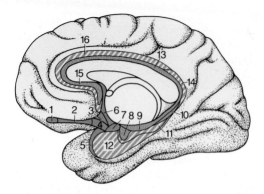

Abb. 15.2. Lokalisation des Allocortex und seiner einzelnen Abschnitte im menschlichen Gehirn. Der Palaeocortex und seine Übergangszone (Peripalaeocortex) in den Neocortex sind *rot, bzw. braun*, der Archicortex *grau* und der Periarchicortex *grau schraffiert* dargestellt. Jeder dieser allokortikalen Abschnitte kann in verschiedene Regionen eingeteilt werden.

1 Bulbus olfactorius	*9* Cornu Ammonis
2 Regio retrobulbaris	*10* Fascia dentata
3 Tuberculum olfactorium	*11* Prae- und Parasubiculum
4 Regio prepiriformis	*12* Area entorhinalis
5 Peripalaeocortex	*13* Hippocampus supracommissuralis
6 Septum	*14* Regio retrosplenialis
7 Corpus amygdaloideum	*15* Hippocampus praecommissuralis
8 Subiculum	*16* zingulärer Cortex

schaltung in weitere Subregionen, *CA1–CA4* (Abb. 15.3) eingeteilt worden. An seiner ventrikulären Seite ist der Hippocampus vom *Alveus* bedeckt, der aus afferenten und vor allem efferenten Fasersystemen besteht und die weiße Substanz des Hippocampus darstellt. Der Alveus setzt sich in die *Fimbria hippocampi* fort, die in den *Fornix* übergeht. Der Fornix verbindet den Hippocampus mit zahlreichen kortikalen und subkortikalen Gebieten. Die graue Substanz des Hippocampus zeigt eine Gliederung der einzelnen Regionen des Ammonshorns und Subiculums in drei Hauptschichten (s. Abb. 15.3): *Stratum oriens* mit zahlreichen basalen Dendriten der Pyramidenzellen, *Stratum pyramidale* mit den Zellkörpern und oberflächlich das *Stratum radiatum-lacunosum-moleculare* mit den apikalen Dendriten der Pyramidenzellen. In der Fascia dentata

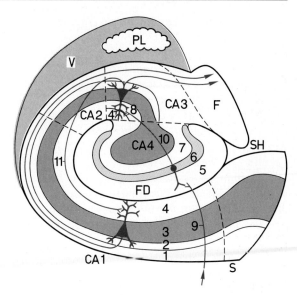

Abb. 15.3. Regionen und Schichten des Hippocampus mit Tractus perforans und seinen intrahippokampalen Verschaltungen.

CA 1–CA 4   Regionen des Cornu Ammonis
F   Fimbria
FD   Fascia dentata
PL   Plexus choroideus
S   Subiculum
SH   Sulcus hippocampi
V   Unterhorn des Seitenventrikels
 1   Alveus
 2   Stratum oriens
 3   Stratum pyramidale (rot)
 4   Strata radiatum und lacunosum-moleculare
 5   Stratum moleculare der Fascia dentata
 6   Stratum granulosum der Fascia dentata (blau)
 7   Stratum multiforme der Fascia dentata
 8   Stratum lucidum von CA 3
 9   Tractus perforans
10   Moosfasern
11   Schaffer-Kollaterale

ist die oberflächliche Schicht das *Stratum moleculare*, in dem sich die Dendriten der Körnerzellen befinden. Darunter liegt das *Stratum granulosum* mit den Zellkörpern dieser Neurone. Die tiefste Schicht ist das *Stratum multiforme*, das mit der CA4-Region als *Hilus fasciae dentatae* zusammengefaßt werden kann.

Direkte Afferenzen erreichen den Hippocampus aus dem Septum über den Fornix und aus der Area entorhinalis über den Tractus perforans. Der *Tractus perforans* endet an den Dendriten der Körnerzellen im Stratum moleculare der Fascia dentata. Die Körnerzellen senden ihre Axone vor allem zu den Dendriten der Pyramidenzellen in der Region CA3. Diese Axone, die als *Moosfasern* bezeichnet werden, enden zwischen den Strata pyramidale und radiatum in einer auf die CA3-Region begrenzten Schicht, dem *Stratum lucidum*. Die Pyramidenzellaxone der CA3-Region verlassen den Hippocampus, geben aber vorher Kollateralen ab, die *Schaffer-Kollateralen*, die an den Dendriten der Pyramidenzellen der CA1-Region enden (s. Abb. 15.3). Dieses System von der Area entorhinalis bis zur CA1-Region benutzt Glutamat als Transmitter (Kap. 20). Für die Gedächtnisfunktion des Hippocampus ist dabei besonders wichtig, daß die Pyramidenzellen der CA1-Region bei wiederholter, tetanischer Reizung das Phänomen der *Langzeitpotenzierung* zeigen: Dabei kommt es nach einer ersten Stimulation und einer bestimmten Größe der Reizantwort in den CA1-Pyramidenzellen bei erneuter Reizung gleicher Intensität noch nach vielen Wochen zu einer Vergrößerung der Reizantwort in CA1. Offensichtlich haben die Synapsen ihre Übertragungseigenschaften in einem „Lernprozeß" deutlich und anhaltend gesteigert. Die Langzeitpotenzierung ist Ausdruck *synaptischer Plastizität* und kann nicht nur im Hippocampus nachgewiesen werden. Dieses Phänomen zeigt, daß Synapsen keine statischen Strukturen im Sinne einfacher Schalter sind, sondern sich dynamisch an funktionelle Bedingungen durch Änderung ihrer Effektivität anpassen können.

Im Temporallappen können *epileptische Anfälle* entstehen. Dabei spielt das limbische System und vor allem der Hippocampus eine große Rolle. *Temporallappenepilepsien* sind gekennzeichnet durch das Auftreten einer *Aura epileptica*, bei der olfaktorische, gustatorische, visuelle, akustische und andere Empfindungen sowie Fremdheits- (bei vertrauten Personen oder Situationen) und Bekanntheitserlebnisse (sog. Déjà-vu-Erlebnis bei fremden Personen und Situationen) auftreten können. Auch komplexe szenische Erlebnisse werden in einem traumähnlichen Zustand („dreamy state") wahrgenommen (s. die Schilderung des Fürsten Myschkin in Dostojewskis *Idiot*). Danach können tonisch-klonische Krämpfe auftreten.

Tierexperimente haben gezeigt, daß für diese Epilepsien die glutamatergen Bahnen im Hippocampus eine entscheidende Rolle spielen. So können Krampfanfälle durch Blockade inhibitorischer, GABAerger Interneurone (Kap. 20), die normalerweise die Wirkungen des exzitatorischen, glutamatergen Systems bremsen, ausgelöst werden. Eine große Rolle bei der Entstehung von Epilepsien spielen die NMDA-Rezeptoren (Kap. 20), an denen Glutamat gebunden wird. Normale Magnesiumkonzentrationen im Gewebe führen zu einer partiellen Blockade des Ionenkanals der NMDA-Rezeptoren; so kann z. B. eine Reduktion der Magnesiumkonzentration zu einem Krampfanfall führen. Krampfanfälle können im Experiment, z. B. an Ratten, durch wiederholte Stimulation ausgelöst werden, die allein schon durch leichtes Anfassen des Versuchstieres einmal täglich über mehrere Tage bewirkt wird („kindling"-Epilepsie). Auch dabei spielen das glutamaterge System und die NMDA-Rezeptoren eine entscheidende Rolle.

Efferenzen verlassen den Hippocampus über den Fornix (s. Abb. 15.3). Hier ist besonders wichtig die Verbindung zum *Corpus mamillare* im kaudalen Teil des Hypothalamus. Vom Corpus mamillare zieht der *Tractus mamillothalamicus*, das *Vicq-d'Azyr-Bündel*, zum *Nucleus anterior* des Thalamus. Durch das Cingulum gelangt die Information wieder in den Hippocampus. Das System Hippocampus → Corpus mamillare → Nucleus anterior → hinterer Gyrus cinguli → Hippocampus und seine Faserbahnen werden unter dem Begriff des *Papez-Kreises* zusammengefaßt. Das Corpus mamillare ist über *Tractus mamillotegmentalis* und *Pedunculus mamillaris* (s. Abb. 15.1) reziprok mit limbischen Kerngebieten, die in der Formatio reticularis des Mesencephalons liegen, dem *Nucleus tegmentalis dorsalis Gudden* und dem *Nucleus reticularis tegmenti pontis Bechterew* (s. Kap. 17), verbunden. Es bestehen auch kommissurale Verbindungen zwischen den Hippocampi beider Seiten.

Klinik

Patienten mit *Korsakow-Syndrom* zeigen neben einer Störung der zeitlichen und örtlichen Orientierung einen schweren Defekt der Lernfähigkeit. Dieses Syndrom kann z. B. bei chronischem Alkoholismus beobachtet werden. Dabei ist eine ausgeprägte Zerstörung der Neurone im Corpus mamillare nachweisbar.

16 Neuroendokrines System

Übersicht

▶ Die Hypophyse setzt sich aus Teilen unterschiedlicher Herkunft und Funktion zusammen
▶ Die Adenohypohyse hat eine Schlüsselstellung für die Steuerung hormonproduzierender Drüsen des gesamten Körpers
▶ Die Neurohypohyse speichert und setzt Hormone frei, die auf Uterus, Mamma und Niere wirken
▶ Die Epiphyse ist neben ihrer Zuordnung zum visuellen System auch Teil des neuroendokrinen Systems

Während in den bisher besprochenen, neuronalen Funktionseinheiten die Informationsweiterleitung an Strukturen des Nervensystems gebunden ist, nutzt das endokrine System vor allem das Blutgefäßsystem als Übertragungsweg, humorales System. In beiden Fällen werden Botenstoffe benutzt. In dem einen Fall *(neuronales System)* handelt es sich um Transmitter, in dem anderen Fall *(humorales System)* handelt es sich um Hormone. In der Tat ist der Unterschied zwischen Hormonen und Transmittern in zunehmendem Maße schwerer zu fassen. Nervenzellen können Hormone bilden, und Transmitter aktivieren hormonbildende Zellen. Um diesen engen Zusammenhang deutlich werden zu lassen, spricht man auch von einem *neuroendokrinen System*.

Die Zentrale zur Steuerung des humoralen Systems ist im ***Hypothalamus*** des Diencephalons gelegen. Mit *Hypo-* und *Epiphyse* liegen im Zwischenhirn zwei Organe, die direkten Einfluß auf endokrine Organe außerhalb des ZNS nehmen und selbst Hormone bilden. Die Aktivität der Epiphyse ist ganz eng mit dem visuellen System verknüpft und wurde dort besprochen (s. Kap. 7).

Die Hypophyse setzt sich aus Teilen unterschiedlicher Herkunft und Funktion zusammen

In der Hypophyse ist ein Lobus anterior *(Adenohypohyse)* von einem Lobus posterior *(Neurohypohyse)* zu unterscheiden. Die Neurohypohyse ist eine Austülpung des dienzephalen Bodens und steht in engster Verbindung mit dem Hypothalamus. Die Adenohypohyse ist ein Derivat des Mundhöhlendachs, das sich als *Rathke-Tasche* bildet und im Zuge der Ontogenese eng an die Neurohypohyse angelagert wird. Dieser ontogenetischen Verschiedenheit entspricht eine funktionelle Differenzierung.

Der Hypothalamus birgt in seinem markarmen Teil hormonbildende Perikarya, die eine *hypophysiotrope Zone* bilden. Ihre Axone verlassen den Hypothalamus und ziehen durch die Wand des Infundibulums (Abb. 16.1). Ziel dieser Fasern sind zwei Regionen:

- die *Eminentia mediana*, die am Eingang zum Infundibulum gelegen ist *(Tractus tuberoinfundubularis, Hypothalamus-Infundibulum-System)*,
- die *Neurohypohyse (Tractus hypothalamohypophysialis; Hypothalamushinterlappensystem)*.

Die Perikarya des Hypothalamus-Infundibulum-Systems liegen als kleine, peptiderge Zellen verstreut, unmittelbar subependymal in der periventrikulären Region des Hypothalamus. Nur im *Nucleus paraventricularis* und im *Nucleus infundibularis (= arcuatus)* sind sie mit abgrenzbaren Kerngebieten assoziiert. Sie bilden *Steuerhormone,* die als *Releasing* oder *Release Inhibiting factors* in den Axonen bis zur Eminentia mediana absteigen und die Hormonproduktion der Adenohypohyse aktivieren oder hemmen. Ihre Steuerung im Hypothalamus erfolgt über andere Neurone, die z. T. monoaminerg sind. In der Eminentia mediana wird die Freisetzung der Peptide über dopaminerge Neurone reguliert, deren Perikarya im Nucleus infundibularis gelegen sind. Dieser Vorgang erfolgt entweder über axosomatische oder axoaxonale Synapsen. Der Release von Steuerhormonen unterliegt einer Rhythmik, die über Efferenzen aus dem Nucleus suprachiasmaticus vermittelt wird.

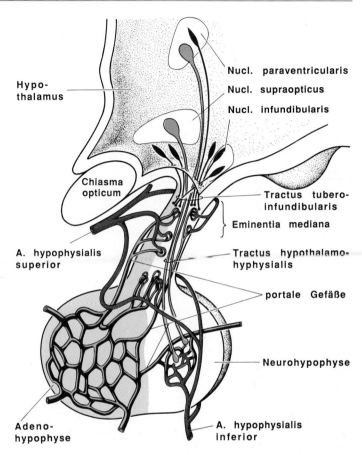

Abb. 16.1. Hypothalamus-Hypophysen-Systeme und Gefäßversorgung der Hypophyse. *Rote* Neurone: kleine Neurone des Hypothalamus-Infundibulum-Systems, das Steuerhormone bereitstellt, die in der Eminentia mediana in den Blutkreislauf eintreten und in der Adenohypophyse freigesetzt werden. *Grüne* Neurone: große Neurone des Hypothalamus-Hinterlappen-Systems, das Effektorhormone enthält, die zur Neurohypophyse gelangen und dort in den Blutkreislauf übertreten

Kleine, peptiderge Zellen im Hypothalamus bilden Steuerhormone für die Adenohypophyse.

Aktivierende Steuerhormone sind die Liberine: *Gonadoliberin,
Prolaktoliberin, Kortikoliberin, Melanoliberin, Somatoliberin* und
Thyroliberin. Hemmend wirken die Statine: *Melanostatin, Prolak-
tostatin* und *Somatostatin* (Tabelle 16.1).

Das Hypothalamushinterlappensystem stellt mit *Oxytocin* und
Vasopressin (Adiuretin) zwei Hormone bereit, die als Effektorhormone nicht erst die Adenohypohyse anregen, sondern direkt durch
Freisetzung in das Blut im Körper wirksam werden. Die großen,
magnozellulären Perikarya, in denen diese Hormone synthetisiert
werden, liegen in den Nuclei supraopticus und paraventricularis.
Ihre Axone ziehen als Tractus hypothalamohypophysialis in die
Neurohypophyse. In diesen Fasern bildet das Neurosekret durch
lokale Konzentrationen Anschwellungen, die als **Herring-Körper**
schon lichtmikroskopisch erkennbar sind.

 Magnozelluläre Perikarya in den Nuclei supraopticus und
paraventricularis des Hypothalamus synthetisieren Effektorhormone.

In jedem Fall erreichen die Hormone ihre Wirkorte im Körper über
das Blutgefäßsystem. Dementsprechend sind eine intensive Vasku-
larisierung und eine besondere Architektur des Gefäßverlaufs sowohl im Hypophysenstiels und der Eminentia mediana als auch in
der Neuro- und Adenohypophse kennzeichnend *(Neurohämalorgan)* (s. Abb. 16.1). Von der A. hypophysealis superior ausgehend
wird ein Kapillarnetz im Bereich der Eminentia mediana aufgebaut. Dort können dann Steuerhormone in ein Pfortadersystem
eintreten, das anschließend in die Adenohypophyse führt. Hier verlassen diese Hormone das Blut wieder und gelangen zu den hor-
monproduzierenden Zellen in der Adenohypophyse. Die Neurohypophyse wird von einem Kapillarnetz aus der A. hypophysealis inferior durchzogen. So können die Effektorhormone direkt aus den
Axonendigungen in das Blut übertreten.

Die Adenohypohyse hat eine Schlüsselstellung
für die Steuerung hormonproduzierender Drüsen
des gesamten Körpers

Die Steuerhormone des Hypothalamus stehen am Anfang einer mehrstufigen Hormonkaskade, deren zweite Stufe in der Adenohypophyse beginnt (s. Tabelle 16.1).

Die Gonadoliberine leiten die Freisetzung von Hormonen ein, die in den Keimdrüsen wirken und dort die dritte Stufe der Hormonkaskade repräsentieren. *Folliberin* aktiviert das Follikel stimulierende Hormon (FSH) Follitropin. *Luliberin* führt zur Freisetzung von Lutropin, das als Luteinisierungshormon (LH) im Ovar wirkt oder als interstitielle Zellen stimulierendes Hormon (ICSH) den Hoden erreicht.

Kortikoliberin wirkt über Kortikotropin auf die Hormonproduktion der Nebennierenrinde.

Thyroliberin steuert die Thyrotropinfreisetzung und damit die Glandula thyreoidea.

> **!** Keimdrüsen, Nebennierenrinde und Schilddrüse sind Zielorgane von Hormonen aus der Adenohypophyse.

Prolaktoliberin bringt die Ausschüttung von Prolaktin in Gang, das als mamma- und luteotropes Hormon wirkt. *Melanoliberin* stimuliert die Freisetzung von Melanotropin, dessen Zielzellen die Melanozyten im Stratum basale der Epidermis sind. Hier wird dann Melanin gebildet. *Somatoliberin* beeinflußt über Somatotropin das Wachstum. *Prolaktostatin*, *Melanostatin* und *Somatostatin* wirken hemmend und blockieren die aufgcführten Wege der entsprechenden Liberine.

Die Neurohypohyse speichert und setzt Hormone frei,
die auf Uterus, Mamma und Niere wirken

Oxytozin fördert die Kontraktion der glatten Muskulatur des Uterus bei der Geburt. Das Saugen des Neugeborenen an den Brustwarzen bringt den *Oxytozinreflex* in Gang, an dessen Ende eine

Tabelle 16.1: Hormone des Hypothalamus-Hypophysensystems und ihre Wirkung

Hypothalamus	Adenohypophyse	Zielorgan	Hormone des Zielorgans	Wirkung
Steuerhormone				
Folliberin	Follitropin (FSH)	Ovar Thekazellen Granulosazellen		Follikelbildung, Proliferation der Granulosazellen, Östrogenbildung, Expression von Lutropinrezeptoren
Luliberin	Lutropin (LH)	Ovar		Ovulation, Bildung von Follikelepithelzellen
	(ICSH)	Corpus luteum, Hoden interstitielle Zellen (LEYDIG)	Testosteron	Progesteronsynthese
				Spermatogenese allgemein anabole Wirkung
Prolactoliberin	Prolactin (PRL, LTH)	Mamma Hypothalamus	Prolactostatin	Milchbildung Senkung der Gonadotropinauschüttung, beim Mann über Rezeptoren an LEYDIG-Zellen Steigerung der LH-vermittelten Testosteronbildung
Corticoliberin	Corticotropin (ACTH)	Nebennierenrinde	Mineralocorticoide Glucocorticoide	Wasser- und Elektrolythaushalt Kohlenhydratbildung in Leber, katabole Effekte

Tabelle 16.1: Fortsetzung

Hypo-thalamus	Adeno-hypohyse	Zielorgan	Hormone des Zielorgans	Wirkung
			Androgene	Ausbildung männlicher Geschlechts-merkmale
Thyroliberin	Thyrotropin (TSH)	Schilddrüse	Thyroxin,	Steigerung von O_2
			Trijodthyronin	Aufnahme, Eiweißsynthese, Lipid- und Kohlehydratstoff-wechsel, Enzymaktivität in Mitochondrien
			Kalzitonin	Senkung der Kalziumkonzen-tration im Blut
Somatoliberin	Somatotropin (STH, GH)			Einfluß auf Kohlenhydrat- und Lipidstoff-wechsel, Knochenwachs-tum
Melanoliberin	Melanotropin (MSH)	Melanocyten		Melaninbildung Schutz vor UV-Strahlung
Prolactostatin				Hemmung des Prolactoliberins
Somatostatin				Hemmung des Somatoliberins
Melanostatin				Hemmung des Melanoliberins

Effektorhormone

Oxytocin				Kontraktion der glatten Muskula-tur
Vasopressin				Wasserrück-resorption in den distalen Nieren-tubuli

Kontraktion der Myoepithelzellen in Alveolen und Ausführungsgängen der Milchdrüse steht.

Zielorgan von Adiuretin (Vasopressin) sind die distalen Tubuli und die Sammelrohre der Niere. Dort ermöglicht es eine Wasserrückresorption.

Die Epiphyse ist neben ihrer Zuordnung zum visuellen System auch Teil des neuroendokrinen Systems

Die Epiphyse ist eine Ausstülpung an der Dorsalseite des Diencephalons im Epithalamus. Dort findet sich bei vielen Wirbeltieren ein augenähnliches Organ mit Rezeptorzellen, wie sie aus der Retina bekannt sind. Beim Menschen ist diese Struktur in der Epiphyse nicht zu erkennen. Jedoch kann man die Epiphysenzellen, die *Pinealozyten*, als Photorezeptoren ohne Aussenglieder verstehen. Die Pinealozyten produzieren das Hormon *Melatonin*. Es wird über das reich entwickelte Gefäßsystem abgegeben und hat hemmende Wirkung auf alle endokrinen Organe. Die Steuerung der Epiphysenaktivität ist in hohem Maße vom Lichtangebot abhängig; auch dies rückt das Organ in den Bereich der photorezeptiven Strukturen (s. Kap. 7). Erhöhtes Lichtangebot führt zu einer Hemmung, nachlassendes Licht zu einer Steigerung der Melatoninproduktion. Damit spielt die Epiphyse auch eine Schlüsselrolle bei der zirkadianen und zirkannualen Rhythmik, die als biologische Uhr die Körperaktivität steuert.

> **!** Lichtabhängig greift die Epiphyse über die Produktion des Melatonins in die Rhythmik des Körpers ein.

Die Epiphyse ist in einen Schaltkreis eingebunden, in dem auch der *Nucleus suprachiasmaticus* eine Rolle spielt (Abb. 16.2). Dieser Kern liegt der biologischen Uhr als Taktgeber zugrunde, wobei die Lichtmenge modifizierend eine Anpassung an wechselnde Tages- und Jahreszeiten ermöglicht. Lichtreize wirken über die Retina auf den Nucleus suprachiasmaticus ein und aktivieren dort inhibitorische Neurone, die in der Epiphyse die Melatoninabgabe reduzieren.

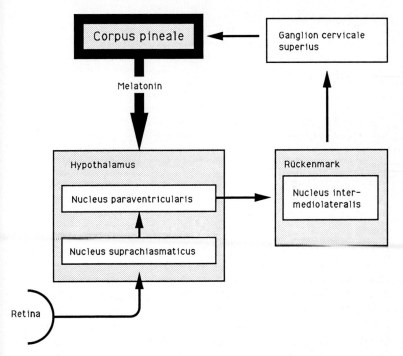

Abb. 16.2. Die Epiphyse (Corpus pineale) als Teil eines Schaltkreises (nach Reuss), dessen Funktion als „biologische Uhr" bezeichnet wird und die u. a. von Nucleus suprachiasmaticus und einfallendem Licht gesteuert wird

17 Formatio reticularis

Übersicht

▶ Die Formatio reticularis ist ein Koordinationsgebiet im Rhombencephalon
▶ Die Formatio reticularis ist auch als Eigenapparat des Rhombencephalons zu verstehen

Die *Formatio reticularis* im Rhombencephalon spielt in zahlreichen funktionellen Systemen als Ursprung und Umschaltstation von Projektionsbahnen eine Rolle. Es kann so der Eindruck einer Hirnregion ohne klare Zuweisung zu anatomischen Strukturen und funktionellen Systemen entstehen. Dieser Eindruck wird durch die diffuse Lagerung von Neuronen verschiedener Typen und Größen und durch zahlreiche Faserbahnen, die in in dieser Region in alle Richtungen ziehen, unterstrichen. Dies erklärt die netzartige *(retikuläre)* Architektonik der Formatio reticularis. Im Gegensatz zu vielen anderen Gebieten des Hirnstamms, in denen Kerngebiete als mehr oder weniger klar umrissene Bereiche abgegrenzt werden können, ist eine ähnlich deutliche Begrenzung von Kerngebieten in der Formatio reticularis kaum möglich. Dennoch können Gliederungsprinzipien erkannt werden, die mit funktionellen Differenzierungen übereinstimmen.

Über die Zugehörigkeit bestimmter Kerngebiete, wie Area tegmentalis ventralis, Nucleus ruber, Substantia nigra, Area pretectalis, Nucleus tegmentalis dorsalis (Gudden) und Nucleus interpeduncularis zur Formatio reticularis gibt es keine einheitliche Meinung. Diese Gebiete werden im Zusammenhang mit funktionellen Systemen in anderen Kapiteln getrennt dargestellt.

Die Formatio reticularis ist ein Koordinationsgebiet im Rhombencephalon

Die Formatio reticularis erstreckt sich vom Mesencephalon bis an das kaudale Ende der Medulla oblongata. Die medialen zwei Drittel bestehen aus großen, das laterale Drittel aus kleinen Neuronen. Entsprechend kann die Formatio reticularis in eine *mediale magnozelluläre* und *laterale parvozelluläre Zone* gegliedert werden. Diese Unterteilung ist im kaudalen Bereich am klarsten zu erkennen.

Die großen Neurone der *magnozellulären Zone* haben weit ausstrahlende Dendriten, die sich in einer Ebene senkrecht zur Längsachse des Rhombencephalons verzweigen. Dabei überlappen die dendritischen Territorien der verschiedenen Neurone stark. Daher kann ein einzelnes, großes Neuron Informationen aus einem großen Einzugsbereich in der transversalen Ebene und gleichzeitig aus vielen Fasersystemen, die senkrecht zu dieser Ebene durch den Hirnstamm ziehen, aufnehmen. Dies ist die strukturelle Grundlage der *integrativen Funktion* der Formatio reticularis. Sie erhält Afferenzen aus dem Tractus spinoreticularis und den sensorischen Hirnnervenkernen. Außerdem enden hier Projektionen aus Cerebellum, Hypothalamus, Basalganglien und Neocortex. Aus dem kaudalen Teil der medialen magnozellulären Zone ziehen Efferenzen aufsteigend in das gesamte Vorderhirn, aus dem rostralen Teil absteigend in das Rückenmark, und zahlreiche Neurone erreichen beide Gebiete über sich verzweigende Axone mit auf- und absteigenden Ästen. Durch diese Anordnung der Ursprungsbereiche der Efferenzen in der Formatio reticularis ist eine zusätzliche Integrationsmöglichkeit der auf- und absteigenden Erregungen gegeben, da zahlreiche Axonkollateralen innerhalb der medialen Zone ausgebildet sind. Eine Aktivierung des Vorderhirns wird so gleichzeitig mit einer Aktivierung des Rückenmarks verbunden.

Die mediale, magnozelluläre Zone der Formatio reticularis ist das Ursprungsgebiet für lange auf- und absteigende Efferenzen.

Der *Tractus reticulospinalis* endet an Interneuronen der intermediären Zone des Rückenmarks, die ihrerseits als Teil des Eigenapparates synaptische Kontakte mit vegetativen und somatischen Motoneuronen im Vorder- und Seitenhorn haben. Da die Ursprungsneu-
rone des Tractus reticulospinalis Afferenzen aus Neocortex, Tectum
und Nucleus fastigii des Kleinhirns erhalten, ist er eine wichtige Faserbahn zur supraspinalen Kontrolle der Motorik. Gleichzeitig werden respiratorische und kardiovaskuläre Funktionen von ihm beeinflußt. Außerdem kann er modulierend auf die Schmerzleitung
im Rückenmark einwirken (s. Kap. 11).

> **!** Somatomotorische, sensorische und viszerale Funktionen
> des Rückenmarks werden durch die mediale Zone der For-
> matio reticularis kontrolliert.

Stimulation der Formatio reticularis führt zu einer allgemeinen Aktivierung der Hirnrinde, der *Weckreaktion*. Die aufsteigenden Afferenzen können direkt den Cortex erreichen oder werden vorher in
den Nuclei intralaminares und ventralis anterior des Thalamus sowie im basalen Vorderhirn umgeschaltet. Innerhalb der Formatio
reticularis können mit physiologischen Methoden *Weck-* und *Schlaf-
zentren* gefunden werden.

Diese Funktionen werden Zellgruppen zugesprochen, die durch
ihre Transmitter charakterisiert werden können. Serotonin- und
noradrenalinhaltige Neuronengruppen (z. B. Raphekerne bzw.
Locus coeruleus; s. Kap. 20) senden neben den auf- auch absteigende Faserbahnen aus.

> **!** Das aus der Formatio reticularis aufsteigende Fasersystem
> wirkt aktivierend auf das Vorderhirn.

In der medialen Zone der Formatio reticularis können mehrere Kernkomplexe abgegrenzt werden, die durch ihre Verschaltungen spezielle und unterschiedliche Funktionen übernehmen
(Tabelle 17.1).

Tabelle 17.1: Die wichtigsten Kerngebiete der Formatio reticularis mit den Ursprungsgebieten ihrer Afferenzen und den Zielgebieten ihrer Efferenzen

Kerngebiet	Ursprung der Afferenzen	Ziel der Efferenzen
A. Mediale Zone:		
1. Nucl. reticularis pontis rostralis	Cortex, Rückenmark, Nucl.gigantocellularis	Eigenapparat des Rückenmarks, Formatio reticularis
2. Nucl. reticularis tegmenti pontis (BECHTEREW)	Kleinhirnkerne	Kleinhirnkerne, Nucll. pontis
3. Nucl. reticularis pontis caudalis	Cortex, Nucl. medullae oblongatae centralis, Formatio reticularis, Rückenmark	Formatio reticularis, Rückenmark
4. Nucl. gigantocellularis	Cortex, Cerebellum, Formatio reticularis	Nucl. reticularis pontis rostralis, Rückenmark
5. Nucl. praepositus hypoglossi	Formatio reticularis, Nucl. interstitialis CAJAL, Nucll. vestibulares, Cerebellum	Cerebellum, Nucll. nn. oculomotorii, trochlearis und abducentis
6. Nucl. interstitialis CAJAL	Nucll. vestibulares, Corpus striatum, Globus pallidus, Area pretectalis, Colliculus cranialis, Cerebellum	Nucll. nn. oculomotorii, trochlearis und abducentis, zervikales Rückenmark
7. Nucl. DARKSCHEWITSCH	Nucl. interstitialis CAJAL, Corpus striatum, Globus pallidus, Cerebellum	Rückenmark
B. Laterale Zone:		
1. Nucl. tegmentalis pedunculopontinus	Globus pallidus	Formatio reticularis, Motorische Hirnnervenkerne
2. Nucl. parabrachialis medialis	Pars gustatoria nucl. solitarii	Thalamus
3. Nucl. medullae oblongatae centralis	Rückenmark, Tractus solitarius, Nucll. vestibulares, cochleares und n. trigemini	Nucll. gigantocellularis, reticularis pontis caudalis, Rückenmark

Die Formatio reticularis ist auch als Eigenapparat des Rhombencephalons zu verstehen

Die Kerngebiete der Hirnnerven im Rhombencephalon werden durch Umschaltungen in der Formatio reticularis zu Komplexen verbunden, die Funktionen ermöglichen, die nur durch ein Zusammenwirken vieler Kerngebiete geleistet werden können. Die Formatio reticularis erfüllt so eine Aufgabe, die prinzipiell der des Eigenapparats im Rückenmarks vergleichbar ist. Die Fasern zur Integration der verschiedenen Abschnitte des Hirnstamms entlang einer rostrokaudalen Achse bilden den *Fasciculus longitudinalis medialis*.

Die Nuclei nervorum hypoglossi, accessorii, vagi, glossopharyngei und trigemini können so durch Verschaltungen in der kaudalen Formatio reticularis gemeinsam die komplexen Funktionen für *Atmung, Kreislauf* und *Schlucken* steuern. Die Kerngebiete des Hirnstamms für das auditorische System und Gleichgewichtssystem werden durch mehr rostrale Anteile der Formatio reticularis zu komplexen Leistungen bei der *akustischen* und *vestibulären Orientierung* befähigt. Noch weiter rostral ermöglicht sie, die Aktionen der Nuclei nervorum facialis und trigemini zu koordinieren. Gemeinsam wirken dann diese Kerngebiete beim *Kauen, Saugen* und *Lecken*.

Als *Atmungszentrum* kann physiologisch im kaudalen Teil der Medulla oblongata, um die Mittellinie und tief unter dem Boden der Rautengrube ein Bereich der Formatio reticularis bestimmt werden, der in *Inspirations-, Exspirations-* und *pneumotaktisches Zentrum* untergliedert werden kann. Das pneumotaktische Zentrum wird für die Aktivierung von Inspirations- und Exspirationszentren verantwortlich gemacht.

Die ebenfalls physiologisch definierbaren *Kreislauf-* oder *Vasomotorenzentren* der medialen Zone der Formatio reticularis können in ein *Depressor-* und *Pressorzentrum* mit entsprechenden Wirkungen auf den Blutdruck unterteilt werden. Diese Gebiete liegen etwa auf Höhe der Nuclei nervorum glossopharyngei und vagi.

18 Animales und vegetatives Nervensystem

Übersicht

▶ Sympathikus
▶ Parasympathikus
▶ Das intramurale Nervensystem garantiert eine partiell autonome Regulation der Darmfunktion
▶ Paraganglien können als Teil des sympathischen Nervensystems betrachtet werden

Das Nervensystem kann in zwei große Bestandteile gegliedert werden: das *animale* und das *vegetative Nervensystem*.

Als *animales (somatisches) Nervensystem* wird der Teil angesehen, der durch Sinnesorgane über Veränderungen in der Umwelt informiert wird und durch Steuerung der Skelettmuskulatur auf diese Informationen reagiert. Es handelt sich daher um den auf die Außenwelt gerichteten Teil des Nervensystems. Im Gegensatz zum vegetativen Nervensystem besteht der dem peripheren Nervensystem zuzurechnende efferente Teil des animalen Nervensystems nur aus einem Neuron *(gemeinsame motorische Endstrecke)*, dessen Zellkörper in den motorischen Hirnnervenkernen und im Vorderhorn des Rückenmarks zu finden sind und dessen Axone direkt an der Skelettmuskulatur synaptische Kontakte bilden. Diese monosynaptische Konstruktion ermöglicht im Gegensatz zum polysynaptischen efferenten Teil des vegetativen Leitungsbogens eine schnellere Erregungsübertragung, die durch die stark myelinisierten Nervenfasern der somatomotorischen Neurone noch gesteigert wird. Ein weiterer Gesichtspunkt bei der Definition des somatischen Nervensystems ist in der Entwicklungsgeschichte der zuzuordnenden Peripherie zu sehen. Diese Peripherie kann in fast allen Fällen (mit Ausnahmen im Kopfbereich) als Abkömmling der *Somiten* identifiziert werden.

Das *vegetative (autonome oder viszerale) Nervensystem* stimmt die Leistungen der inneren Organe aufeinander ab und paßt sie wechselnden exogenen und endogenen Anforderungen an *(Homöostase)*. Atmung, Kreislauf, Verdauung, Temperaturregulation und Sexualfunktionen werden vom vegetativen Nervensystem gesteuert, dessen übergeordnete Zentrale im limbischen System zu finden ist (s. Kap. 15). Wichtiges Zielorgan der autonomen Innervation ist die glatte Muskulatur in allen Eingeweiden, Herz, Blutgefäßen, Drüsen, Haarmuskeln und Geschlechtsorganen.

Da das vegetative Nervensystem ohne bewußte Willensanstrengung funktioniert, wurde es gelegentlich auch durch dieses Merkmal definiert. Dieses Kriterium ist jedoch wenig sinnvoll, da einerseits das autonome Nervensystem auch willentlich beeinflußt werden kann (autogenes Training), andererseits viele Funktionen des animalen Nervensystems unbewußt ablaufen.

Animales und vegetatives Nervensystem sind sowohl im zentralen als auch im peripheren Nervensystem vertreten.

Das vegetative Nervensystem wird in drei große Komponenten gegliedert:
- den *Sympathikus* und
- den *Parasympathikus*, die antagonistisch wirken, und schließlich
- das *intramurale Nervensystem*, das in der Wand des Verdauungstraktes zu finden ist.

Sympathikus und Parasympathikus werden auch unter dem Begriff „spinotegmentales System" zusammengefaßt, da ihre ersten efferenten Neurone im Rückenmark und im Tegmentum zu finden sind.

Der Sympathikus steigert die Leistung des Herz-Kreislauf-Systems, während der Parasympathikus hemmend auf dieses Organsystem wirkt, dafür aber alle Organe aktiviert, die der Verdauung dienen. Entsprechend führt eine Sympathikusstimulation u. a. zu Blutdruckerhöhung und Beschleunigung der Herzfrequenz, während eine Parasympathikusstimulation die Sekretion der Drüsen und die Darmmotilität erhöht.

Sympathikus und Parasympathikus wirken antagonistisch auf alle Eingeweide.

Gemeinsam ist den spinotegmentalen Anteilen des vegetativen Nervensystems die Gliederung des efferenten Teils ihres Leitungsbogens in zwei neuronale Stationen, den *präganglionären Neuronen* und den Ganglien, in denen die Zellkörper der *postganglionären Neurone* liegen. Die Zellkörper der präganglionären Neurone liegen im Tegmentum oder Rückenmark. Die Zellkörper der postganglionären Neurone sind im Grenzstrang, dem *Truncus sympathicus*, oder in peripheren, organnahen vegetativen Ganglien lokalisiert. Die Axone der prä- und postganglionären vegetativen Neurone sind in Hirn- und Spinalnerven enthalten. Die Axone der präganglionären Neurone sind von Markscheiden umhüllt, während die der postganglionären Neurone marklos sind. Die präganglionären Neurone des Sympathikus und des Parasympathikus benutzen Azetylcholin als Überträgersubstanz, während die postganglionären sympathischen Neurone Noradrenalin enthalten. Die postganglionären parasympathischen Neurone verwenden dagegen Azetylcholin (Tabelle 18.1).

> **!** Der efferente Teil des sympathischen und parasympathischen Leitungsbogens besteht aus jeweils zwei Neuronen, den prä- und postganglionären Neuronen. Die postganglionäre Neurone benutzen entweder Noradrenalin (Sympathikus) oder Azetylcholin (Parasympathikus) als Transmitter.

Die Zellkörper der afferenten (viszerosensiblen) Neurone liegen in den Spinalganglien und den sensiblen Ganglien der Hirnnerven. Der afferente Teil des vegetativen Leitungsbogens ist im afferenten Schenkel der verschiedenen sensorischen Systeme integriert. Der gesamte Leitungsbogen des vegetativen Nervensystems besteht also aus mindestens drei Neuronen.

Sympathikus

Die Zellkörper der ersten (präganglionären) Neurone des Sympathikus liegen in der *Substantia intermedia lateralis* des Seitenhorns der Rückenmarkssegmente C_8–L_2 (L_3). Innerhalb dieses Bereichs können eine *intermediolaterale Zellgruppe* mit *viszeromotorischen Neuronen* und eine *intermediomediale Gruppe mit Interneuronen*

Tabelle 18.1: Funktionen des Sympathicus und Parasympathicus

Zielorgane	Sympathicus	Parasympathicus
Blutgefäße	Vasokonstriktion	Vasodilatation
Herz	Tachykardie; positive Inotropie	Bradykardie; negative Inotropie
Iris	Pupillendilatation (Mydriasis)	Pupillenkontraktion (Miosis)
Corpus ciliare	Relaxation des M. ciliaris → Akkommodation für Sehobjekte in der Ferne	Kontraktion des M. ciliaris → Akkommodation für Sehobjekte in der Nähe
Speicheldrüsen	muköse Sekretion	seröse Sekretion
Tränendrüsen	verminderte Sekretion	vermehrte Sekretion
Bronchial-muskulatur	Bronchodilatation vermehrte Sekretion	Bronchokonstriktion;
Darm	verminderte Peristaltik	vermehrte Peristaltik und Sekretion der Darmdrüsen
Niere	Antidiurese	Diurese
Harnblase	Kontraktion der Schließmuskulatur	Relaxation der Schließmuskulatur
Genitale	Ejakulation	Erektion, Sekretion
Schweißdrüsen	gesteigerte Sekretion	verminderte Sekretion

unterschieden werden. Die Axone der viszeromotorischen Neurone werden von einer Markscheidenhülle umschlossen, die ihnen eine weiße Färbung verleiht. Sie ziehen mit den segmentalen Vorderwurzeln durch die Foramina intervertebralia und gelangen zum Grenzstrang. Sie werden daher als Rr. communicantes albi bezeichnet (Abb. 18.1). Entsprechend der Lokalisation der ersten Neurone kommen Rr. communicantes des Sympathikus nur zwischen den Segmenten C_8–L_2 vor.

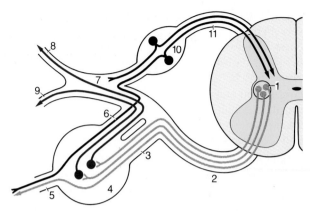

Abb. 18.1. Topographische Beziehungen zwischen Rückenmark, Spinalnerven und Sympathicus. Präganglionäre Neurone sind *hellrot*, postganglionäre Neurone *dunkelrot* und afferente vegetative Neurone *schwarz* dargestellt.

1 Nucleus intermediolateralis im Seitenhorn des Rückenmarks
2 Radix ventralis
3 R. communicans albus
4 Ganglion des Truncus sympathicus
5 Nn. splanchnici thoracici major und minor
6 R. communicans griseus
7 N. spinalis
8 R. dorsalis nervi spinalis
9 R. ventralis nervi spinalis
10 Spinalganglion
11 Radix dorsalis

> **!** Präganglionäre sympathische Neurone liegen nur im Seitenhorn des Rückenmarks in den Segmenten C_8–L_2. Postganglionäre Neurone finden sich im Grenzstrang und den prävertebralen Ganglien.

Der Grenzstrang erstreckt sich von der Schädelbasis bis zum Steißbein. Im Truncus sympathicus, der aus einer Kette *paravertebraler Ganglien*, in denen die Zellkörper der zweiten (postganglionären) Neurone liegen, und den sie verbindenden Nervenfasern, *Rr. interganglionares*, besteht, werden die ersten Neurone auf die zweiten Neurone des efferenten Leitungsbogens umgeschaltet. Dabei können die *Rr. communicantes albi* im Grenzstrangganglion des entsprechenden Segmentes enden, aber auch in den Rr. interganglionares einige Segmente auf- oder absteigen. Außerdem ist es auch möglich, daß Axone der ersten Neurone den Grenzstrang wieder ohne Umschaltung verlassen (*Nn. splanchnici thoracici major* und *minor*) und erst in den *prävertebralen Ganglien* auf das zweite Neuron umgeschaltet werden. Axone der zweiten Neurone im Grenzstrang verlassen als marklose *Rr. communicantes grisei* den Truncus und legen sich den Spinalnerven an, um mit ihnen in die Peripherie zu ziehen, oder sie gelangen direkt in die Plexus des vegetativen Nervensystems (s. Abb. 18.2). Außer prä- und postganglionären Axonen enthalten die Rr. interganglionares etwa zur Hälfte afferente sympathische Nervenfasern, deren Zellkörper überwiegend in den Spinalganglien liegen (Abb. 18.1). Im Kopfbereich gibt es keine Sympathikusganglien. Im Halsbereich werden drei Ganglien gefunden, *Ganglion cervicale superius, Ganglion cervicale medium* und *Ganglion cervicale inferius*, das meist mit dem ersten Brustganglion zum *Ganglion cervicothoracicum (Ganglion stellatum)* verschmolzen ist. Im Brustbereich sind die Grenzstrangganglien segmental ausgebildet. Im Lumbal- und Sakralbereich findet man meist je vier Ganglien. Vor dem Steißbein vereinigen sich die beiden Grenzstränge in einem *Ganglion impar*. Die postganglionären Axone des oberen Halsganglions ziehen mit den Aa. carotides externae und internae als Nervengeflechte, *Plexus carotici externus* und *internus*, zu ihren Zielorganen im Kopfbereich (Blutgefäße, Tränen- und Speicheldrüsen, innere Augenmuskulatur, glatte Muskulatur der Orbita).

Klinik

Ein Verletzung der Rückenmarkssegmente C_8-Th_3 oder des Halsgrenzstrangs führt zum *Horner-Zeichen*, das durch Miosis, Ptosis und Enophthalmus gekennzeichnet ist. Diese Symptome sind durch den Sympathikusausfall mit nachfolgender Lähmung des M. dilatator pupillae und der glatten Muskulatur der Orbita (M. tarsalis, M. orbitalis) erklärbar.

Die postganglionären Axone der mittleren und unteren Halsganglien versorgen Herz *(Nn. cardiaci)*, Bronchien und obere Extremität. Die Sympathikusinnervation der Bauch- und Beckeneingeweide wird über die *Nn. splanchnici thoracici major* und *minor* vermit-

Rückenmark   **Grenzstrang**   **Prävertebrales**   **Zielorgan**
                                                  Ganglion

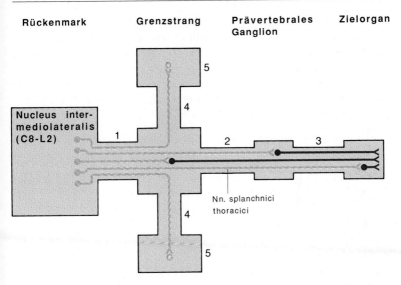

Abb. 18.2. Schematische Darstellung des efferenten Leitungsbogens des Sympathicus. Das präganglionäre Neuron ist *hellrot*, das postganglionäre *dunkelrot* dargestellt.

1 R. communicans albus
2 R. communicans griseus, N. spinalis mit Rr. dorsalis und ventralis,
   Nn. splanchnici thoracici major und minor
3 Plexus
4 Rr. interganglionares
5 Grenzstrangganglien

telt (s. Abb. 18.2). Diese Nerven enthalten meist präganglionäre Fasern, die erst in den prävertebralen Ganglien oder im Zielorgan auf postganglionäre sympathische Neurone umgeschaltet werden. Die größten *prävertebralen Ganglien* sind die *Ganglia coeliacum, mesentericum superius* und *mesentericum inferius*, die in unmittelbarer Nähe des Truncus coeliacus und der Aa. mesentericae superior und inferior zu finden sind und deren efferente Fasern in Nervengeflechten mit den Blutgefäßen zu den Zielorganen ziehen. Die prävertebralen Ganglien enthalten neben den Perikarya der zweiten Neurone des Sympathikus auch postganglionäre parasympathische Neurone. Die größten Nervengeflechte im Brust- und Bauch-

Abb. 18.3. Schematische Darstellung des efferenten Leitungsbogens des Parasympathicus. Das präganglionäre Neuron ist *hellrot*, das postganglionäre *dunkelrot* dargestellt.

1 N. oculomotorius
2 Nn. ciliares breves
3 N. intermedius → N. petrosus major → N. canalis pterygoidei
4 N. intermedius → Chorda tympani → N. lingualis
5 N. zygomaticus → R. communicans cum nervo zygomatico → N. lacrimalis oder Nn. alveolares superiores, Rr. nasales, N. nasopalatinus und Nn. palatini
6 Rr. glandulares im N. lingualis
7 N. glossopharyngeus → N. tympanicus → N. petrosus minor → Jacobson-Anastomose
8 N. auriculotemporalis → R. communicans cum nervo faciali → N. facialis
9 N. vagus
10 prävertebrale Ganglien und Plexus
11 Plexus
12 Nn. splanchnici pelvici
13 Prävertebrale Ganglien und Plexus
14 Plexus

raum sind die *Plexus cardiacus* an der Herzbasis, *Plexus pulmonalis* am Lungenhilus, *Plexus solaris* (bestehend aus Plexus coeliacus und mesentericus superior) am Truncus coeliacus, *Plexus mesentericus inferior* an der gleichnamigen Arterie, *Plexus hypogastrici superior* und *inferior* vor dem Kreuzbein und am Rectum sowie der *Plexus uterovaginalis Frankenhäuser* im Parametrium des Uterus.

Parasympathikus

Der Parasympathikus kann in einen Kopfteil und Sakralteil gegliedert werden. Die Perikarya der präganglionären Neurone des Kopfteils liegen im *Nucleus Edinger-Westphal*, den *Nuclei salivatorii cranialis* und *caudalis* und dem *Nucleus dorsalis nervi vagi*. Ihre präganglionären Axone schließen sich den III., VII., IX. und X. Hirnnerven an. In der Peripherie werden diese in parasympathischen Hirnnervenganglien (*Ganglion ciliare* in der Orbita; *Ganglion pterygopalatinum* in der Fossa pterygopalatina; *Ganglion sub-*

Gehirn und Rückenmark	Parasympathisches Ganglion	Zielorgan

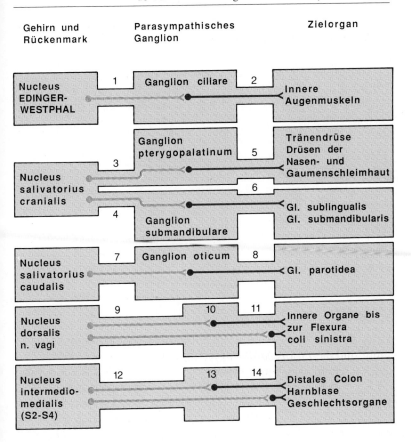

mandibulare nahe der Glandula submandibularis; *Ganglion oticum* unter dem Foramen ovale) (Abb. 18.3) auf die zweiten Neurone des Kopfparasympathikus umgeschaltet, die Drüsen im Kopfbereich und die innere Augenmuskulatur innervieren. Die präganglionären Fasern des X. Hirnnerven werden in den prävertebralen und intramuralen Ganglien umgeschaltet. Der N. vagus innerviert die Brust- (über *Rr. cardiaci* das Herz und *Rr. pulmonales* die Lunge) und Baucheingeweide bis hin zur Flexura coli sinistra (Cannon-Böhm-Punkt). Distal dieses Punktes wird die Innervation vom sakralen Parasympathikus übernommen. Der sakrale Teil des Parasympathikus beginnt mit den Zellkörpern der präganglionären Neurone in der *intermediomedialen Zellgruppe* der Substantia intermedia lateralis in den Rückenmarkssegmenten S_2–S_4. Ihre Axone ziehen als *Nn. splanchnici pelvici* in den *Plexus pelvinus*. Die Umschaltung auf postganglionäre Neurone findet in den prävertebralen Ganglien, meist jedoch in den intramuralen Ganglien statt. Der sakrale Parasympathikus innerviert den Dickdarm distal des Cannon-Böhm-Punktes, die Blase und die Genitalorgane.

> **!** Präganglionäre Neurone des Parasympathikus liegen in Kerngebieten des Tegmentum und im Seitenhorn des Rückenmarks in den Segmenten S_2-S_4. Postganglionäre Neurone finden sich in Hirnnerven-, prävertebralen und intramuralen Ganglien.

Das intramurale Nervensystem garantiert eine partiell autonome Regulation der Darmfunktion

Die einfache Grundstruktur des autonomen Nervensystems wird in der Wand des Verdauungstraktes modifiziert, da hier Neurone in *enteralen Ganglien* vorkommen, die zusammen die Darmfunktion bis zu einem gewissen Grad selbständig regulieren: *intramurales (intrinsisches, enterales) Nervensystem*. Die Neurone der enteralen Ganglien tragen zu einem dichten Geflecht markloser Nervenfasern ohne Endoneural- und Perineuralscheiden bei, die in zwei Schichten als *Plexus myentericus Auerbach* (zwischen Ring- und Längsmuskulatur der Tunica muscularis) und *Plexus submucosus Meissner* (in der Tela submucosa) angeordnet sind. In diese Plexus strahlen auch postganglionäre sympathische und parasympathische Axone ein, die Neurone der enteralen Ganglien beeinflussen oder direkt an glatter Muskulatur und Drüsen in der Darmwand enden. Weiter finden sich in den Plexus präganglionäre parasympathische Axone, die an intramuralen Neuronen enden. Diese Neurone stellen somit sowohl postganglionäre Neurone des Parasympathikus als auch intrinsische Nervenzellen dar. Diesem heterogenen Aufbau der Plexus entspricht auch eine große Vielfalt an Transmittern und Neuropeptiden in den Axonen: Neben Noradrenalin und Azetylcholin, die für die postganglionären, extrinsischen vegetativen Neurone typisch sind, finden sich intramurale Neurone, die Serotonin (exzitatorisch) und GABA (inhibitorisch) und dazu verschiedene Neuropeptide enthalten, die z. T. mit den klassischen Transmittern kolokalisiert vorkommen.

Die Hirschsprung-Erkrankung ist eine Erweiterung vor allem des distalen Colons mit einer Beeinträchtigung der Darmmotorik. Bei dieser Erkrankung ist das intramurale Nervensystem reduziert. Außerdem fehlen Neurone, die Serotonin und Substanz P enthalten.

Sämtliche Muskeln, die am Verschluß des Anus beteiligt sind, d. h. auch der M. sphincter ani internus, stehen unter tonischer Dauerkontraktion *(Kontinenz)*. Von der Ampulla recti aus werden bei Dehnung dieses Darmabschnittes Impulse über den Sympathikus und Parasympathikus zu einem sakralen (S_2–S_4) Reflexzentrum im Rückenmark geleitet, von dem aus der Defäkationsmechanismus ausgelöst oder unterdrückt werden kann. Das Neuropeptid Neurotensin spielt bei diesem Vorgang als Kotransmitter eine wichtige Rolle (Tabelle 18.2).

Tabelle 18.2: Neuropeptide und ihre Funktion in der Darmwand

Neuropeptid	Funktion
Neurotensin	stimuliert Colonmotilität und Defäkation
Substanz P	starke Darmkontraktion
Vasoaktives intestinales Polypeptid (VIP)	Relaxation der Darmmuskulatur
Somatostatin	Inhibition glatter Muskelzellen, intramuraler Neurone und der Acetylcholinfreisetzung
Cholecystokinin (CCK)	Stimulation der Säure- und Peptidsekretion des Magens
Neuropeptid Y (NPY)	Vasokonstriktion

Paraganglien können als Teil des sympathischen Nervensystems betrachtet werden

In der Nähe der oder in den vegetativen Ganglien und Plexus und an Teilungsstellen großer Gefäße liegen Zellanhäufungen, die als *Paraganglien*, oft auch als *Glomerula* bezeichnet werden. Sie enthalten zwei Zelltypen, die **Hauptzellen** und die **Hüllzellen**. Hüllzellen werden als Äquivalente der Schwann-Zellen interpretiert. Hauptzellen erhalten Afferenzen durch präganglionäre sympathische Axone. Sie geben vasoaktive Substanzen direkt ins Blut ab (z. B. Adrenalin aus den chromaffinen Zellen des Nebennierenmarks) oder sie sind als Interneurone zwischen prä- und postganglionäre, vegetative Fasern eingeschaltet. Viele Hauptzellen können mit Chromsalzen braun angefärbt werden (*chromaffine* Zellen). Wahrscheinlich enthalten alle Hauptzellen Katecholamine (Adrenalin, Noradrenalin, Dopamin). Wegen der sympathischen Afferenzen und des Vorkommens dieser Transmitter können Paraganglien dem sympathischen Nervensystem zugeordnet werden. Manche Paraganglien haben auch Kontakt mit sensorischen parasympathischen Nerven. Bei Kindern ist ein sehr großes *Paraganglion aorticum abdominale (Zuckerkandl-Organ)* am Abgang der A. mesenterica inferior vorhanden, das sich in der Pubertät völlig zurückbildet.

Das größte Paraganglion des Erwachsenen ist das **Nebennierenmark**, dessen chromaffine Zellen als zweite Neurone im sympathischen Leitungsbogen angesehen werden können. Weitere wichtige Paraganglien sind das *Glomus caroticum* an der Aufzweigungsstelle der A. carotis communis (Kontakt zum N. glossopharyngeus), die *Glomerula aortica* an der Vorderseite des Aortenbogens (Kontakt zum N. vagus) und die *Paraganglia supracardialia* am Ursprung der linken Koronararterie und zwischen Aorta ascendens und Truncus pulmonalis. Eine generelle Aussage über die Funktion von Paraganglien ist zur Zeit allerdings nicht möglich. Für das Glomus caroticum ist eine chemorezeptive Funktion nachgewiesen, da es auf Änderung der O_2- und CO_2-Partialdrücke und Verschiebung des pH im Blut reagiert.

19 Reflexe

Unter einem Reflex versteht man eine motorische Antwort, die *stereotyp* und *automatisch (unwillkürlich)* auf einen bestimmten Reiz erfolgt. Im einfachsten Fall sind zwei Neurone an einem *Reflexbogen* beteiligt. Das erste Neuron bildet den afferenten Schenkel und schaltet direkt mit einer Synapse auf das zweite, efferente Neuron – den efferenten Schenkel – *(monosynaptischer, direkter Reflex)*. In anderen Fällen können weitere Neurone (Interneurone) zwischen afferentem und efferentem Schenkel eingeschaltet sein *(polysynaptischer, indirekter Reflex)*. Liegt der Rezeptor, z.B. eine Muskelspindel, im demselben Muskel, der auch reflektorisch aktiviert wird, spricht man von einem *Eigenreflex* (z.B. Patellarsehnenreflex, Abb. 19.1). Er ist immer monosynaptisch. Axonkollateralen des efferenten Neurons können dabei die Aktivierung der antagonistischen Muskelgruppen hemmen. Ein *Fremdreflex* liegt vor, wenn der Rezeptor nicht im Zielorgan liegt (z. B. Kornealreflex); er ist polysynaptisch. Aufgrund der metameren Organisation des ZNS (Hirnnerven, Spinalnerven) geben Reflexe oft Auskunft über die Funktionstüchtigkeit bestimmter Segmente des Nervensystems, in denen der afferente auf den efferenten Schenkel umgeschaltet wird, und sind daher für die Lokalisation von Störungen in der Klinik von großer Bedeutung. Tabelle 19.1 gibt einen Überblick über die wichtigsten Reflexe, die beteiligten Bahnen des peripheren Nervensystems und die Lage der zentralnervösen Umschaltung.

Eine Sonderstellung nehmen die *Axonreflexe* ein: Bei Reizung der Nozizeptoren in der Haut kommt es bald zu Rötung der gereizten Stelle als Zeichen einer Vasodilatation. Man geht davon aus, daß die unmyelinisierten Fasern der Nozizeption nicht nur zentripetal *(orthodrom)* leiten, sondern sich die Erregung auch zentrifugal *(antidrom)* in Verzweigungen der nozizeptiven Fasern fortsetzt und schließlich zu einer Freisetzung von Transmittern führt, die über den interstitiellen Raum die glatte Muskulatur der Gefäßwände erreichen und dort eine Vasodilatation auslösen.

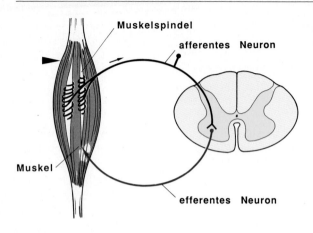

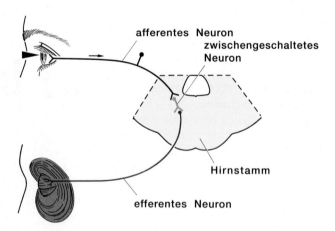

Abb. 19.1. Schema eines Eigenreflexes *(oben)* und eines Fremdreflexes (hier Kornealreflex, *unten*)

Tabelle 19.1: Reiz, Reaktion, afferenter und efferenter Schenkel sowie Lage der Umschaltung auf den efferenten Schenkel für die wichtigsten Reflexe (E Eigenreflex, F Fremdreflex)

Name	Reiz Afferentes Neuron im …	Reaktion Efferentes Neuron im …	Segmenthöhe Ursprung der Efferenz
Analreflex (F)	Bestreichen Perianalregion N. coccygeus	Kontraktion Schließmuskel N. pudendus	S5
Adduktorenreflex(E)	Schlag Innenseite Kniegelenk N. obturatorius	Kontraktion Adduktoren N. obturatorius	L2-L4
Achillessehnenreflex(E)	Schlag auf Achillessehne N. tibialis	Kontraktion Gastrocnemius N. tibialis	L5-S2
Akkomodationsreflex(F)	Kap. 7		
Babinski-Reflex (F, pathologisch)	Kap. 14		
Bauchhautreflex (F)	Reizung (Nadel) der Haut von der lateralen Bauchwand zur Mitte hin	Kontraktion der Bauchmuskeln	
	Rr. cutanei laterales und anteriores der Nn. intercostales	Nn. intercostales	Th8-9 Th10-11 Th11-12
Beuge(Kniegelenk)-reflex (E)	Schlag Sehne Bizeps femoris N. ischiadicus	Beugung im Knie N. ischiadicus	L4-S3
Bizepssehnenreflex (E)	Schlag auf Bizepssehne N. musculocutaneus	Kontraktion Bizeps N. musculocutaneus	C5-C6

Tabelle 19.1: Fortsetzung

Name	Reiz Afferentes Neuron im …	Reaktion Efferentes Neuron im …	Segmenthöhe Ursprung der Efferenz
Blasenreflex (F)	Füllung Blase N. splanchnici lumbales	Erschlaffung Sphincter N. splanchnici pelvici	L1-3 S2-4
Carotissinusreflex (F)	Druck auf Carotissinus N. glossopharyngeus	Verlangsamung Herzschlagfrequenz, Blutdruckabfall N. vagus	Hirnstamm
Cornealreflex (F)	Berührung Cornea N. trigeminus	Kontraktion M. orbicularis oculi N. facialis	Hirnstamm
Cremasterreflex (F)	Bestreichen der Innenseite des Oberschenkels N. obturatorius	Kontraktion M. cremaster R. genitalis	L1-2
Deltoideusreflex (E)	Schlag Spina scapulae N. axillaris	Zuckung des M. deltoideus N. axillaris	C5-7
Fingerbeugereflex (E)	siehe unten bei Radius-Periostreflex oder Pronatorreflex		
Fußsohlenreflex (E)	Druck auf äußeren Fußrand N. tibialis	Plantarflexion der Zehen N. tibialis	S1-2
Gaumensegelreflex (F)	Berührung Gaumen N. trigeminus	Hebung Gaumensegel Nn. vagus, glossopharyngeus	Hirnstamm

Reflex	Auslösung	Reaktion	Lokalisation
Hustenreflex (F)	Reizung Schleimhäute Trachea, Bronchien N. vagus	Husten Kehlkopfmuskulatur, alle exspirator. Muskeln, Bauchmuskulatur Nn. vagus, intercostales, Nn. hypogastricus und ilioinguinalis, thoracodorsalis	Hirnstamm, Rückenmark
Knips-Reflex	kurze Extension der Finger 3, 4	wie Trömner-Reflex	
Masseterreflex (E)	Schlag auf Protuberantia mentalis N. trigeminus	Anheben des Unterkiefers N. trigeminus	Hirnstamm
Mayerscher Grundgelenkreflex (F)	Druck auf Grundphalanx der 4. und 5. Finger N. ulnaris	tonische Adduktion des Daumens N. ulnaris	C8-Th1
Mendel-Bechterew – Reflex (E)	Schlag von dorsal auf Fußgewölbe N. tibialis	Plantarflexion der Zehen N. tibialis	S1-S3
Niesreflex (F)	Reizung Nasenschleimhaut N. trigeminus	Niesen Nn. trigeminus, facialis, glossopharyngeus, vagus, Spinalnerven	Hirnstamm, oberes Rückenmark
Okulo-kardialer Reflex (F)	Druck auf Augapfel N. trigeminus	Reduktion Herzschlagfrequenz N. vagus	Hirnstamm

Tabelle 19.1: Fortsetzung

Name	Reiz Afferentes Neuron im …	Reaktion Efferentes Neuron im …	Segmenthöhe Ursprung der Efferenz
Patellarsehnen- reflex (E)	Schlag auf Patellarsehne N. femoralis	Kontraktion M. quadriceps N. femoralis	L2-L4
Pectoralisreflex (E)	Schlag Insertion M. pectoralis N. pectoralis	Adduktion, Innenrotation N. pectoralis	C5-Th1
Pronatorreflex (E)	Schlag gegen Proc. styloideus radii N. medianus	kurze Pronation N. medianus	C6-C7
Pupillenreflex (F)	Kap. 7		
Radiusperiostreflex (E)	Schlag auf distalen Radius N. radialis	Kontraktion Mm. bizeps und brachioradialis N. radialis	C5-C6
Tibialis posterior – Reflex (E)	Schlag auf Sehne des Tibialis posterior N. tibialis	Supination des Fußes N. tibialis	S1-S3
Trömner-Reflex (E,F)	kurze Extension der gebeugten Finger 2-5 Nn. medianus, ulnaris	kurze Beugung aller Finger einschl. Daumen Nn. medianus, ulnaris	C6-Th1
Trizepssehnen – Reflex (E)	Schlag auf Tricepssehne über Olecranon N. radialis	Kontraktion M. triceps N. radialis	C6-C7

Würgreflex (F)	Berührung Gaumen-Rachen-region N. trigeminus	Würgen Nn. vagus, glossopharyngeus	Hirnstamm
vestibulo-okulärer Reflex (F)	passive Kopfdrehungen N. vestibulocochlearis	Gegenbewegung der Bulbi Nn. oculomotorius, trochlearis und abducens	Hirnstamm
ziliospinaler Reflex (F)	Kneifen der Haut in Höhe Trapeziusrand Nn. occipitales major und minor, auricularis magnus	Erweiterung beider Pupillen M. dilatator pupillae Nn. ciliares longi aus dem G. cervicale superius	Centrum ciliospinale C8-Th2

Teil V

Molekulare Grundlagen der Funktion

20 Transmitter und Rezeptoren

Übersicht

▶ Transmitter ermöglichen die chemische Signalübertragung
▶ Der Transmitternachweis läßt verschiedene neuronale Systeme erkennen, die unterschiedliche Hirnregionen zu neuen Funktionseinheiten zusammenfassen
▶ Azetylcholin ist an unterschiedlichen Funktionen wie Motorik, vegetative Regulation, Lernen und Gedächtnis beteiligt
▶ Katecholamine sind von besonderer Bedeutung für das sympathische Nervensystem und für die extrapyramidale Motorik
▶ Dopamin ist eine wichtige Substanz für die zentrale Wirkung natürlicher, als belohnend empfundener Reize und für die Wirkung von Drogen wie Opiaten, Kokain und Alkohol
▶ Serotonin wirkt auf die Regulation von Körpertemperatur, Blutdruck, endokriner Aktivität, Eß- und Sexualverhalten, Erbrechen, Nozizeption und Motorik ein
▶ Glutamat ist der wichtigste exzitatorische Transmitter des Zentralnervensystems
▶ GABA ist der wichtigste inhibitorische Transmitter des Zentralnervensystems
▶ Peptide kommen in allen Abschnitten des Nervensystems vor
▶ Rezeptoren bestimmen die Wirkung von Transmittern bei der Erregungsübertragung

Die Grundlage der Erregungsübertragung im Nervensystem ist die durch ein Aktionspotential ausgelöste Freisetzung, der *Release* von chemischen Botenstoffen, sog. *Transmittern*, aus dem präsynaptischen Axonende. Die Transmitter wirken dann nach Ausbreitung im synaptischen Spalt an prä- und/oder postsynaptischen *Rezeptoren*, an denen sie eine Bindung eingehen, die nicht kovalent ist. Diese Rezeptoren sind integrale Proteine der Zellmembran und ragen mit ihrer einen Seite in den Extrazellularraum, mit ihrer anderen Seite erreichen sie den Intrazellularraum. Während die Wirkung von Transmittern auf Gliazellen noch wenig verstanden ist, wurden in den letzten Jahren zahlreiche Kenntnisse über die Effekte von Transmittern auf neuronale und muskuläre Rezeptoren erarbeitet.

Transmitter ermöglichen die chemische Signalübertragung

Verschiedene, relativ kleine Moleküle, z. B. *Azetylcholin, Aminosäuren* und *Monoamine*, können als Transmitter wirken (Abb. 20.1). Außerdem sind größere Moleküle, sog. *Neuropeptide*, bei der Erregungsübertragung von Bedeutung. Um jedoch eine chemische Substanz als Transmitter zu klassifizieren, müssen bestimmte Kriterien über einen reinen Nachweis ihres Vorkommens in Neuronen und synaptischen Vesikeln hinaus erfüllt sein. Dies ist besonders wichtig bei Molekülen, die auch im Intermediärstoffwechsel einer Zelle vorkommen. Dazu zählen z. B. Glutamat, Aspartat, Glyzin und γ-Aminobuttersäure (GABA). Unter den zahlreichen Kriterien, die erfüllt werden müssen, bevor die Transmittereigenschaft eines Moleküls angenommen werden kann, sind folgende besonders wichtig:

- Das präsynaptische Neuron muß den vermutlichen Transmitter synthetisieren und muß daher über die dafür notwendigen Enzyme (Tabelle 20.1) verfügen. Dies kann durch biochemische und immunhistochemische Methoden sowie durch In-situ-Hybridisierung nachgewiesen werden. Es stehen Antikörper gegen die Transmitter selbst oder ihre synthetisierenden Enzyme zur Verfügung, so daß Lokalisationsstudien auf licht- und elektronenmikroskopischer Ebene möglich sind.

- Der vermutliche Transmitter muß in den Axonterminalen präsynaptisch nachweisbar sein. Der Nachweis kann ebenfalls durch biochemische oder immunhistochemische Techniken erfolgen.

- Das Axonterminal muß den vermutlichen Transmitter unter pharmakologisch definierten Bedingungen freisetzen.

- Die direkte Applikation des vermutlichen Transmitters muß am postsynaptischen Neuron die gleiche Reizantwort auslösen, die auch durch eine elektrische Stimulation des präsynaptischen Neurons bewirkt wird. Dies kann durch eine Kombination pharmakologischer und elektrophysiologischer Techniken überprüft werden. Wichtig ist, daß diese Reaktion durch Substanzkonzentrationen ausgelöst wird, wie sie auch bei Stimulation des präsynaptischen Neurons freigesetzt werden.

- Die Wirkung des vermutlichen Transmitters muß durch andere chemische Substanzen *(kompetitive Antagonisten)* in einer dosisabhängigen Weise blockierbar sein.

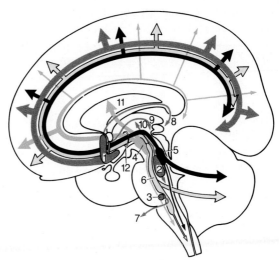

Abb. 20.1. Schematische Darstellung des Ursprungs der cholinergen und monoaminergen Transmittersysteme und ihrer wichtigsten Projektionsbahnen.

Cholinerges System (Rot):
1 Basales Vorderhirn mit Nucleus medialis septi, diagonalem Band von Broca, Substantia innominata mit Nucleus basalis Meynert (Ch1–Ch4)
2 Area tegmentalis dorsolateralis mit Nuclei parabrachiales und Griseum centrale (Ch 5–Ch6)
3 Nuclei periolivares
7 Fasciculus olivocochlearis (Rasmussen-Bündel)
8 Tractus septohippocampalis
9 Stria terminalis
10 Faserbündel zum Thalamus

Dopaminerges System (Blau):
4 Area tegmentalis ventralis mit Substantia nigra pars compacta und retrorubralem Feld (A8–A10)
11 Tractus nigrostriatalis
12 mediales Vorderhirnbündel

Noradrenerges System (Schwarz):
5 Locus coeruleus mit ventrolateraler Formatio reticularis, Nucleus solitarius, Oliva superior und Nucleus subcoeruleus (A1–A7)
12 mediales Vorderhirnbündel

Serotoninerges System (Gelb):
6 Raphekerne (B1–B9)
12 mediales Vorderhirnbündel

Tabelle 20.1: Die wichtigsten klassischen Transmitter mit ihren Synthese- und Abbauenzymen im Nervensystem des Menschen

Transmitter	Syntheseenzym	Abbauenzym
Acetylcholin (ACh)	Cholinacetyltransferase (ChAT)	Acetylcholinesterase (AChE)
Monoamine		
– *Katecholamine*		
Dopamin	DOPA-decarboxylase	Monoaminooxidase (MAO)
Noradrenalin (Nor-nephrin, NE)	Dopamin-β-hydroxylase (DBH)	Monoaminooxidase (MAO)
Adrenalin	Phenylethanolamin-N-methyltransferase (PNMT)	Monoaminooxidase (MAO)
– *Indolamine*		
Serotonin (5-Hydroxytryptamin, 5-HT)	Tryptophan-5-hydroxylase	Monoaminooxidase (MAO)
Histamin	Histidindecarboxylase Histaminmethyltransferase	
Aminosäuren		
Glutamat	Glutaminase (?)	Uptake (?)
Aspartat	Aspartattransaminase (?)	Uptake (?)
GABA	Glutamatdecarboxylase (GAD)	GABA-transaminase (GABA-T)
Glycin	Serin-hydroxymethyl-transferase (SHMT)	?

- Es müssen Enzyme oder Transportmechanismen vorhanden sein, die den Transmitter im Synapsenspalt inaktivieren oder ihn wieder aus dem Spalt entfernen (*Uptake* in Neurone oder Gliazellen), um eine zeitlich begrenzte Wirkung, wie sie für die Erregungsübertragung *(Neurotransmission)* notwendig ist, zu ermöglichen.
- Es müssen Rezeptoren für den Transmitter auf der prä- und/oder postsynaptischen Seite nachweisbar sein. Lokalisation und Konzentration von Rezeptoren können im Rahmen anatomischer Studien mit autoradiographischen oder immunhistochemischen Methoden nachgewiesen werden.

Keines der hier genannten Kriterien allein genügt, um definitiv die Transmittereigenschaft eines Moleküls feststellen zu können. Nur die Erfüllung aller oder der meisten Kriterien ist dafür ausreichend. Da ständig neue Substanzen mit vermutlichen Transmittereigenschaften gefunden werden, ist eine vollständige Aufzählung aller Transmitter nicht möglich. Hier wird eine tabellarische Übersicht über die wichtigsten, heute als vermutliche oder sichere Transmitter akzeptierten Substanzen gegeben. Dabei unterscheidet man *klassische Transmitter* (s. Tabelle 20.1), die im Axonterminal synthetisiert werden, und kurze, schnell eintretende Effekte auslösen *(Transmitter im engeren Sinne)* von *Peptiden* (Tabelle 20.2), die im Perikaryon synthetisiert werden und langsame, langanhaltende Effekte vermitteln *(Neuromodulatoren)*.

Klassische Transmitter und Neuromodulatoren können zusammen im selben Axonterminal auftreten *(Kolokalisation)*. Wahrscheinlich können auch mehrere klassische Transmitter in einem Terminal vorkommen. Durch diese Befunde ist das lange Zeit gültige *Dale-Prinzip*, nach dem ein Neuron immer nur eine Botensubstanz synthetisiert, in Frage gestellt und mindestens für die Kombination Transmitter/Peptid außer Kraft gesetzt.

> **!** Klassische Transmitter vermitteln die rasche, kurz andauernde Erregungsübertragung, Peptide bewirken eine langsamer eintretende und oft länger anhaltende Neurotransmission.

Außer den in Tabelle 20.1 aufgeführten Enzymen spielt die *Tyrosinhydroxylase* (TH) eine große Rolle bei der Synthese von Katecholaminen. Dieses Enzym wandelt Tyrosin in Dopa um und steht damit am Beginn des gemeinsamen Synthesewegs für alle Katecholamine. Zudem ist es der limitierende Faktor für die Syntheserate dieser Transmittergruppe, weil TH unter Normalbedingungen durch die hohen Konzentrationen des endogenen Tyrosins schon gesättigt ist. Wie aus Tabelle 20.1 hervorgeht, stellen die Syntheseenzyme wesentlich spezifischere Marker für den histochemischen Transmitternachweis dar als die Enzyme der Abbauwege. Azetylcholinesterase ist z. B. nicht nur in cholinergen Neuronen, sondern in vielen anderen Nervenzellen, die sicher kein Azetylcholin enthalten, und auch in nichtneuronalem Gewebe nachweisbar.

Tabelle 20.2: Wichtige Neuromodulatoren und Peptidfamilien mit den Hirnregionen, in denen die höchsten Konzentrationen gefunden werden

Peptid	Hirnregion
Adrenocorticotropes Hormon (ACTH)	Hypothalamus
Atrialer natriuretischer Faktor (ANF)	Hypothalamus, Mesencephalon
Angiotensin II	Hypothalamus, Rückenmark
Cholecystokinin (CCK)	Allo- und Neokortex
Calcitonin-gene-related peptide (CGRP)	Rückenmark
Corticotropin releasing Faktor (CRF)	Hypothalamus, Mesencephalon
Galanin (GAL)	Tractus septohippocampalis
Luliberin (LHRH)	Hypothalamus
Neuropeptid Y (NPY)	Amygdala, Corpus striatum
Neurotensin	Hypothalamus, Amygdala
Oxytocin und Vasopressin	Hypothalamus
Opioide:	
1. Prodynorphin Peptid-Familie:	
– Dynorphin A	Hypothalamus, Corpus striatum
– Dynorphin B	Hypothalamus, Corpus striatum
– α-Neoendorphin	Hypothalamus, Rückenmark
– β-Neoendorphin	Hypothalamus, Rückenmark
2. Proenkephalin Peptid-Familie:	
– Met-enkephalin	Globus pallidus, Substantia nigra
– Leu-enkephalin	Globus pallidus, Substantia nigra
3. Proopiomelanocortin Peptid-Familie:	
– β-Endorphin	Hypothalamus, Thalamus
– α-Melanocytenstimulierendes Hormon (α-MSH)	Hypothalamus, Mesencephalon
– γ-Melanocytenstimulierendes Hormon (γ-MSH)	Hypothalamus
Somatostatin (SOM)	Hypothalamus, Amygdala
Tachykinin Familie:	
– Neurokinin A	Rückenmark
– Neurokinin B	Rückenmark
– Substanz P	Amygdala, Rückenmark
Thyrotropin releasing Hormon (TRH)	Hypothalamus, Nucl. accumbens
Vasoaktives intestinales Polypeptid (VIP)	Allo- und Neokortex

Tabelle 20.2 zeigt die regionale Verteilung von **Peptiden**, die bei der Neurotransmission mitwirken. Peptide spielen z. B. eine Rolle bei Nozizeption (Opioide), Streßmechanismen (Opioide), kardio-vaskulärer Regulation, Atmungsregulation und Hustenreflex (Opioide), Temperaturkontrolle, Sexualverhalten (Opioide), Kontrolle von Eß- (Cholezystokinin, Opioide) und Trinkverhalten (Vasopressin, Tachykinine) und Gedächtnisbildung. Viele andere Neuropeptide sind an der neuroendokrinen Steuerung beteiligt oder wirken auf die Nozizeption ein.

> **!** Neuromodulatoren sind allein oder zusammen mit klassischen Transmittern an der Erregungsübertragung im zentralen und peripheren Nervensystem beteiligt.

Die bereits erwähnte **Kolokalisation** von klassischen Transmittern und Peptiden ist in den verschiedenen Regionen und Zelltypen unterschiedlich (Tabelle 20.3). Dadurch wird eine den Bedürfnissen der Erregungsübertragung am jeweiligen Ort angepaßte Modulation der Wirkung von Neurotransmittern ermöglicht.

Der Transmitternachweis läßt verschiedene neuronale Systeme erkennen, die unterschiedliche Hirnregionen zu neuen Funktionseinheiten zusammenfassen

Manche Transmitter kommen in Nervenzellsomata von wenigen, eng umschriebenen Regionen des Gehirns vor, so daß verschiedene architektonisch definierte Gebiete zu chemisch identifizierten Funktionseinheiten zusammengefaßt werden können *(Chemoarchitektonik)*. Allerdings sind die Perikarya dieser Neurone oft nicht auf zytoarchitektonisch definierte Regionen beschränkt. Sie werden daher in Gruppen mit alphanumerischer Kennung zusammengefaßt. In vielen Fällen überschreiten Perikarya mit einem bestimmten Transmitter die Grenzen der zytoarchitektonischen Regionen oder füllen diese nicht vollständig aus.

> **!** Zytoarchitektonische und chemoarchitektonische Gliederungen führen meist nicht zu einer Definition identischer Struktureinheiten.

Tabelle 20.3: Häufige Kolokalisationskombinationen von klassischen Transmittern mit Neuropeptiden und ihre nachgewiesenen Lokalisationen

Transmitter	Neuropeptid	Lokalisation
Azetylcholin	Substanz P	aufsteigende Faserbahnen aus dem Rhombencephalon
	VIP	vegetative Ganglien, Kortex
	Enkephalin	präganglionäre sympathische Neurone
	Galanin	Tractus septohippocampalis
	CGRP	Hirnnervenkerne
GABA	Enkephalin	Corpus striatum, Amygdala
	VIP	Kortex
	β-Endorphin	Corpus striatum, Amygdala
	Somatostatin	Hippocampus, Neokortex
	CCK	Hippocampus, Neokortex
	Substanz P	Nucll. gracilis und cuneatus
Dopamin	CCK	Area tegmentalis ventralis
	Neurotensin	Hypothalamus
Noradrenalin	Somatostatin	sympathische Ganglien
	Enkephalin	Ganglion cervicale superius
	Neurotensin	Locus coeruleus
	NPY	sympathisches Nervensystem
	Vasopressin	Locus coeruleus
Serotonin	Substanz P	Nucll. raphe, Rückenmark
	CCK	Rhombencephalon, Rückenmark
	Enkephalin	Nucll. raphe, Rückenmark
	TRH	Rhombencephalon, Rückenmark

Durch die von einzelnen Perikarya ausgehenden, extrem langen und verzweigten Axone können manchmal nahezu alle Gebiete des ZNS von einem Transmitter und einer relativ kleinen Region beeinflußt werden. Im folgenden sollen neuronale Systeme deshalb unter dem Gesichtspunkt der Transmitterspezifität dargestellt werden. Die Betrachtung des Nervensystems unter diesem Gesichtspunkt hat in den letzten Jahren in Klinik und Forschung eine besondere Bedeutung erlangt, da neurologische Erkrankungen oft als Folge von Störungen eines oder mehrerer Transmitterssysteme verstanden werden können.

Azetylcholin ist an unterschiedlichen Funktionen wie Motorik, vegetative Regulation, Lernen und Gedächtnis beteiligt

α- und γ-Motoneurone im Vorderhorn des Rückenmarks und die Neurone der motorischen Hirnnervenkerne, alle präganglionären sympathischen und parasympathischen sowie alle postganglionären parasympathischen Neurone, die Nuclei periolivares (Ursprungskerne des Rasmussen-Bündels; s. Kap. 8), die Area tegmentalis dorsolateralis (Ch 5–Ch 6) des Rhombencephalons und vier Kerngruppen (Ch 1–Ch 4), die zum basalen Vorderhirnkomplex zusammengefaßt werden, enthalten Azetylcholin als Transmitter. Motoneurone setzen Azetylcholin aus der motorischen Endplatte frei und bewirken dadurch eine Kontraktion der quergestreiften Skelettmuskulatur. Der Release von Azetylcholin aus präganglionären vegetativen Neuronen führt zu einer Exzitation der postganglionären Neurone. Die Wirkung des von postganglionären parasympathischen Nervenzellen freigesetzten Azetylcholins auf die Erfolgsorgane wurde in Kap. 18 besprochen. Azetylcholin hat im ZNS keine einheitliche Funktion. Seine Wirkung ist von der jeweiligen Zielzelle und ihrem Rezeptorbesatz abhängig. So sind inhibitorische und exzitatorische Effekte beschrieben worden, die durch diesen Transmitter vermittelt werden. Die Lage und Projektionen der cholinergen Gebiete Ch 1–Ch 6 sind in Abb. 20.1 und Tabelle 20.4 dargestellt. Neben diesen cholinergen Systemen mit langen Projektionsbahnen gibt es noch cholinerge Intereurone in Corpus striatum und Nucleus accumbens. Gegenwärtig ist es noch umstritten, ob cholinerge Interneurone auch im Cortex des Menschen vorkommen.

> **!** Rückenmark, Rhombencephalon, basales Vorderhirn und Corpus striatum enthalten cholinerge Neurone. Cholinerg sind auch die präganglionären sympathischen und die prä- und postganglionären parasympathischen Neurone.

Klinik

Eine ausgeprägte Degeneration des cholinergen Systems vom basalen Vorderhirn bis zum Cortex wird regelmäßig beim Morbus Alzheimer gefunden. Besonders schwer betroffen ist dabei der Nucleus basalis Meynert. Diese Erkrankung führt zu einer fortschreitenden Demenz.

Tabelle 20.4: Ursprungsgebiete und Projektionen der cholinergen Gebiete Ch1-Ch6

Ursprung	Faserbahn	Zielgebiet
Basales Vorderhirn:		
Mediales Septum (Ch1)	(aus Ch1-3) Stria terminalis → Tractus habenulo-interpeduncularis	Nucl. inter-peduncularis
Diagonales Band von BROCA,vertikaler Teil (Ch2)		Area tegmentalis ventralis, Nucl. medialis habenulae
	(aus Ch1-2) Fornix	Hippocampus
	(aus Ch2)	Lateraler Hypotha-lamus
Diagonales Band von BROCA, horizontaler Teil (Ch3)	(aus Ch3)	Bulbus olfactorius
Nucl. basalis MEYNERT (Ch4)	(aus Ch4) ventrales amygdalo-fugales Bündel	Amygdala
	(aus Ch4)	Kortex
Area tegmentalis lateralis: (Ch 5-6)	Fasciculus tegmentalis dorsalis, aufsteigender Schenkel	Basales Vorderhirn, Kortex,Thalamus, Hypothalamus, Nucl. inter peduncu-laris
	absteigender Schenkel	Mediale Zone der Formatio reticularis

Katecholamine sind von besonderer Bedeutung für das sympathische Nervensystem und für die extrapyramidale Motorik

Katecholaminsynthetisierende Zellkörper (mit Ausnahme der adrenalinhaltigen Neurone) sind schon am ungefärbten Hirnschnitt an ihrer dunklen Färbung erkennbar, die durch einen hohen Melaninpigmentgehalt bedingt ist. Dies gilt vor allem für den Locus coeruleus (Noradrenalin) und die Substantia nigra (Dopamin). Außer in diesen beiden Gebieten kommen katecholaminhaltige Zellkörper aber noch in zahlreichen anderen Regionen vor. Die Benennung von 1 bis 16 folgt dabei einer kaudorostralen Sequenz. Die Gebiete A 1–A 2, A 4–A 7 (die Gruppe A 3 konnte nur bei der Ratte nachgewiesen werden) bestehen aus noradrenergen, die Gebiete A 8–A 16 aus dopaminergen und C 1–C 2 aus adrenergen Neuronen. Tabelle 20.5 und Abb. 20.1 geben zusammenfassende Übersichten über die katecholaminergen Systeme.

 Die Perikarya katecholaminerger Neurone finden sich vor allem im Rhombencephalon.

Adrenalin beeinflußt als neuronaler Transmitter über Freisetzung im Hypothalamus die Oxytozin- und Vasopressinsekretion sowie die Regulation der Nahrungsaufnahme und über seine Freisetzung in den Nuclei solitarius und dorsalis nervi vagi Blutdruck und Atmung. *Noradrenalin*haltige Axone finden sich in zahlreichen Faserbahnen. Diese Bahnen wurden von den ersten Untersuchern jedoch mit eigenen Namen belegt, was eine Übertragung in das System „klassischer" neuroanatomischer Bahnen erschwert. So bezeichnet der Begriff *dorsales noradrenerges Bündel* den größeren, noradrenergen Anteil des *Fasciculus tegmentalis dorsalis*, einer Faserbahn, die im kaudalen Bereich zusammen mit absteigenden, nicht-noradrenergen Fasern des Tractus rubroolivaris im Tractus tegmentalis centralis liegt und rostral im medialen Vorderhirnbündel *(Fasciculus telencephalicus medialis)* aufgeht. Der Fasciculus tegmentalis dorsalis enthält außerdem Anteile von cholinergen (s. Tabelle 20.4) und adrenergen Axonen. Außerdem geht in dieser Faserbahn auch ein zweites noradrenerges Fasersystem, der *rostrale Schenkel der dorsalen periventrikulären Faserbahn* auf. Das *ventrale noradrenerge Bündel*, das aus den Gebieten A 1–A 2, A 5 und A 7 seine Fasern bezieht, kann nicht vom dorsalen noradrenergen Bündel abgetrennt werden und liegt ebenfalls in der zentralen Haubenbahn. Das noradrenerge System wirkt an der kardiovaskulären Kontrolle und der Steuerung der Atmung mit. Es soll streßdämpfende Funktion haben, beeinflußt die neuroendokrinen Funktionen des Hypothalamus-Hypophysen-Systems und steigert insgesamt das Aufmerksamkeitsniveau („arousal"-Reaktion) des gesamten Cortex. Es kann durch alle sensorischen Reize stimuliert werden.

Tabelle 20.5: Lagebeziehungen und Projektionen der katecholaminergen Gebiete A1-A16 und C1-C2

Lagebeziehung	Faserbahn	Zielgebiet
Adrenalin:		
Ventrolaterale Formatio reticularis (C1) („Vasopressor Region") Nucl. solitarius (C2)	Fasciculus tegmentalis ventralis	Nucl. intermediodorsalis des Rücken marks, Nucl. dorsalis n. vagi, Nucl. solitarius, Locus coeruleus, Griseum centrale, Hypothalamus
Noradrenalin:		
Ventrolaterale Formatio reticularis (A1) Nucl. solitarius (A2) Locus coeruleus (A4, A6) Oliva superior (A5) Nucl. subcoeruleus (A7)	Tractus tegmentalis centralis → Fasciculus telencephalicus medialis	gesamtes Zentralnervensystem
Dopamin:		
Mesencephalon:		
– Retrorubrales Feld (A8)	Tractus nigrostriatalis	Corpus striatum
– Substantia nigra, pars compacta (A9)	Tractus nigrostriatalis	Corpus striatum
– Area tegmentalis ventralis (A10)	Fasciculus telencephalicus medialis	Präfrontaler, zingulärer und entorhinaler Kortex, Hippocampus, Amygdala, Nucl. accumbens, Septum
Hypothalamus:		
– Subependymale Zone (A11)		Hypothalamus, laterales Septum
– Nucl. arcuatus (A12)		Eminentia mediana
– Nucl. posterior (A13)		Hypothalamus, laterales Septum
– Nucl. periventricularis (A 14)		Laterales Septum
– Nucll. supraopticus et paraventricularis (A15)		Hypothalamus
Telencephalon:		
– Bulbus olfactorius (A16)		Bulbus olfactorius
– Weiße Substanz und Kortex		Kortex

Bei *Morbus Alzheimer* treten im Locus coeruleus oft noch ausgeprägtere Degenerationen auf als im cholinergen System (s. oben). Angesichts der Abhängigkeit des gesamten Cortex von der noradrenergen Innervation aus dem Locus coeruleus trägt eine Degeneration dieses Gebiets sicherlich zu der sich in schwerer Demenz auswirkenden kortikalen Minderleistung bei dieser Erkrankung bei. Auch bei *Depression* wird mit einer eingeschränkten Funktion des noradrenergen Systems gerechnet, da die Gabe von Pharmaka, die die Rückaufnahme von Noradrenalin hemmen und so die extrazelluläre Konzentration dieses Transmitters erhöhen, depressive Symptome bessern kann.

Dopamin wird auch in Fasern gefunden, die zum Rückenmark absteigen. Sie entspringen in den hypothalamischen Gruppen A 11 und/oder A 13 und gelangen über den *Fasciculus longitudinalis dorsalis Schütz* nach kaudal. Im Rückenmark enden sie in den äußeren Laminae des Hinterhorns und im *Nucleus intermediolateralis* des Seitenhorns. Die in Tabelle 20.5 dargestellten Projektionen des dopaminergen Systems stehen in Einklang mit der Wirkung dieses Transmitters auf die Freisetzung von Hypophysenhormonen – insbesondere *Prolaktin* – die von der *Eminentia mediana* aus gesteuert wird. Die klinisch wichtigste Funktion des Dopamins kann durch die Verbindung der mesenzephalen Zellgruppen mit dem Corpus striatum über den *Tractus nigrostriatalis* erklärt werden (s. Kap. 14). Dopamin wirkt dabei fördernd auf die willkürliche Umschaltung motorischer Programme. Dopaminausfall oder -mangel wird zu Bewegungsarmut *(Akinesie)* und Starre *(Rigor)* führen.

Die klinisch wichtigste Erkrankung des dopaminergen Systems ist der *Morbus Parkinson*. Die Patienten zeigen die Kardinalsymptome Akinesie, Tremor und Rigor. Der Dopamingehalt des Corpus striatum ist bis auf 10 % des Normalwertes erniedrigt, und die dopaminergen Neurone der Substantia nigra sind im Endstadium fast vollständig verschwunden. Diese Degeneration des dopaminergen, nigrostriatalen Systems ist für das Symptom der Akinesie und partiell auch für den Tremor verantwortlich. Die Gabe von L-Dopa, dem Vorläufer von Dopamin, kann die motorischen Störungen bei Parkinson-Kranken deutlich verbessern. Bei Morbus Parkinson treten manchmal auch Degenerationen in der Area tegmentalis ventralis auf. In diesen Fällen tritt als weiteres Symptom eine Demenz auf, die aus den Verbindungen dieses Gebiets zu neo- und allokortikalen Gebieten erklärt werden kann. Störungen des dopaminergen Systems werden auch mit dem Auftreten von *Schizophrenie* und halluzinatorischen Psychosen in Zusammenhang gebracht.

Dopamin ist eine wichtige Substanz für die zentrale Wirkung natürlicher, als belohnend empfundener Reize und für die Wirkung von Drogen wie Opiaten, Kokain und Alkohol

Bestimmte Reize werden vom ZNS als angenehm und als Belohnung *(„reward")*, empfunden. Dieser Reward-Mechanismus ist von der Freisetzung des Dopamins abhängig und führt zu einem Verhalten, bei dem diese Reize immer häufiger gesucht werden. Letztlich kann eine Abhängigkeit des Organismus von diesen Reizen auftreten, die zu einer Steigerung der Reizzufuhr führt. Da auch bestimmte Substanzen, wie Opiate, Kokain und Alkohol natürliche Reize bei der Auslösung dieses Mechanismus ersetzen können, wird der Reward-Mechanismus heute als neurobiologische Grundlage der Drogenabhängigkeit angesehen.

Die anatomischen Grundlagen für den Reward-Mechanismus sind in dem Teil des dopaminergen Systems zu sehen, der in der *Area tegmentalis ventralis* seinen Ursprung hat und zum *Nucleus accumbens* und dem *medialen präfrontalen Cortex* aufsteigt (s. Tabelle 20.5), dem **mesokortikolimbischen System**. Stimulierung dieser Hirngebiete, gesteigerte Dopaminfreisetzung und Blockade des serotoninergen Systems steigern den Reward-Mechanismus; Blockade der Dopaminwirkung durch Rezeptorantagonisten oder Denervation hemmen diesen Vorgang und führen zu Erscheinungen, die mit Entzugsphänomenen verglichen werden können. In der Area tegmentalis ventralis (VTA) werden dopaminerge Neurone durch GABAerge Interneurone gehemmt. Diese Interneurone besitzen µ-Rezeptoren (Tabelle 20.6) für Opioide. Durch die Freisetzung von Opioiden werden die Interneurone hyperpolarisiert. Dies führt zu einer Disinhibition der dopaminergen Neurone und damit zum Auslösen des Reward-Mechanismus. Kokain dagegen hemmt den Uptake von Dopamin, der über Dopaminrezeptoren (Tabelle 20.6) vermittelt wird, und steigert so die dopaminerge Erregungsübertragung. Diese wird auch über bisher nicht ausreichend bekannte Mechanismen durch Alkohol gesteigert. Alkohol erhöht die Aktivität der dopaminergen Neurone in VTA und den extrazellulären Dopaminspiegel im Nucleus accumbens.

Tabelle 20.6: Die wichtigsten Transmitter, ihre Rezeptoren und deren Wirkung

Transmitter	Rezeptor	Wirkung
Acetylcholin	muskarinisch (mAChR)	Exzitation, Inhibition
	nikotinisch (nAChR)	Exzitation
Glutamat	NMDA	Exzitation, synaptische Plastizität
	AMPA	Exzitation
	L-AP4	Hemmung der Glutamatfreisetzung
	Kainat	Exzitation
	metabotroper Rezeptor	Zunahme der Erregbarkeit
GABA	GABA$_A$	schnelle Inhibition
	GABA$_B$	langsame Inhibition
Noradrenalin	α1	Zunahme der Erregbarkeit
	α2	Abnahme der Erregbarkeit
	β1	Zunahme der Erregbarkeit
	β2	Zunahme der Erregbarkeit
Dopamin	D$_1$	Zunahme der Erregbarkeit
	D$_2$	Abnahme der Erregbarkeit
Serotonin	5-HT$_1$	Inhibition
	5-HT$_2$	Zunahme von Inhibition und Exzitation
Opioide	δ (Enkephalin)	Inhibition
	$\varkappa$ (Prodynorphin)	Inhibition
	μ (β-Endorphin)	Inhibition

Serotonin wirkt auf die Regulation von Körpertemperatur, Blutdruck, endokriner Aktivität, Eß- und Sexualverhalten, Erbrechen, Nozizeption und Motorik ein

Neuronale Zellkörper mit dem Transmitter Serotonin kommen im medianen Bereich des Rhombencephalons vom Pedunculus cerebellaris cranialis bis hinab zur Pyramidenbahnkreuzung vor. Obwohl diese Perikarya überwiegend auf zytoarchitektonisch definierbare Zellgruppen, die *Nuclei raphe*, beschränkt bleiben (s. Abb. 20.1), gibt es doch wie bei den katecholaminhaltigen Somata Verteilungsmuster, die durch eine architektonische Gliederung nicht befriedigend erfaßt werden können. Außerdem sind kei-

Tabelle 20.7: Lagebeziehungen und Projektionen der serotoninergen Gebiete B1-B9

Lagebeziehung	Faserbahn	Zielgebiet
Nucl. raphe pallidus (B1)	Bulbospinales serotoninerges Bündel	Graue Substanz des Rückenmarks
Nucl. raphe obscurus (B2)	Pedunculus cerebellaris medius,	Cerebellum
	Bulbospinales serotoninerges Bündel	Graue Substanz des Rückenmarks
Nucl. raphe magnus (B3)	Dorsales serotoninerges Bündel	Tectum, Griseum centrale, Formatio reticularis, Nucll. solitarius, dorsalis n. vagi und spinalis n. trigemini
	Bulbospinales serotoninerges Bündel	Graue Substanz des Rückenmarks
Zwischen Nucl. vestibularis medialis und Nucl. prepositus hypoglossi (B4)	?	?
Nucl. raphe pontis (B5)	Pedunculus cerebellaris medius	Locus coeruleus, Formatio reticularis, Cerebellum
Nucl. centralis superior BECHTEREW (= Nucl. raphe medianus) (B6, B8)	ventrales und dorsales serotoninerges Bündel,	Locus coeruleus, Area tegmentalis ventralis, Formatio reticularis, Hypothalamus, Hippocampus
Nucl. raphe dorsalis (B7)	ventrales und dorsales serotoninerges Bündel	Locus coeruleus, Formatio reticularis, Nucl. interpeduncularis, Substantia nigra, Habenula, Thalamus, Corpus striatum, Allo- und Neokortex
Umgebung des Lemniscus medialis im Mesencephalon (B9)	?	?

neswegs alle Perikarya dieser Kerngebiete mit Serotonin ausgestattet. Deshalb werden auch hier die einzelnen serotoninergen Zellgruppen durch eine alphanumerische Nomenklatur (B 1–B 9) definiert (Tabelle 20.7). Die Axone dieser Perikarya projizieren in das gesamte ZNS.

> Die Zellkörper serotoninerger Neurone kommen nur im Bereich des Rhombencephalons vor.

Serotonin beeinflußt Hirndurchblutung und Schlafregulation, hemmt präganglionäre sympathische Neurone im Rückenmark sowie dopaminerge und noradrenerge Neurone, wirkt hemmend auf die Nozizeption im Hinterhorn des Rückenmarks und erregt spinale Motoneurone. Serotonin ist auch an zahlreichen weiteren Funktionen wie Eß- und Sexualverhalten, Blutdruck- und Körpertemperaturregulation und Erbrechen modulierend beteiligt.

> **Klinik**
> Serotonin wird auch eine Rolle bei der *endogenen Depression* zugesprochen, da die Konzentration dieses Transmitters im Liquor cerebrospinalis bei Erkrankung erniedrigt ist.

Das *ventrale serotoninerge Bündel* gibt Fasern in die Tractus habenulointerpeduncularis und mamillothalamicus sowie die Stria medullaris zum Nucleus habenularis medialis, Thalamus und Corpus mamillare ab und mündet im lateralen Hypothalamus in den Fasciculus telencephalicus medialis (mediales Vorderhirnbündel) ein. Weitere serotoninerge Fasern aus dem ventralen Bündel ziehen über das ventrale amygdalofugale Bündel via Ansa peduncularis zur Amygdala und Corpus striatum und gelangen durch die Capsula externa zum Neocortex. Andere Fasern ziehen durch die Stria terminalis zur Amygdala und über Cingulum und Fornix zum Hippocampus. Das *dorsale serotoninerge Bündel* schickt Fasern in die Fasciculi longitudinales dorsalis Schütz und medialis und in das mediale Vorderhirnbündel.

Glutamat ist der wichtigste exzitatorische Transmitter des Zentralnervensystems

Glutamat kommt als Transmitter in den meisten, exzitatorischen Projektionsneuronen des ZNS vor. Neurone mit hohen Glutamatkonzentrationen sind Pyramidenzellen des Allo- und Neocortex, Körnerzellen der Kleinhirnrinde, Rezeptorzellen der Retina, bipolare und amakrine Zellen sowie Ganglienzellen der Retina.

Vom *Neocortex* ausgehende, glutamaterge Faserbahnen sind die Tractus corticostriatalis (zum Corpus striatum und Nucleus accumbens), corticothalamicus (zum Thalamus), corticotectalis (zum Colliculus cranialis), corticonigralis (zur Substantia nigra), corticorubralis (zum Nucleus ruber) und corticopontinus (zu den Nuclei pontis).

Besonders detaillierte Kenntnisse liegen über die glutamatergen Systeme im *Hippocampus* vor. Der von der Area entorhinalis in den Hippocampus ziehende *Tractus perforans* enthält Glutamat, ebenso die Projektionen vom Hippocampus zu lateralem Septum (via Fornix) und vom Subiculum zum Nucleus striae terminalis, zum diagonalen Band von Broca, zu Corpus striatum, Nucleus accumbens und Hypothalamus mit Corpus mamillare. Auch Bahnen innerhalb des Hippocampus sind glutamaterg. Dies gilt vor allem für das *Moosfasersystem* von den Körnerzellen der Fascia dentata zu den Pyramidenzellen von CA3 und für die *Schaffer-Kollateralen* von den CA3-Pyramidenzellen zu den Pyramidenzellen der CA1-Region.

Vom *Bulbus olfactorius* zieht eine glutamaterge Bahn durch den Tractus olfactorius lateralis zur Regio praepiriformis.

Im *Cerebellum* zeigen neben den von den Körnerzellen ausgehenden *Parallelfasern* die im Nucleus olivaris inferior entspringenden *Kletterfasern* Glutamat- bzw. Aspartatimmunreaktivität, ein Hinweis auf den vermutlich glutamatergen Übertragungsmechanismus dieser Projektionssysteme.

Bei *Morbus Alzheimer* ist eine deutliche Erniedrigung der Konzentrationen für Glutamat und Glutamatrezeptoren im Hippocampus gefunden worden. Da die Area entorhinalis über den Tractus perforans den Hippocampus mit glutamatergen Fasern erreicht und die Area entorhinalis bei Morbus Alzheimer besonders früh und stark betroffen ist, könnte eine Degeneration dieses Weges die neurochemischen Befunde erklären. Da der Hippocampus bei Lern- und Gedächtnisfunktionen von großer Bedeutung ist, kann damit gleichzeitig auch die charakteristische Störung des Gedächtnisses bei Alzheimer-Patienten erklärt werden.

GABA ist der wichtigste inhibitorische Transmitter des Zentralnervensystems

GABA kommt überwiegend in Interneuronen, aber auch in langaxonischen Projektionsneuronen im gesamten ZNS vor. Seine Hauptwirkung besteht in einer Hyperpolarisation und damit Hemmung der Zielzelle.

Regionen mit besonders hoher Dichte an GABAergen Neuronen sind graue Substanz des Rückenmarks, Kleinhirnrinde, Nucleus raphe dorsalis, obere Schichten des Colliculus cranialis, Pars reticulata der Substantia nigra, Nucleus reticularis thalami, Corpus striatum sowie Allo- und Neocortex.

> **!** Wegen seiner Wirkung und ubiquitären Verbreitung im ZNS ist GABA der wichtigste inhibitorische Transmitter.

Im *Rückenmark* wirken GABAerge Interneurone inhibitorisch auf die sensorische Erregungsübertragung, da sie präsynaptisch zu primär afferenten Endigungen liegen *(axo-axonale Synapsen)*. Diese Interneurone können afferent von synaptischen Endigungen anderer primär afferenter Neurone erregt werden. Damit kann die Wirkung dieser lokalen synaptischen Verschaltung als *Feed-forward-Inhibition* (s. Abb. 20.2) verstanden werden. Neben diesem Effekt auf sensorische Systeme ist GABA auch für die motorische Funktion wichtig. An GABAergen Interneuronen, den *Renshaw-Zellen*, enden rekurrente Axonkollateralen von Motoneuronen des Vorderhorns und erregen die Interneurone durch synaptische Freisetzung

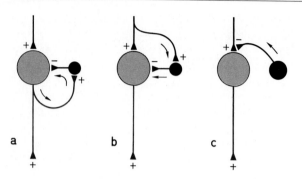

Abb. 20.2 a–c. Schema der neuronalen Verschaltung bei Feed-back- (**a**), Feed-forward-Verschaltung (**b**) und präsynaptischer Inhibition (**c**). *Rot* Projektionsneuron, *schwarz* Interneuron, + Exzitation, – Inhibition

von Azetylcholin. Da die Axone der Renshaw-Zellen vor allem an den Somata und axonalen Initialsegmenten der Motoneurone enden, kommt es dann durch GABA-Freisetzung zu einer starken Hemmung *(Feed-back-Inhibition)* (s. Abb. 20.2) der Motoneurone. Neben GABAergen Renshaw-Zellen kommen im Rückenmark auch häufig Renshaw-Zellen und andere Interneurone mit dem ebenfalls inhibitorisch wirksamen Transmitter *Glyzin* vor.

In der **Kleinhirnrinde** wird GABA in Purkinje-, Golgi-, Stern- und Korbzellen gefunden. Damit kommt es neben Inhibitionen in den intrakortikalen Verschaltungen durch diesen Transmitter zu einer Hemmung der Zielstrukturen der Purkinje-Zellen, den Nuclei cerebellares und vestibularis lateralis.

Im **Nucleus raphe dorsalis** bewirken die GABAergen Zellen eine Inhibition der serotoninergen Neurone.

Die GABAergen Neurone des **Nucleus reticularis thalami** projizieren zu anderen thalamischen Kerngebieten und üben dort einen inhibitorischen Einfluß aus.

Die zahlreichen GABAergen Nervenzellen des **Corpus striatum** sind entweder große, spine-freie Interneurone (ca. 15% der gesamten Neuronenpopulation im Corpus striatum) oder mittelgroße, mit zahlreichen Spines an den Dendriten ausgestattete Projektionsneurone. Die letzteren haben inhibitorische Projektionen zum Globus pallidus und zur Pars reticulata der Substantia nigra. Da diese GABAerge Neurone enthält und zu den dopaminergen Nervenzellen der Pars compacta projiziert, vermittelt der Weg Corpus striatum → Pars reticulata der Substantia nigra → Pars compacta der Substantia nigra eine *Disinhibition*, d. h. Erregung der dopaminergen Neurone. Der direkte striatonigrale Weg bewirkt dagegen Inhibition. Ein zweiter wichtiger Weg, über den eine Disinhibition ausgelöst werden kann, führt von GABAergen Neuronen des Corpus striatum zu Nervenzellen mit demselben Transmitter im Globus pallidus. Die Efferenzen dieser Zellen enden an Projektionsneuronen des Thalamus, die ihrerseits den exzitatorischen, thalamokortikalen Weg bilden. Eine Erregung der GABAergen Corpus-striatum-Neurone wird daher eine Inhibition der inhibitorischen Globus-pallidus-Neurone bewirken. Dies führt wiederum zu einer Aufhebung der inhibitorischen Kontrolle der Thalamusneurone und damit zu einer Exzitation der neokortikalen Zielzellen. Aus diesen Beispielen wird die grundsätzliche Bedeutung der GABAergen Inhibition für eine differenzierte Steuerung der Funktion des Nervensystems deutlich.

Im *medialen Septum* und im *diagonalen Band von Broca* finden sich GABAerge Projektionsneurone, die über den Fornix den Hippocampus und die Area entorhinalis erreichen. Diese kortikalen Regionen des limbischen Systems stehen damit unter inhibitorischer Kontrolle des Septumkomplexes.

Innerhalb von *Allo-* und *Isocortex* finden sich zahlreiche Interneurone (Korbzellen in Hippocampus und Neocortex; Kandelaber-, Double-bouquet-, Martinotti-, neuroglioforme und multipolare, spinefreie Zellen im Neocortex), die GABA als Transmitter synthetisieren. Der immunhistochemische Nachweis von GABA oder seines Syntheseenzyms GAD (s. Tabelle 20.3) hat wesentliche Erkenntnisse zur Struktur des Hippocampus und Neocortex beigetragen. Es konnten z. B. innerhalb des Neocortex GABAerge Boutons nachgewiesen werden, die Kontakte mit Dendritenschäften, Somata und axonalen Initialsegmenten von Pyramidenzellen bilden (s. Abb. 20.3). Da Pyramidenzellen GABA nicht enthalten, bleiben sie ungefärbt, ihre Umrisse werden aber durch den dichten Besatz mit GABAergen Boutons deutlich sichtbar.

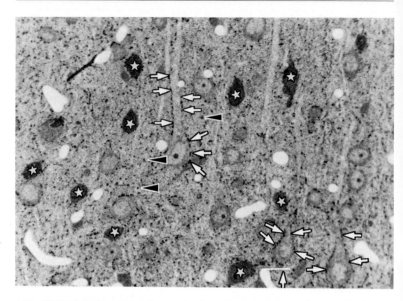

Abb. 20.3. GABAerge Strukturen im Neocortex. Durch einen Antikörper gegen GABA können Perikarya und axonale Boutons, die diesen Transmitter enthalten, dargestellt werden. Eine leichte Gegenfärbung macht auch die nicht-GABAergen Pyramidenzellen des Neocortex erkennbar. Die Konturen der Zellkörper und der somanahen apikalen Dendriten der Pyramidenzellen werden durch die dort besonders dicht gelagerten GABAergen Boutons markiert *(Pfeile)*. Zellkörper von GABAergen Interneuronen *(Sterne)* und Boutons im Neuropil *(Pfeilköpfe)* sind ebenfalls sichtbar. Vergrößerung 150fach. (Präparat V. Fackeldey, Anatomisches Institut Köln)

Klinik

Degenerative Veränderungen des GABAergen Systems im Neocortex werden im Zusammenhang mit der Entstehung der *Epilepsie* diskutiert.

Die *Chorea Huntington* ist eine autosomal dominant vererbte Erkrankung, bei der Demenz und choreatische Bewegungsstörungen auftreten. Es findet sich ein starker Verlust GABAerger Neurone im Corpus striatum. Dadurch fällt die direkte inhibitorische Kontrolle des Globus pallidus und der Substantia nigra aus. Dies könnte das anatomische Substrat der motorischen Bewegungsstörung sein.

Peptide kommen in allen Abschnitten des Nervensystems vor

Zahlreiche Peptide wurden zuerst im Darm nachgewiesen („gut-brain peptides"; z. B. Substanz P, Cholezystokinin, vasoaktives intestinales Polypeptid, Neurotensin), wo sie endo- und parakrine Funktionen vermitteln. Erst danach konnten sie auch im peripheren und zentralen Nervensystem vor allem durch immunhistochemische Techniken gezeigt werden. Ihre Hauptaufgaben lassen sich aus der bevorzugten Lokalisation z. B. in den neuroendokrinen und nozizeptiven Systemen erklären. Daneben kommen im ZNS aber auch beträchtliche Peptidkonzentrationen in Gebieten vor, die nicht eindeutig einem der beiden genannten Systemen zugeordnet werden können.

Es soll hier keine umfassende Darstellung der Verteilungen peptiderger Neurone und Bahnen gegeben werden, sondern es sollen nur einige, im Gehirn besonders häufig vorkommende und wichtige Peptidsysteme exemplarisch besprochen werden.

Substanz P (SP) wird in zahlreichen, primär afferenten Neuronen vor allem des *nozizeptiven Systems* gefunden. Die Axone dieser Neurone enden in den Laminae I und II des Hinterhorns, in vergleichbaren Regionen des Nucleus spinalis nervi trigemini und im Nucleus solitarius; im letztgenannten Kerngebiet sind sie an *barorezeptiven und chemorezeptiven Funktionen* beteiligt. Daneben finden sich SP-haltige Neurone im Griseum centrale, dem Nucleus Edinger-Westphal und den Raphekernen. Aus diesen Gebieten entspringen zum Rückenmark absteigende Axone. Außerdem kommen SP-haltige Neurone in Formatio reticularis (zum Septum), Nuclei habenulae (Tractus habenulointerpeduncularis und zum Nucleus raphe dorsalis), Nucleus interpeduncularis, Hypothalamus, Corpus striatum (strionigrale und striopallidale Projektionen), Amygdala (via Stria terminalis zum Nucleus striae terminalis und Hypothalamus), Bulbus olfactorius und Neocortex vor. Daneben finden sich SP-haltige Neurone in geringerer Anzahl in nahezu allen Gebieten des ZNS.

Die bevorzugten Lokalisationen von SP sprechen neben einer Beteiligung an nozizeptiven, barorezeptiven und chemorezeptiven Funktionen für eine Mitwirkung bei der Neurotransmission im limbischen System. Langsame einsetzende und lang anhaltende exzitatorische Wirkungen von SP sind beschrieben.

Das *vasoaktive intestinale Polypeptid (VIP)* kommt vor allem in Interneuronen, den *bipolaren Zellen* des Neocortex vor. Neben vasodilatatorischen Wirkungen wurde eine lang anhaltende Exzitation beschrieben. VIP-haltige Projektionsneurone werden in zahlreichen anderen Gebieten des Gehirns und des primär afferenten Neuronensystems gefunden.

Cholezystokinin (CCK) ist im Neocortex am höchsten konzentriert. Hier kommt es in Inter- und Projektionsneuronen vor. Wie bei den bisher beschriebenen Peptiden kann CCK aber auch in vielen anderen Regionen des ZNS gefunden werden.

Das gleiche gilt auch für *Neurotensin (NT)*, das bevorzugt in Neocortex, Amygdala, primär afferenten Neuronen und vor allem der präoptikohypothalamischen Region nachgewiesen werden kann. Hier kommt NT vor allem in Kerngebieten vor, die an der Steuerung des Hypophysenvorderlappens beteiligt sind. NT wirkt inhibitorisch auf die Freisetzung von Wachstumshormon, Prolaktin und Thyrotropin. Außerdem ist es an der Nozizeption beteiligt.

> **!** Peptide, die im Darm hormonähnliche Wirkungsmechanismen zeigen, können im ZNS an der Erregungsübertragung und der neuroendokrinen Steuerung mitwirken.

Rezeptoren bestimmen die Wirkung von Transmittern bei der Erregungsübertragung

Rezeptoren können in zwei große Klassen eingeteilt werden:

● *Ionotroper Rezeptor.* Dieser Rezeptortyp ist durch einen integrierten Ionenkanal gekennzeichnet (s. Abb. 20.4). Durch die Bindung des jeweils spezifischen Transmitters werden Konformationsänderungen des Proteinkomplexes ausgelöst, der Ionenkanal dadurch geöffnet und so das Membranpotential verändert. Je nach Rezeptor wird das Membranpotential entweder erhöht *(Hyperpolarisation)*, was zu einer Hemmung der Zielzelle beiträgt, oder erniedrigt *(Depolarisation)*, was zu einer Erregung der Zielzelle führt. Diese Veränderungen werden als *inhibitorisches postsynaptisches Potential (IPSP)* bzw. *exzitatorisches postsynaptisches Potential (EPSP)* bezeichnet. Die Summierung von IPSPs und EPSPs an einem Neuron führen letztlich zum Auftre-

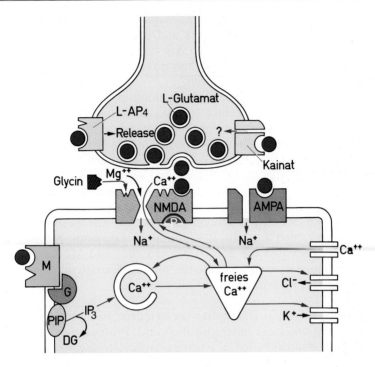

Abb. 20.4. Transmitter und Rezeptoren am Beispiel der L-Glutamat-vermittelten Erregungsübertragung.

AMPA   „α-*a*mino-3-hydroxy-5-*m*ethyl-4-isoxazolepi*p*ropionic-*a*cid"-Rezeptor
DG   Diacylglyzerol
G   G-Protein
IP3   Triphosphoinositol
Kainat Kainat-Rezeptor
L-AP4   „*L*-2-*a*mino-4-*p*hosphonobutanoic-acid"-Rezeptor
M   metabotroper Glutamatrezeptor
NMDA *N*-*m*ethyl-*D*-*a*spartat-Rezeptor
P   Polyamine
PIP   Polyphosphoinositol

ten oder Ausbleiben eines *Aktionspotentials*, des Signals für die Freisetzung eines Transmitters und damit der Erregungsübertragung auf die Zielneurone. Zu den ionotropen Rezeptoren zählen u. a. der nikotinische Azetylcholinrezeptor, $GABA_A$-, Glyzin- und einige L-Glutamat-Rezeptoren.

● *Metabotroper Rezeptor.* Dabei handelt es sich um Membranproteinkomplexe, die keinen Ionenkanal enthalten. Der spezifische Transmitter aktiviert vielmehr den Rezeptor, der seinerseits über ein Kopplungsprotein *(G-Protein)* und eine Kaskade sekundärer Botenstoffe („second messenger") Einfluß auf Ionenkanäle, den Stoffwechsel und die Aktivierung des Genoms nehmen kann (s. Abb. 20.4). Durch metabotrope Rezeptoren können so länger anhaltende Transmitterwirkungen auf die Zielzelle vermittelt werden. Zu den G-Protein-gekoppelten, metabotropen Rezeptoren zählen u. a. die Rezeptoren für Dopamin, Noradrenalin, Serotonin und die muskarinischen M1- und M2-Azetylcholinrezeptoren sowie eine Reihe von Bindungsstellen für Neuropeptide, L-Glutamat und Kannabinoide.

Es gibt für einen Transmitter verschiedene Rezeptortypen, die in Wirkung und Lage unterschiedlich sind. *Präsynaptische Rezeptoren* sind an Axonendigungen, *postsynaptische Rezeptoren* an Dendriten, Perikarya oder am Axonhügel lokalisiert (s. Abb. 20.4). Präsynaptische Rezeptoren können an Axonendigungen desselben Neurons, das einen bestimmten Transmitter freisetzt, als *Autorezeptoren* den Release desselben Transmitters reduzieren (Feedback-Mechanismus). Ein Beispiel für Autorezeptoren ist die Wirkung von Serotonin auf serotoninerge Neurone in den Raphekernen. Wird die Freisetzung eines anderen Transmitters durch Bindung an präsynaptische Rezeptoren, die in anderen Neuronen zu finden sind, beeinflußt, spricht man von *Heterorezeptoren*. So kann es zur Interaktion verschiedener Transmittersysteme und zur Regelung der Transmitterfreisetzung kommen. Ein Beispiel für Heterorezeptoren ist die Regulation der Abgabe von Steuerhormonen in der Eminentia mediana über Dopamin und seine Rezeptoren.

Wegen der großen Bedeutung für das funktionelle Verständnis von Transmittersystemen soll hier ein Überblick über die wichtigsten Rezeptoren und ihre Wirkung gegeben werden. Die Charakterisierung verschiedener Rezeptortypen für einen Transmitter beruht vor allem auf pharmakologischen Methoden. Dabei werden meist nicht im Nervensystem vorkommende Substanzen benutzt, die im Experiment entweder gleiche Wirkungen wie der natürliche Transmitter hervorrufen *(Agonisten)* oder die Transmitterwirkung blockieren *(Antagonisten)*.

Die Rezeptoren für Azetylcholin können durch die Azetylcholinagonisten Nikotin und Muskarin in zwei Gruppen eingeteilt werden, die entweder nur auf die eine oder die andere Substanz reagieren. Außerdem kann auch mit Antagonisten – Curare für nikotinische und Atropin für muskarinische Rezeptoren – eine Unterscheidung in diese zwei Rezeptortypen vorgenommen werden. Die Azetylcholinrezeptoren der Membran quergestreifter Skelettmuskulatur, postganglionärer vegetativer Neurone und vieler Nervenzellen im ZNS sind nikotinische, die der Membran glatter Muskelzellen und Herzmuskelzellen, exokriner Drüsen und vieler Neurone im ZNS muskarinische Rezeptoren. Mit gleichen Methoden und anderen Substanzen wurden und werden immer neue Rezeptortypen und -subtypen charakterisiert.

Die verschiedenen Rezeptoren für den Transmitter L-Glutamat (Abb. 20.4 und Tabelle 20.6) haben in letzter Zeit besonderes Interesse gefunden, da sie für Exzitation, synaptische Plastizität und Lernvorgänge wichtig sind. Die Bindung von L-Glutamat am postsynaptischen NMDA-Rezeptor führt zu einem Einstrom von Ca^{++} und Na^+ in die Zelle und damit zur Exzitation. Glyzin und Polyamine können an ihren Bindungsstellen am NMDA-Rezeptor die Glutamatwirkung verstärken, Mg^{++} hemmt dagegen den Einstrom von Ca^{++} und Na^+. Die Bindung von L-Glutamat am postsynaptischen AMPA-Rezeptor führt zu einem Einstrom von Na^+ in die Zelle und damit zur Exzitation. Die Bindung von L-Glutamat am metabotropen Rezeptor bewirkt über ein G-Protein eine Aktivierung der Phospholipase C (PLC); dieses Enzym wird auch durch erhöhtes intrazelluläres Ca^{++} aktiviert. PLC spaltet Polyphosphoinositole in Triphosphoinositol (IP3) und Diacylglyzerol. IP3 kann dann Ca^{++} aus den intrazellulären Kalziumspeichern freisetzen und den Spiegel an intrazellulärem Ca^{++} erhöhen. Dies führt zu vielfältigen Reaktionen der Zelle, u. a. zu Exzitation. Der präsynaptisch gelegene Kainatrezeptor vermittelt auf noch unbekanntem Weg eine Exzitation. Der ebenfalls präsynaptische L-AP4-Rezeptor hemmt die Freisetzung von L-Glutamat aus den synaptischen Vesikeln.

Ein Transmitter kann an verschiedenen Rezeptortypen und -subtypen nicht-kovalent gebunden werden und so unterschiedliche Reaktionen auslösen.

Rezeptoren kommen zwar wie Transmitter in allen Regionen des Nervensystems vor, sie zeigen aber wie diese eine ausgeprägte inhomogene, regionale Verteilung. Regionen mit besonders hoher Dichte an Azetylcholinrezeptoren sind Corpus striatum, Hippocampus und Neocortex. Glutamatrezeptoren werden vor allem in Neocortex, Hippocampus, Corpus striatum, Cerebellum und Rückenmark, GABA-Rezeptoren in Cortex und Corpus striatum gefunden. Dopaminrezeptoren sind am dichtesten im Corpus striatum, Noradrenalinrezeptoren in Neocortex und Hippocampus und Serotoninrezeptoren in Cortex, Hippocampus, Corpus striatum und den Nuclei raphe konzentriert. Opioidrezeptoren zeigen ihre höchste Dichte in der Substantia gelatinosa des Rückenmarks und des Nucleus spinalis nervi trigemini.

 Rezeptoren zeigen eine unterschiedliche regionale Verteilung. Ein Neuron exprimiert Rezeptoren für verschiedene Transmitter.

Klinik

Bestimmte neurologische und psychiatrische Erkrankungen werden von spezifischen Veränderungen der Transmitterrezeptoren begleitet. Bei der Schizophrenie werden vor allem Veränderungen der Dopaminrezeptoren gefunden. Bei Morbus Parkinson sind die D1-Rezeptoren im Striatum erniedrigt. Bei Morbus Alzheimer kommt es zu zahlreichen Rezeptorveränderungen, unter denen der Verlust an kortikalen nikotinischen Azetylcholinrezeptoren besonders auffällig ist. Bei Depressionen und bei Patienten, die durch Suizid ums Leben gekommen sind, werden häufig erhöhte β-Rezeptoren-Dichten gefunden. Diese Rezeptorveränderungen sind Grundlage für moderne therapeutische Maßnahmen mit Pharmaka, die auf spezifische Rezeptoren wirken. Die hohe Konzentration von Opioidrezeptoren in der Substantia gelatinosa erklärt die Möglichkeit, durch Morphine schmerzhemmend zu wirken, da hier die synaptische Übertragung nozizeptiver Erregungen stattfindet.

Weiterführende Literatur

1. Braak H (1980) Architectonics of the human telencephalic cortex. Springer, Berlin, Heidelberg, New York
2. Freund HJ (1990) Premotor area and preparation of movement. Rev Neurol (Paris) 146: 543–547
3. Heimer L (1983) The human brain and spinal cord. Springer, New York
4. Hinrichsen KV (1990) Humanembryologie. Springer, Berlin Heidelberg New York Tokyo
5. Kandel ER, Schwartz JH (1986) Principles of neural science, 2nd edn. Elsevier, Amsterdam
6. Leonhardt H, Töndury G, Zilles K (Hrsg) (1987) Rauber/Kopsch: Anatomie des Menschen, Bd III. Thieme, Stuttgart
7. Moore KL (1990) Grundlagen der medizinischen Embryologie. Enke, Stuttgart
8. Nieuwenhuys R (1985) Chemoarchitecture of the brain. Springer, Berlin Heidelberg New York Tokyo
9. Nieuwenhuys R, Voogd J, van Huijzen C (1988) The human central nervous system, 3rd edn. Springer, Berlin Heidelberg New York Tokyo
10. Paxinos G (1990) The human nervous system. Academic Press, San Diego
11. Reichert H (1990) Neurobiologie. Thieme, Stuttgart
12. Starck D (1975) Embryologie, 3. Auflage. Thieme, Stuttgart
13. Stephan H (1975) Allocortex, Handbuch der mikroskopischen Anatomie des Menschen (Hrsg. Bargmann W), Band 4, 9. Teil. Springer, Berlin, Heidelberg, New York

Sachverzeichnis

---

[1] Hinweise auf Abbildungen sind fett gedruckt.

Springer-Lehrbuch

H.-U. Harten

Physik für Mediziner

Eine Einführung

Unter Mitarbeit von **H. Nägerl**, **J. Schmidt**, **H.-D. Schulte**

6., völlig überarb. u. aktualisierte Aufl. 1993. XV, 443 S. 441 teilweise zweifarb. Abb. u. 2 Farbtafeln (Springer-Lehrbuch)
Brosch. **DM 58,-**; öS 452,40; sFr 58,- ISBN 3-540-56759-3

Physik für Mediziner – „Ein trockenes Fach" ist das Urteil der meisten Medizinstudenten über die Physik. Mit umso mehr Vergnügen werden sie dieses Lehrbuch zur Hand nehmen, denn der Autor beschreibt die Grundlagen der Physik kurzweilig, anschaulich und präzise. Über 500 Abbildungen und zahlreiche Beispiele aus dem (medizinischen) Alltag fördern das Verständnis für physikalische Inhalte. Die völlig neue, im Dialog mit Studenten erarbeitete, Didaktik wird durch das schöne zweifarbige Layout unterstützt und erleichtert das Lernen ganz enorm. Das Lehrbuch wurde komplett neu bearbeitet und aktualisiert. Natürlich ist es am aktuellen Gegenstandskatalog orientiert. Es ist jedoch nicht nur für die Vorbereitung auf das Physikum hervorragend geeignet, sondern bietet sich in späteren Jahren aufgrund des ausführlichen Sachverzeichnisses und der straffen Gliederung auch als Nachschlagewerk an.

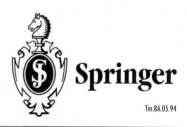

Springer

Springer-Lehrbuch

G. Löffler

Funktionelle Biochemie

Eine Einführung in die medizinische Biochemie

2., korr. Aufl. 1994. X, 507 S. 227 Abb., 55 Tab.
(Springer-Lehrbuch)
Brosch. ISBN 3-540-58189-8

Die **Funktionelle Biochemie** ist eine kurze und präzise Darstellung der Grundlagen der Biochemie einschließlich Immunologie, Molekularbiologie und Endokrinologie. Löffler ist es gelungen durch eine hervorragende Didaktik, einen eingängig und verständlich geschriebenen Text sowie eine große Zahl zweifarbiger Abbildungen, Tabellen und Reaktionsschemata einen besonders ansprechenden Überblick über diesen komplexen Themenbereich zu erstellen. Eng am Gegenstandskatalog orientiert, ist dieses Taschenlehrbuch hervorragend zur Examensvorbereitung geeignet.

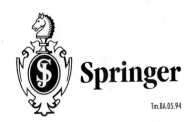

Springer